TOQUES SUTIS

Dados Internacionais de Catalogação na Publicação (CIP)
(Câmara Brasileira do Livro, SP, Brasil)

Delmanto, Suzana.
   Toques sutis: uma experiência de vida com o trabalho de Pethö Sándor / Suzana Delmanto. – São Paulo: Summus, 1997.

   Bibliografia
   ISBN 978-85-323-0598-5

   1. Cinesiologia – Aspectos psicológicos 2. Espírito e corpo – Terapias 3. Psicoterapia 4. Sándor, Pethö, 1916-1992 5. Toque – Uso terapêutico I. Título.

97-0813   CDD-615.822

Índice para catálogo sistemático:

1. Toques sutis : Terapêutica 615.822

Compre em lugar de fotocopiar.
Cada real que você dá por um livro recompensa seus autores
e os convida a produzir mais sobre o tema;
incentiva seus editores a encomendar, traduzir e publicar
outras obras sobre o assunto;
e paga aos livreiros por estocar e levar até você livros
para a sua informação e o seu entretenimento.
Cada real que você dá pela fotocópia não autorizada de um livro
financia o crime
e ajuda a matar a produção intelectual de seu país.

TOQUES SUTIS
Uma experiência de vida com o
trabalho de Pethö Sándor

Suzana Delmanto

summus
editorial

TOQUES SUTIS
Uma experiência de vida com o trabalho de Pethö Sándor
Copyright © 1997 by Suzana Delmanto
Direitos desta edição reservados por Summus Editorial

Capa e projeto gráfico: **Acqua Estúdio Gráfico**
Foto da capa: **Suzana Delmanto, sobre pintura de Ivo Pontes**
Paginação original: **Mara Ribeiro de Souza Carvalho**
Fotografias: **Acervo da autora**
Foto Dr. Sándor em seu sítio de Pocinhos: **M. Irene C. Gonçalves**
Foto Dr. Sándor preparado para iniciar grupo de estudo: **Idéo Bava**

2ª reimpressão, 2022

Summus Editorial
Departamento editorial
Rua Itapicuru, 613 – 7º andar
05006-000 – São Paulo – SP
Fone: (11) 3872-3322
http://www.summus.com.br
e -mail: summus@summus.com.br

Atendimento ao consumidor
Summus Editorial
Fone: (11) 3873-8638

Vendas por atacado
Fone: (11) 3873-8638
e-mail: vendas@summus.com.br

Impresso no Brasil

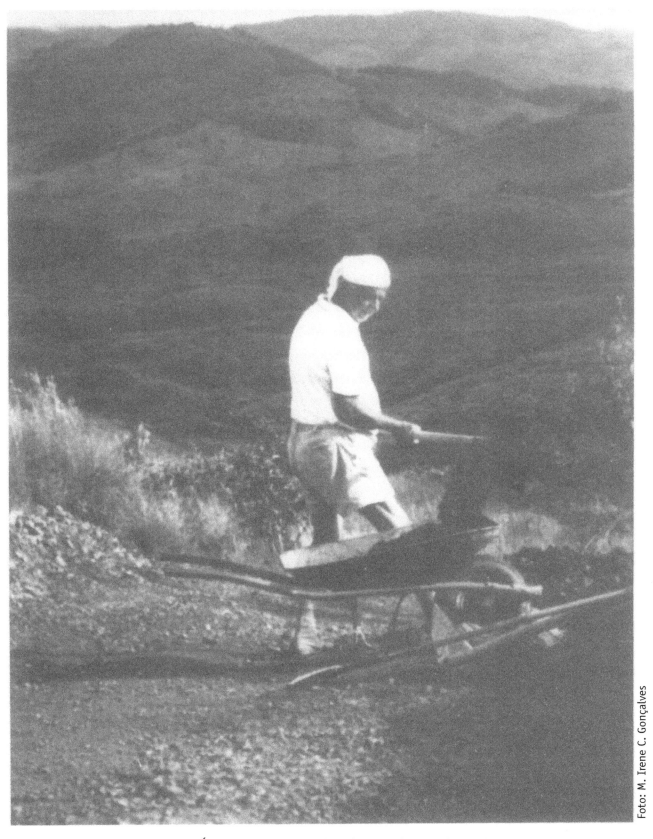

"ELE ESTÁ FAZENDO O QUE SEMPRE FEZ...
ABRINDO CAMINHOS PARA TODOS NÓS..."

Edmundo S. Barbosa

(Dr. Sándor em seu sítio em Pocinhos)

ÍNDICE

Prefácio	13
Introdução	15
Dr. Sándor — Momentos inesquecíveis ao lado de um grande mestre	16
Utilização de toques sutis nos processos de cura	20

PARTE I

Pontos de reflexão	24
Sobre a relatividade na captação de mensagens	25
Sobre a vida	25
Sobre o som, movimento, alegria e saúde	26
Sobre a força do pensamento	26
Sobre o campo energético	27
Sobre a continuidade e os momentos	28
Sobre o silêncio	29
Universo interior	30
Sobre a aprendizagem do viver	31
Sobre o caminho pela intuição	32
Sobre as preocupações e a ansiedade	32
Sobre as vibrações, os sons e as tonalidades dos chakras	33
Sobre o conhecimento, a vitalização e o amor	34
Sobre as vivências opostas	35
O poder das palavras	36
O desenvolvimento de um fluxo amoroso: emoção, afeto, sentimento, pensamento	37
Sobre o sexo e a neurose	38
Períodos nebulosos	38
Momentos de grande tumulto	39
Sobre verdades	40
Sobre a união e a solidariedade	40
Sobre a oposição leveza — peso	41
O excesso de comodidade como um berço da neurose	42
Sobre a paixão	43
Sobre os exageros	44
Sobre a relação do homem com o trabalho	44
Sobre o júbilo, a alegria e o amor	45
Sobre a criatividade e a felicidade	45

PARTE II

A forma de anotar os toques e as bases dos comentários	48
Durante a aplicação dos toques	49
"Ponto transcendente" de união entre todas as pessoas	50

Observações básicas sobre os trabalhos corporais 51
    O uso das técnicas 51
    A presença do "bom senso" na escolha dos toques e na aplicação 51
    A delicadeza e a espontaneidade nos trabalhos corporais 52
    Os toques podem afetar o equilíbrio e a organização postural 52
    A importância do contato com a natureza para fortalecer o corpo e a alma 53
    Os toques sutis em crianças 53
O trabalho no consultório 54
    Preparação da sala e do paciente para os toques 54
    A importância da qualidade do toque 55
    A boa disposição do terapeuta 55
    Preparo das mãos 56
    Influência da voz do terapeuta 56
    A importância da observação atenta durante a aplicação dos toques 57
    O complemento dos toques: polarização 57

PARTE III

TOQUES NOS PÉS

Calatonia básica 60
Trabalho com as articulações dos pés 64
Seqüência de leves impactos nos calcanhares 65
Sopro quente em pontos do pé 66
Toques com pequenos movimentos circulares nos pés 68
Trabalho nos espaços interdigitais 70
Toque no hálux 72

TOQUES NOS TORNOZELOS

Toque de impacto nos maléolos 74
Toque no tendão de Aquiles 76
Toque de sustentação dos tornozelos 78
Toque de arco nos maléolos 79

TOQUES NA PARTE INFERIOR DA PERNA

Toque em degraus na parte inferior da perna 80
Sopro quente ao longo da borda da tíbia 82
Toque de martelo na crista da tíbia 83

TOQUES NO JOELHO

Estímulo sonoro na parte posterior dos joelhos e no sacro 84
Toque de rápido impacto no centro dos joelhos 86
Toque ao redor dos joelhos 87

Toque de pinça suave ao lado dos joelhos 88
Estímulo de sopro na dobradiça dos joelhos 90
Atuação da força do olhar e do magnetismo das mãos logo acima
   da dobradiça dos joelhos 92

TRABALHO COM AS PERNAS INTEIRAS

Movimento de hélice com as pernas 94
Toque de harpa ao longo das pernas 96
Toque de suave pressão na parte interna das coxas e na pelve 99

TRABALHO NOS QUADRIS

Trabalho de pressão nos quadris 102
Estimulação por círculos nas articulações do tronco com as pernas 104
Estímulo antigravitacional na base das nádegas 105
Seqüência de impactos nos ísquios lembrando brinquedo da infância 106
Toque de convite para "cair sentado" 107

TRABALHO NA REGIÃO DO SACRO

Conscientização do espaço da bacia 108
Toques vibratórios e magnéticos no sacro 110
Toque de triângulo na base da coluna 112
Soltura da pelve por jogos de oposições 113
Toque com "cesta de calor" na região do sacro 114

TOQUES NA REGIÃO DA CAVIDADE ABDOMINAL

Toque "asas de borboleta" e outras variações ao redor do umbigo 116
Sopro para soltar as tensões da boca do estômago 120
Toque no diafragma 122
Toque para crise histérica em mulheres 123
Delimitação por sopro do espaço abdominal 124
Estímulo térmico na região lateral da bacia 126
Estímulo térmico *sem toque* do assoalho pélvico 128
Estímulo de impacto decidido e solene na ponta dos quadris 129

TRABALHO NA REGIÃO DAS COSTAS

Toque de pressão pontual ao longo da coluna 130
Toque na região supra-renal 132
Brinquedo de "fazer pacote com o corpo" ou conscientização da
   lateralidade por pressão 134
Estímulos na coluna com sons, sopros e imagens mentais 136
Movimentos circulares nas costas 139
Fortes estimulações "tipo martelo" na região da cintura 142

Soltura das escápulas com *"abraço de urso"* 144
Suspensão pelos braços em posição de *"vela"* para ampliar o espaço torácico 146
Uma vivência infantil — *"brinquedo de voltar para dentro da barriga"* 148
Toque com alternância de polaridades ao longo da coluna vertebral 150
Vibração na coluna aplicada com o calcanhar 152
Trabalhando as costas como *"massa de pão"* 153
Pressão com pé, cotovelo ou joelho ao longo da coluna 154
Arpejo ascendente ao longo da coluna 156
Pressão palmar sobre os músculos de sustentação das costas 157
Estímulo de som e sopro nos ombros e na base do pescoço 158
Forte estimulação no contorno das *"asas das costas"* 161
Toque no ângulo superior e inferior das omoplatas 162

TRABALHO NA REGIÃO PEITORAL

Círculos suaves ao redor do peito 164
Trabalho com *"écharpe"* para soltar a respiração, as tensões peitorais e
  dos ombros 166
Toque no esterno 168
Toque rápido e muito leve nos mamilos 170
Toques que auxiliam a regulação de hipertensão por ansiedade 172
Toque de polaridades 174
Toques na clavícula, nos ombros e no peito 178

TRABALHO NA REGIÃO DOS BRAÇOS

Toque nas pregas das axilas 182
Alternando as polaridades ao longo dos braços 184
Estiramento suave dos braços 187
Aumento da vitalização e da sensibilidade nos braços 188
Toque pontual em toda a extensão do antebraço 190

TRABALHO COM AS MÃOS

Calatonia das mãos 192
Toque sutil no dedo mínimo 196
Círculos na ponta dos dedos 197
Respiração nas articulações por meio de suaves trações e giros sutis 198
Toque de sopro nos espaços interdigitais 200

TRABALHO NA REGIÃO DO PESCOÇO

Toque de sopro no *"pomo-de-adão"* 202
Estiramento do pescoço 204
Soltura do pescoço e da cabeça com movimentos de *"saca-rolha"* 206
Soltura de tensões da *"deglutição e da fala"* 208

TOQUES NO ROSTO

Toque *"pingo de mel"* 210
Toque no queixo e na mandíbula 212
Toque ao redor da boca 216
Toque nos dentes caninos 219

TOQUES NAS FACES

Toque nas maçãs do rosto 220
Toque rápido e sutil no centro das maçãs do rosto 223

TOQUES NO NARIZ

Toque sutil e rápido na ponta do nariz 224
Toque marcando o eixo central do nariz 225
Pequenos círculos na borda superior da cavidade nasal 226
Estímulo energético na cavidade nasal 228
Toque de pressão com ou sem vibração ao lado das *asas do nariz* 229
Toque de pontuação nos dois lados do nariz 230

TOQUES NA REGIÃO DA ORELHA

Estímulo de sopro atrás da orelha 232
Suave pressão atrás da orelha 233
Círculo formado por pontos ao redor da orelha 234
Toque no ângulo inferior e superior da orelha 235
Toque rápido e sutil na aba da orelha 236
Emissão sonora fazendo vibrar a membrana timpânica 237
Efeito de sons emitidos atrás da orelha 238

TOQUES NA REGIÃO OCULAR

Suave pressão sobre o globo ocular 240
Toque para eliminar as olheiras 241
Toque para soltar a expressão de preocupação 242

TOQUES NA CABEÇA

Pontuação no couro cabeludo acompanhada de imagem mental 244
Toque no topo da cabeça 246
Movimentos de pequenos e grandes giros na nuca 248
Estímulo de *"grandes asas energéticas"* sobre a cabeça e as costas 250
Toque na parte posterior da linha mediana do crânio 252
Trabalho de fricção com vigor no couro cabeludo: *"cafuné científico"* 254
Toque no canto externo dos olhos com leve vibração 256
Trabalho com 4 pequenas mechas de cabelo 257

TRABALHO NO CORPO TODO

- Descrição do método descompressão fracionada 258
- Descompressão fracionada na parte posterior do corpo todo 260
- Descompressão fracionada na parte anterior do corpo todo 264
- Seqüência completa de descompressão fracionada do pescoço e do rosto 268
- Cobertura de toda a parte anterior e posterior do corpo mobilizando
  recordações dos cuidados maternos 272
- Adaptação da posição para toque com crianças: 273

VIVÊNCIAS GRUPAIS

- Duas pessoas formando o tronco de uma árvore 276
- Deitando de costas sobre um *tapete móvel que serpenteia* 277
- Círculo unido pela mesma pulsação cardíaca 278
- Estímulo vibratório passado por um cordão em um círculo de pessoas 279
- Varrendo as costas com os cabelos longos de uma moça 280
- Toque de leve impacto na coxa 281
- Um rapaz passa *pó-de-arroz* em uma moça 282
- Vivenciando o centro de uma cúpula sonora 284
- Toque em colegas que tenham cabelo comprido 286
- Círculo de fogo 288
- Estímulo sonoro do sacro em círculo 290
- Trabalho para descançar os olhos 292

Bibliografia 295

PREFÁCIO

Toque Sutis não deve ser considerado apenas como um livro. É muito mais do que isto. Trata-se, na verdade, de um incrível legado, uma documentação sobre algo que, ao longo de muitos anos, foi passado para um grupo privilegiado de pessoas.

Conheci o dr. Sándor em 1973, quando comecei o curso de Psicologia da PUC/SP e até a sua partida, em 1992, fiz parte desse grupo de privilegiados que, acredito eu, esteja na casa de milhares de pessoas que receberam diretamente dele seus ensinamentos, tratamentos, orientações e, de forma mais plena, cuidados.

Nas várias situações em que nos reunimos com o dr. Sándor, na PUC, no Instituto Sedes Sapientiae, nos grupos de estudos e de trabalhos em sua casa, Suzana, a autora deste livro, era a colega que sistematicamente anotava quase tudo que ele dizia, fazendo uma cuidadosa e pormenorizada descrição dos exercícios e das técnicas com que ele abundantemente nos agraciava. Estas anotações eram disputadas por muitos de nós que, passando pelas experiências dos exercícios, não mantínhamos aquela clareza cognitiva, o raciocínio intelectual necessário para registrá-las naquele momento. Mais tarde sempre recorríamos à Suzana.

Quando soube que este livro estava sendo escrito e que todos os trabalhos aprendidos com o dr. Sándor estavam sendo organizados para serem publicados, enchi-me de alegria e de expectativas. Alegria, pois iria *re-viver* e mesmo *re-haver* incontáveis momentos de crescimento pessoal e aprendizado, muitos dos quais, devido à multiplicidade, riqueza e quantidade, já estavam alojados em cantos remotos da minha memória, cujo acesso se tornava cada vez mais difícil.

Fui também tomado pelo sentimento de apreensão, não sabendo como o leitor iria assimilar tudo que está por trás de cada um desses exercícios e técnicas. Acredito eu que não será uma tarefa fácil simplesmente ler este livro e tentar entender este trabalho. Isso porque é preciso experienciar para poder sentir o efeito destas técnicas e também é preciso praticá-las muito para usá-las adequadamente.

O dr. Sándor, quando nos ensinou estes trabalhos, sempre o fez com extremo zelo, não medindo esforços para que cada um compreendesse o quão profundamente estas técnicas, tão simples na aparência, podem atuar no psiquismo humano e, conseqüentemente, a seriedade e o cuidado que se tornam absolutamente necessários para executá-las.

Este livro também é um grande tributo que a autora presta ao inestimável trabalho do dr. Sándor, que, por algumas décadas, beneficiou e transformou a vida de tantas pessoas. Também homenageia indiretamente todos aqueles que continuaram esta forma de trabalho. Neste particular, quero fazer uma referência especial a seus familiares, Ágnes Geöcze, Janos Andreas Geöcze, Marieta Geöcze e suas filhas Cristina e Yasmin Bujdoso (Kátia), que — muito além dos vínculos de família — ligaram-se ao dr. Sándor no dia-a-dia de seu trabalho, ajudando-o e apoiando-o. Igualmente à Maria Luiza Simões, sua companheira, que por tantos anos permaneceu ao seu lado, fertilizando e consolidando seu trabalho. Todos garantiram em vida ao próprio dr. Sándor que aquilo que ele ensinava teria uma continuidade fiel aos princípios de seu criador. Estes, e muitos outros profissionais, perpetuam a incrível obra deste homem notável.

Ao leitor que está entrando em contato com esta obra pela primeira vez, eu quero sugerir que o faça com muita atenção e cuidado, mas que, acima de tudo, faça-o com o coração e com a mente isenta das limitações de idéias e pensamentos preconcebidos. Caso isto seja conseguido, pode estar certo de que começará a fazer parte de um círculo de pessoas cujo privilégio — e tarefa — é desfrutar e distribuir com fartura os benefícios dos ensinamentos deste livro.

Edmundo S. Barbosa

INTRODUÇÃO

Dedico meu trabalho a todos aqueles que buscam uma melhora na qualidade e na forma de viver, na esperança de que possa ajudar na relação terapeuta-cliente, bem como em qualquer convívio onde haja respeito e bem-querer.

Este livro é para ser usado por quem reconheça a importância do contato pelo toque e a sua contribuição nos processos de cura, tanto do corpo quanto da alma. Também por todos que queiram conhecer melhor o universo do próprio corpo, criando condições para vivências mais plenas e profundas. O Método de Calatonia, que fundamenta este trabalho, foi idealizado pelo dr. Pethö Sándor, tendo como base toques de extrema delicadeza, que respeitam as menores manifestações do corpo e das emoções retratadas na história corporal. Acompanham relatos de episódios por ele narrados sobre o desenvolvimento do seu método e de como, no Brasil, os trabalhos foram se amplificando.

Estão aqui registrados os frutos da convivência com um grande mestre, as marcas deixadas por certas expressões do seu pensar sobre a vida, o conhecimento e o amor, entre outros pontos, chamados de "Pontos de Reflexão", ao lado de citações de diversas fontes.

Junto com os toques sutis há comentários baseados em vários profissionais, que expressam diferentes formas de pensar, contando uma mesma história sob vários ângulos. Também estão anexadas as experiências pessoais colhidas com o uso dos trabalhos corporais.

A razão principal que me levou a escrever este livro foi a de preservar o material que, durante tantos anos, nos foi sendo passado com extremo cuidado e dedicação pelo dr. Sándor. Na época, foi-lhe pedido que escrevesse sobre seu trabalho, mas ele sempre enfatizava a importância de que a aprendizagem fosse feita por experiência e não por leitura. Por esta razão preferiu, como dizia, "utilizar o tempo para ensinar".

O incentivo e o ânimo para organizar estas memórias e registros me foram dados pelos colegas que estiveram comigo durante tantos anos ao lado do dr. Sándor e que se encontram ainda unidos, dando continuidade aos seus trabalhos.

Lembro ao leitor que a vontade de auto-aplicar os toques poderá surgir naturalmente no decorrer da leitura. Caso isto aconteça, as experiências serão sempre benéficas e enriquecedoras.

Como escreveu Louise L. Hay, *devemos estar dispostos a começar a aprender a nos amar.*

Suzana Delmanto

TOQUES SUTIS

DR. SÁNDOR MOMENTOS INESQUECÍVEIS AO LADO DE UM GRANDE MESTRE

- *SUAS HISTÓRIAS*
- *SEU ENTUSIASMO*
- *NOSSAS LEMBRANÇAS*

Na década de 1980 teve início, no Instituto Sedes Sapientiae de São Paulo, o curso de Cinesiologia Psicológica, principal fonte dos trabalhos corporais que estão aqui registrados. Antes de organizar este curso, o dr. Sándor dava aulas de técnicas de relaxamento e sobre manifestações psicossomáticas, na Faculdade de Psicologia da Pontifícia Universidade Católica de São Paulo. São também dessa época alguns dos registros, além de anotações tomadas em pequenos grupos de estudo que sistematicamente eram mantidos em sua casa. Nesses encontros o ponto central dos trabalhos era a "Psicologia profunda numa orientação junguiana", numa visão integrada com os trabalhos corporais.

Durante as leituras, que se faziam acompanhadas de ricos comentários com amplificações, era marcante o seu cuidado com as traduções. Sempre tinha o original em alemão para ir corrigindo eventuais distorções. Muitos textos eram traduzidos por ele e fornecidos para os grupos. A sua presença era uma fonte inesgotável de experiência e de conhecimentos. Em novembro de 1991 marcou o encontro anual para apresentação dos trabalhos de seus alunos e encerramento do ano, dizendo:

> "O que eu ensino são como sementes
> que vão caindo dentro de vocês.
> Elas se desenvolverão de diferentes formas,
> dependendo do campo interno
> de cada um..."

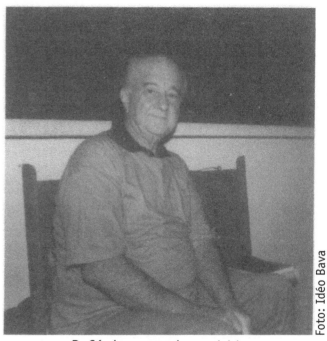

Dr. Sándor preparado para iniciar um grupo de estudo (1989-90)

Foto: Idéo Bava

Sua morte inesperada, ocorrida no seu sítio de Pocinhos, Minas Gerais, em 28 de janeiro de 1992, nos deixou paralisados pelo choque, num imenso vazio e doloroso silêncio. Porém, seu ânimo desenvolveu fortes raízes em todos nós. Suas aulas eram tão cheias de vida e entusiasmo, que mesmo as áridas anatomia e fisiologia se tornavam vibrantes e, assim, ficaram marcadas por *vivas lembranças*.

INTRODUÇÃO

Sempre sentado em sua "banqueta franciscana", com voz profunda e sonora, ressaltava a perfeição da natureza, a interligação das ocorrências e as sincronicidades, tornando os encontros inesquecíveis. Esses momentos eram pontilhados por memórias da sua infância na Hungria (nasceu em Gyertyamos, aos 28 de abril de 1916). De vez em quando contava pequenas histórias, consideradas como "privilégios" dos nossos encontros.

Certa vez descreveu um grande tacho que era colocado no quintal de sua casa. — Como era um menino muito pequeno, só conseguia ver o que havia dentro ficando na ponta dos pés. Lembrava dele cheio de nata de leite, a qual era batida sem parar com uma enorme pá pelas mulheres da casa. Assim se obtinha a manteiga, dizia, e muito saborosa!

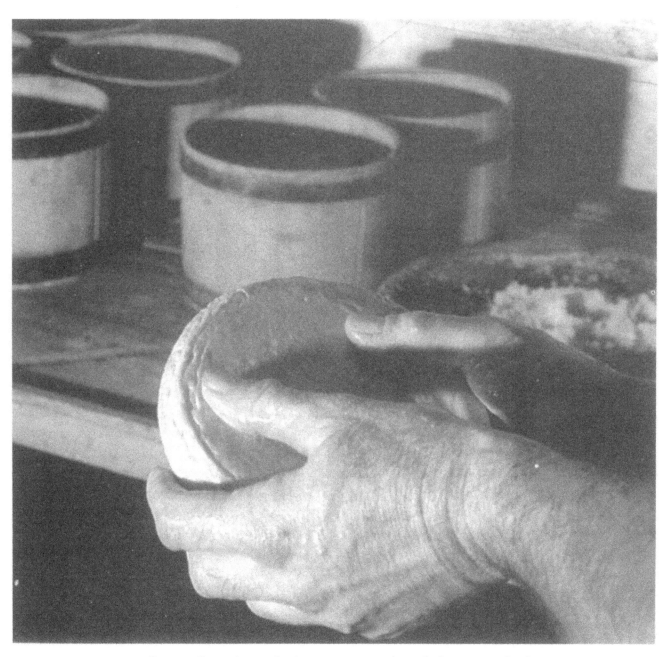

"... as mulheres da casa batiam a nata em tachos e faziam a manteiga."

Era um homem cuja presença silenciava a todos por respeito e admiração, com rigores que se tornaram bem conhecidos: Freqüência; Atenção; Participação; Pontualidade. Quem chegava atrasado, antes de bater na porta, pensava muito e em geral desistia. Era embaraçoso quando, com voz ressonante, reclamava de alguém que estava atrapalhando a aula.

Deixou-nos aberto um horizonte que, independentemente dos diferentes caminhos individuais, ficou entre nós como um *ponto de união*.

Contava histórias sobre o seu trabalho em hospitais da Europa como médico, na época da Segunda Guerra Mundial.

Quando afloravam as recordações, o brilho da sua memória, relatando detalhes dos acontecimentos, fazia com que viajássemos no tempo.

Como ginecologista e obstetra, trabalhando na enfermaria feminina de um hospital, certa vez contou como fazia quando os partos atrasavam. Durante a guerra, dizia, faltavam recursos em todas as áreas e os hospitais estavam superlotados. Para *induzir* os partos que atrasavam, o meio auxiliar adotado no momento foram as escadas do hospital. Orientando as pacientes para *subirem e descerem sucessivamente*, conseguia provocar as tão esperadas contrações.

Noutra ocasião, se referiu a uma paciente que deu à luz no topo da escada da enfermaria, no meio de outras pacientes deitadas pelos corredores. Os médicos não sabiam como fazer com tanta gente e sem condições. Quando viram, a criança estava rolando escada abaixo. Correram e pegaram o bebê que, segundo o dr. Sándor, *tinha resistido heroicamente à queda e era bem saudável*. Com esses fatos "tão únicos", os nossos encontros eram marcados pelo "assombro".

Certa vez comentou sobre os casos de mulheres histéricas que começaram a aumentar de número devido à ausência prolongada dos maridos e ao medo generalizado de que nunca mais voltassem. Por vezes, solucionou as crises com toque rápido e bem decidido que era dado ao mesmo tempo sobre os ovários. Também dizia que era comum a queixa de inchaço e dores nas pernas. Com a falta completa de recursos, desenvolveu um trabalho corporal aplicando seqüências de toques nas pernas, os quais aliviavam e favoreciam uma melhora da circulação.

Do seu trabalho na Cruz Vermelha, trouxe recordações a respeito das improvisações que precisou fazer, por falta de material hospitalar, como o uso de simples canudos para as transfusões. Lembrava que, pressionado pelas terríveis dores de tantas amputações sem morfina, foi levado a procurar um recurso alternativo. Assim, a necessidade fez com que ele desenvolvesse os trabalhos de toques sutis no membro antagônico ao amputado. Com o efeito do arco reflexo, esses estímulos relaxantes aliviavam as dores.

INTRODUÇÃO

Nos contou que, próximo do final da guerra, soldados alemães do campo de refugiados muitas vezes o chamavam quando sentiam dores, pois já sabiam *dos toques que tiravam a dor*. Aproveitava essas ocasiões para trocar o atendimento por comida, que era sempre dada aos mais necessitados. Para garantir essa *comida extra* exigia ficar sozinho, para que não vissem o seu trabalho e, assim, guardava o segredo de como *tirar dores com as mãos*.

Nessa época, desenvolveu um trabalho que chamou de *dormir em pé*, preocupado com as pessoas que eram empilhadas em vagões de transporte, ficando muitas vezes todo um dia sem poder sentar. Consistia em *conscientizar os pontos de apoio do corpo para distribuir melhor o peso*. Com o deslocamento da atenção para o corpo, também era conseguido um descanso mental, ficando os medos e os pensamentos, por um tempo, de certa forma *adormecidos* e, com isso, um pouco de alívio era alcançado.

Para ajudar a vencer o frio criou um recurso alternativo no qual a pessoa, sentada, friccionava os joelhos com as palmas das mãos por um tempo, até produzir um pouco de calor no local. Deixava então as mãos sobre os joelhos, que ficavam encapsulados por elas. Fechava-se assim um circuito que preservava a saída do calor.

Em certa ocasião fez referência às reuniões que se faziam no campo de concentração para o preparo "das fugas". Nesses encontros era enfatizada a importância de não se fazer previsões e fixar comportamentos com antecedência. Se reuniam para recapitular tudo que imaginavam que pudesse ocorrer. No final, ao se despedirem, diziam: *Sabemos que o que vai ocorrer não é nada do que falamos*. E assim era. Sempre surgiam imprevistos. Aproveitava a lembrança desses fatos para nos alertar contra "previsões fixas". Dizia: "Não esperem que vá ocorrer o que imaginam. Deixem sempre um espaço aberto e observem o que acontece".

Falando sobre o final da guerra, ressaltou os traumas que se manifestaram nos mais variados quadros de somatizações e que fizeram com que sua atenção se dirigisse para o campo da neuropsiquiatria e das somatizações que alteravam o funcionamento endócrino. Nessa época de caos, lembrou que os quadros de anemia e fraqueza se alastravam. Para ajudar a vencer esse problema, aconselhava que se utilizassem do recurso de pregos de puro ferro, os quais deveriam ser introduzidos em maçãs ácidas, permanecendo por alguns dias. Após esse prazo, as maçãs se tornavam "curativas" para os casos de anemia.

Chegou ao Brasil em 1949 e se estabeleceu em São Paulo. Por mais de quarenta anos, dedicou-se por completo à psicologia clínica e ao ensino. Durante todo esse tempo ampliou seu trabalho com toques sutis, integrados no contexto psicoterápico.

UTILIZAÇÃO DE TOQUES SUTIS NOS PROCESSOS DE CURA

O dr. Pethö Sándor, estabelecendo fundamentos para a utilização de toques sutis no atendimento psicoterápico, se referiu ao fato de que, ao lado dos efeitos terapêuticos do contato, os toques sutis se utilizam[1] *do alto potencial da sensibilidade cutânea, proporcionando uma vivência multissensorial, uma síntese de várias particularidades perceptivas e aperceptivas, sintonizadas e sincronizadas numa configuração singular em cada indivíduo.*

Através de uma regulação do tônus muscular e harmonização dos fluxos corporais, podia ser liberado um acúmulo de energia, até então consumido num dinamismo corporal alterado e em bloqueios musculares. Esclareceu ainda que esse potencial de força vital, uma vez livre, poderia se dirigir para o inconsciente, mobilizando uma condensação de conteúdos que, trazidos ao campo analítico, seriam de riqueza incontestável para o progresso terapêutico.

Comentando sobre o trabalho de Reich, ressaltou o seguinte trecho:[2]

> *...no caso do paciente mostrar tensões musculares cronificadas, armadura muscular visivelmente desenvolvida, serão inoperantes análises prolongadas apenas com verbalizações, porque tais casos necessitam também de uma comunicação física energética, já que o tônus da musculatura voluntária, a afetividade e o tônus visceral encontram-se numa correlação múltipla, que abrange ao mesmo tempo vários circuitos funcionais em termos biopsíquicos e psicossomáticos.*

Sobre a unidade – Matéria e Psique –, Nise da Silveira relata que Jung e Wolfgang Pauli, prêmio Nobel de física em 1945, publicaram juntos *Interpretação da Natureza e da Psique*[3] em que escreveram:

> *...chegamos assim ao conceito de UNUS MUNDUS, isto é, à idéia de identidade básica da matéria e psique: tudo que acontece, seja o que for, acontece no mesmo e único mundo e é parte deste.*

No seu *The Visions Seminars* Jung salientou a importância das vivências configuradas no corpo. Nesta obra, contou que, certa vez, tendo lhe sido feita a pergunta sobre a ajuda que o paciente poderia se dar, caso ele se voltasse para o seu corpo, respondeu:[4]

> *Qualquer coisa experimentada fora do corpo tem a qualidade de ser sem corpo, então temos que experimentar a coisa toda outra vez, ela tem que vir de outro modo... Qualquer coisa experimentada fora do corpo, num sonho por exemplo, não é experimentada, a menos que a incorporemos, porque o corpo significa o aqui e agora.*

Nise da Silveira cita ainda uma referência de Marie Louise von Franz, segundo a qual a conseqüência extrema da posição de psicólogos, de físicos e de biologistas será admitir que:[5]

> *...a psique e a matéria sejam um mesmo fenômeno observado respectivamente do interior e do exterior.*

Nesse mesmo sentido, Walter Bühler, numa linguagem antroposófica, falando do "corpo como instrumento da alma" e comentando sobre as suas interligações com os sentimentos, a consciência e a vontade, asseverou:[6]

> *...o vai-e-vem dos sentimentos se manifesta nos processos rítmicos da respiração e do batimento cardíaco.*

> *...o desabrochar da vontade de nossa alma se expressa no sistema metabólico-motor.*

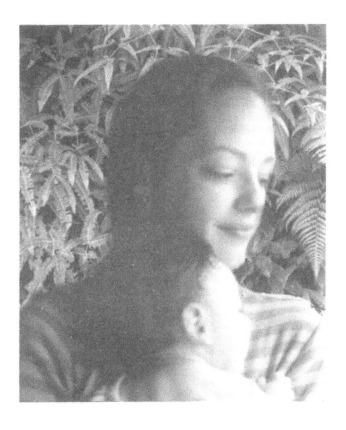

O trabalho do dr. Sándor também se harmoniza com o pensar de Rudolf Steiner, expresso neste poema:[7]

> *No coração tece o sentir*
> *Na cabeça brilha o pensar*
> *Nos membros vigora o querer*
> *Brilhocente*
> *Tecer vigorante*
> *Vigor brilhante*
> *Isto é o homem.*

---

1 - Sándor, Pethö. Técnicas de relaxamento. Vetor; 1974; pp. 63, 64, 99, 100.
2 - Idem, ibidem.
3 - Silveira, Nise da. Jung – vida e obra. 13ª edição. Paz e Terra; pp.187, 188.
4 - Jung, C. G. The visions seminars. Spring Publications. Zurique; 1976; tradução de Pethö Sándor para uso exclusivo em seus cursos; p. 301.
5 - Silveira, Jung..., cit., pp. 187, 188.
6 - Bühler, W. O corpo como instrumento de alma. Associação Beneficente Tobias; 1990 (apresentação).
7 - Idem, ibidem.

TOQUES SUTIS

PARTE

I

TOQUES SUTIS

PONTOS DE REFLEXÃO

As anotações informais de certas frases, citações ou comentários que o dr. Sándor fazia nos pequenos grupos de estudo, acabaram mobilizando a coleta de outras citações de filósofos, escritores e poetas, que estão aqui organizadas com o intuito de transmitir o *clima* dos nossos encontros semanais na sua casa.

Certa vez ele nos trouxe um trecho do livro *Da minha oficina*, de Heyer, que contém uma citação de Freud sobre os poetas e que, com certeza, nos influenciou para agrupar estes "Pontos de Reflexão":

> *Valiosos aliados são, porém, os poetas, e seus testemunhos são preciosas notas tônicas, porque eles costumam saber uma multidão de coisas entre o céu e a terra sobre as quais o nosso saber escolar nem chega a sonhar. No conhecimento da alma eles estão bem à frente de nós, que vivemos na rotina do dia; eles estão haurindo de mananciais que nós ainda não perscrutávamos para o uso da ciência (O. C., VII, 33)* (Heyer, G. R.: *Da minha oficina*, Lehmann, Munique; 1966; pp. 132-161).

Nise da Silveira, por sua vez, lembra o comentário de Jung sobre os artistas:

> *O artista é um homem coletivo que exprime a alma inconsciente e ativa da humanidade.*

E acrescenta:

> *No mistério do ato criador, o artista mergulha até as funduras imensas do inconsciente. Ele dá forma e traduz na linguagem do seu tempo as intuições primordiais e, assim fazendo, torna acessíveis a todos as fontes profundas da vida.* (Silveira, *Jung...*, cit. p. 161.)

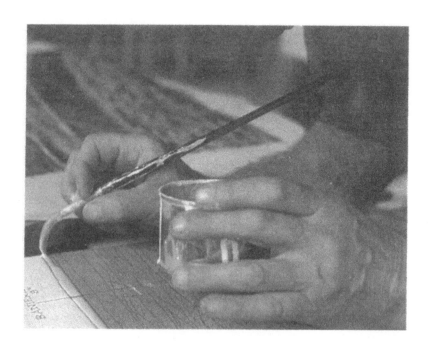

PONTOS DE REFLEXÃO

SOBRE A RELATIVIDADE NA CAPTAÇÃO DE MENSAGENS

SÁNDOR (1982)

Cada um ouve o que é dito na freqüência de sua aura ou usando uma terminologia junguiana, de acordo com sua Equação Pessoal.

CANDACE PERT

Cada um de nós tem sua própria janela para a realidade.

JOSÉ ÂNGELO GAIARSA
(DO LIVRO SEXO, REICH E EU)

Assim como as necessidades se substituem constantemente, a seletividade sensorial é sempre fluente. Os sentidos se organizam para captar o que vai preencher as necessidades do momento. Depois os receptores mudam de foco e de ângulo de captação, acomodando para o alcance de outras necessidades.

SOBRE A VIDA

SÁNDOR (1986)

Já foi dito que a vida é como uma onda no trigal mobilizada pelo vento.

VIDA... é como uma gota que se coagula e se desfaz.

Os deuses permanecem e as vidas vão passando...

ROGER GARAUDY

O Homem existindo em conjunto com o Todo... e neste diálogo de movimento entre nosso ser ínfimo e o Todo, está a visível e incessante Vida, que respira com nosso alento e pulsa com nosso sangue.

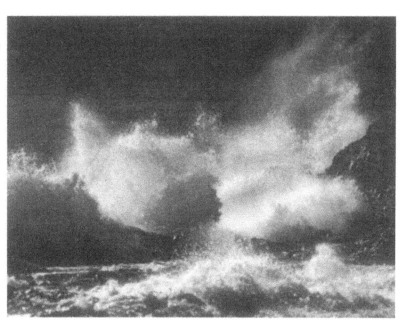

TOQUES SUTIS

SOBRE O SOM, MOVIMENTO, ALEGRIA E SAÚDE

ISADORA DUNCAN

> ...O som desperta a alma que se expande em luz e se expressa através do corpo nos gestos, nas posturas, nos movimentos e na dança.

CONFÚCIO (SÉC. V A.C.)

> Bajo el impulso de la alegría, el hombre gritó. El grito concretose en palabras, pero éstas no fueron aún suficientes y el hombre moduló las palabras en canto, luego, insensiblemente fue moviéndose sobre el canto, basta que de pronto tradujo en el baile, la alegría de la vida.
> Muéstrame cómo danza tu pueblo y te diré si tu civilización está enferma o si goza de buena salud.

BARBARA BRENNAN

> ...descobri que a cor na cura se relaciona diretamente com o som. Sons específicos não somente produzem cores no campo de energia da pessoa, mas também são agentes de cura...

SOBRE A FORÇA DO PENSAMENTO

SÁNDOR (1986)

Um ditado bíblico diz:

> Os pensamentos são mais fortes do que espadas, venenos, ciladas.

A força do pensamento pode ser observada através de exteriorização catalítica. Objetos, espelhos podem ser quebrados pela concentração do pensamento ou serem deslocados no espaço, assim como pessoas.

Um antigo provérbio de sabedoria popular:

> Semeie um pensamento, colha uma ação; semeie uma ação, colha um hábito; semeie um hábito, colha um caráter; semeie um caráter, colha um destino.

ALICE BAILEY

> O homem mediante os incentivos de um propósito coordenador, meditação concentrada e atividade criadora construiu a forma mental que anima sua própria vitalidade e dirige sua vontade.

SOBRE O CAMPO ENERGÉTICO

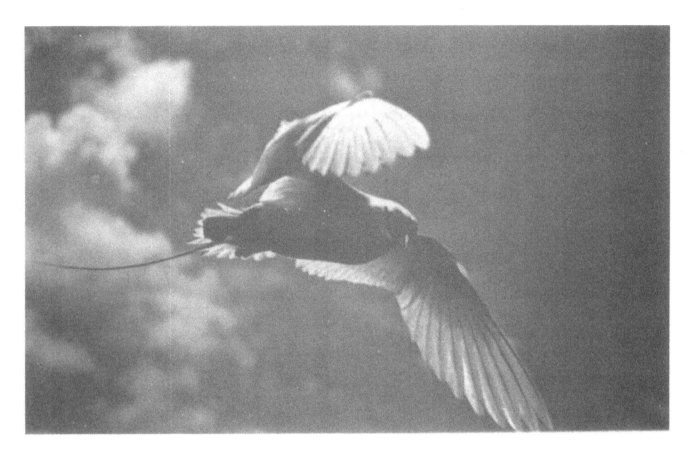

NISE DA SILVEIRA
(*JUNG...*, cit., p.187)

O pensador católico Teilhard de Chardin concebe a matéria animada interiormente de espiritualidade, o que é tanto mais significativo, pois o cristianismo até então separava a matéria do espírito.

O físico Alfred Hermann diz que a natureza do elétron parece ambígua, meio matéria, meio psique. Outros grandes físicos aceitam que a matéria esteja impregnada de um psiquismo elementar, como Eddington e J. Jeans.

SÁNDOR (1982)

Segundo Hieráclito,

> ...*o corpo físico é um campo de átomos e entre eles espaços vazios.*

Por esse imenso espaço vazio circula a substância lúcida, o campo energético interátomos. São Paulo se refere ao *Corpo de Glorificação*, outro nome dado ao *Corpo de Luz* ou *Corpo Sutil*.

Os movimentos, os trabalhos corporais, as danças livres ou danças ritualísticas propiciam a mobilização e consciência em diferentes faixas do campo de força, da expansão do *Corpo de Luz*.

TOQUES SUTIS

SOBRE A CONTINUIDADE E OS MOMENTOS

I CHING

.. modificação, movimento sem descanso;

...fluindo através de espaços vazios;

...subindo e descendo sem cessar...

CLARICE LISPECTOR

Uma molécula disse sim a outra molécula. E nasceu a vida.
Mas antes havia a pré-história da pré-história. E havia nunca e havia o sim. Sempre houve, não sei o que, mas sei que o universo jamais começou.

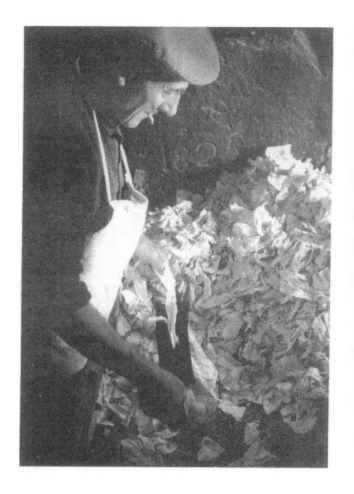

ROBERT BURNS

Os prazeres são como papoulas. Ao colhê-las suas pétalas se desprendem.

SÁNDOR (1985)

Cada momento é uma realidade a ser conhecida.
Cada momento é único. Não se repete.

PONTOS DE REFLEXÃO

SOBRE O SILÊNCIO

SÁNDOR (1976)

É importante aprender a escutar a Voz do Silêncio.

CITAÇÃO VINDA
DO MONASTÉRIO DE HUELGAS

São João da Cruz nos ensina que o silêncio tem sua própria música: é o silêncio que nos permite ver a nós mesmos e as coisas que nos cercam.

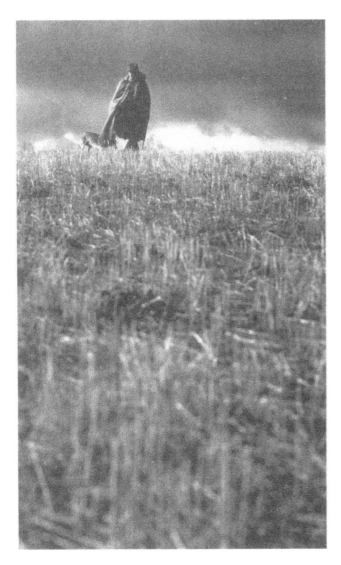

H. P. BLAVATSKY

A voz do silêncio talvez devesse ser traduzida por Voz no Som Espiritual. Quem quiser ouvir a Voz Insonora ou Voz do Silêncio tem de aprender intensa concentração da mente...

CLARICE LISPECTOR

Preciso fazer um retiro espiritual e encontrar-me enfim – enfim, mas que medo – de mim mesma.

TOQUES SUTIS

UNIVERSO INTERIOR

EMMANUEL KANT

Duas coisas me inspiram profundo respeito: o céu estrelado no alto e o universo moral interior.

CLARICE LISPECTOR

Um dia uma folha me bateu nos cílios. Achei Deus de uma grande delicadeza.

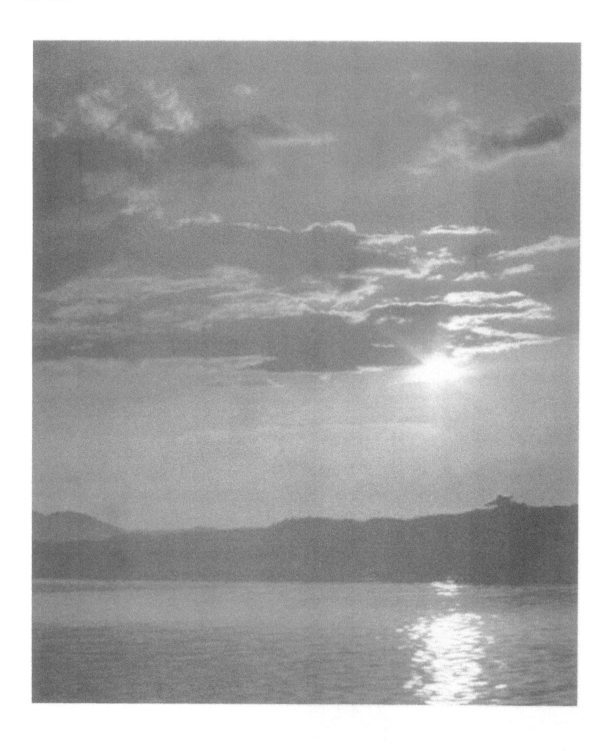

SOBRE A APRENDIZAGEM DO VIVER

PEPINO,
O FILHO DE CARLOS MAGNO
E ALCUÍNO, SEU PRECEPTOR
(SÉCULO IX)

A criança Pepino pergunta:
– O que é a vida?
Alcuíno responde:
– Uma brincadeira prazerosa para os felizes, uma dor para os miseráveis, a espera da morte.
– O que é a morte?
– Um acontecimento inevitável, uma viagem incerta, um acontecimento de lágrimas para os que vivem, a confirmação dos testamentos, a ladra de homens.
– O que é o homem?
– O escravo da morte, um viajante passageiro, o dono de sua morada.
– Como o homem se situa?
– Como uma lanterna exposta ao vento.
– O que é o sol?
– O esplendor do universo, a beleza do firmamento, a bênção da natureza, a glória do dia, o distribuidor das horas...
– O que é a terra?
– A mãe de tudo que cresce, a nutrição de tudo o que existe, o solo que germina a vida, a cratera que tudo devora.
– O que é o mar?
– O caminho dos audaciosos, a fronteira da terra, a hospedaria dos rios, a fonte das chuvas...
– Qual o sonho dos que estão acordados?
– A esperança.
– O que é a esperança?
– A fluidez e a leveza no trabalho, um acontecimento enigmático.
– O que é a fé?
– A certeza de coisas ignoradas e maravilhosas.

CARLOS CASTAÑEDA
(ENSINAMENTOS DE DON JUAN)

...possui esse caminho um coração?
Em caso afirmativo, o caminho é bom.
Caso contrário, esse caminho não possui importância alguma.

TOQUES SUTIS

SOBRE O CAMINHO PELA INTUIÇÃO

SÁNDOR (1986)

Intuir: acertar no âmago; atingir com a ponta da flecha o ponto vital da problemática, o cerne de um fato, ir direto ao ponto central. Usando a imagem de um novelo de lã, é o pegar pela ponta certa. Puxando por ela vai se soltando o emaranhado de todo o novelo.
A intuição traz a orientação do passo a ser dado, sem contaminação racional e joguetes emocionais.

FILOSOFIA ZEN

No caminho da intuição predominando sobre a razão,
a pessoa se orienta seguindo a direção intuitiva, se expressando por atos ou palavras espontâneas. Não se trata de afastar-se do mundo mas fazer parte ativa e integrante da vida. Participar com produção atuando no meio ambiente com ânimo, integrando a perpetuação através da família.
Se trata de viver o cotidiano em sua plenitude.

SOBRE AS PREOCUPAÇÕES E A ANSIEDADE

MATEUS (6:27)

E qual de nós, por preocupar-se e estar ansioso, pode acrescentar uma medida à sua estatura ou à duração da sua vida?

TERRY LYNN TAYLOR

Preocupar-se significa que se está embaraçando a si mesmo com ansiedade a respeito do que poderia acontecer ou a respeito das conseqüências do que já aconteceu.
É fácil cair na armadilha das preocupações...

PONTOS DE REFLEXÃO

SOBRE AS VIBRAÇÕES, OS SONS E AS TONALIDADES DOS CHAKRAS

SÁNDOR (1988)

Pode-se pensar que cada centro energético do corpo ou chakra tem seu próprio dinamismo em formato de uma rosa. São como círculos de pétalas em camadas ao redor de um centro, conhecidos por *Lótus ou Rosas* em linguagem ocidental.

Cada pétala tem:
um som
uma tonalidade
uma carga vibratória

Três camadas de pétalas circundam um vórtice. A abertura de um chakra vai ocorrendo em fases que se seguem como na abertura de uma flor.:

Início: broto fechado
1ª fase: abertura da 1ª camada de pétalas
2ª fase: abertura da 2ª camada de pétalas
3ª fase: abertura da 3ª camada de pétalas
4ª fase: aparecimento pleno do centro energético ou da *Jóia Principal*, numa terminologia simbólica.

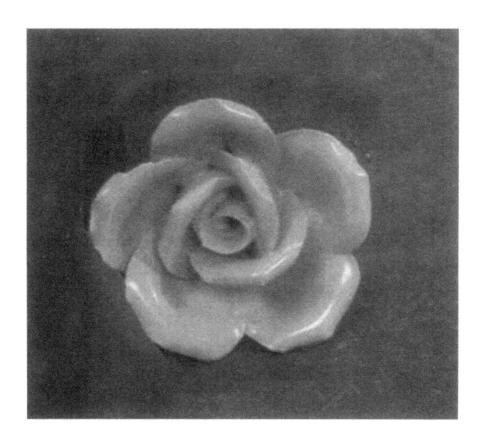

TOQUES SUTIS

SOBRE O CONHECIMENTO, A VITALIZAÇÃO E O AMOR

SÁNDOR (1989)

*Conhecer – A fonte do conhecimento é inesgotável – Penetrar no a ser conhecido – Fusão – União – Transformação.
A movimentação, a vitalização e o conhecimento acontecem simultaneamente, numa expansão global.*

ANNICK DE SOUZENELLE
(O SIMBOLISMO DO CORPO HUMANO)

O verbo hebraico conhecer é aquele que Moisés empregava para se referir ao conhecimento que o homem faz da mulher. O conhecimento é um casamento, uma união entre o a ser conhecido e o conhecedor. O conhecimento é amor.

RAJNEESH

*O amor é o único milagre que existe. O amor é a escada do inferno para o céu. Aprendendo o amor você aprendeu tudo. Perdendo o amor toda a sua vida está perdida. As pessoas que me perguntam sobre Deus não estão realmente perguntando sobre Deus mas declarando que não conheceram o que é o amor.
...Deus não é para ser procurado:
Ele está em toda parte...*

NISE DA SILVEIRA
COMENTÁRIO SOBRE JUNG
(JUNG... cit., p. 26)

...Estava sempre pronto a relacionar-me com outra pessoa: discípulo, amigo ou mesmo visitante estrangeiro.

Palavras de Jung:

...não quero libertar-me nem dos seres humanos, nem de mim mesmo, nem da natureza, porque tudo isso apresenta-se para mim como o maior dos milagres.

HERMES TRIMEGISTO
(CORPUS HERMETICUM)

Que Deus é ao mesmo tempo inaparente e o mais aparente.

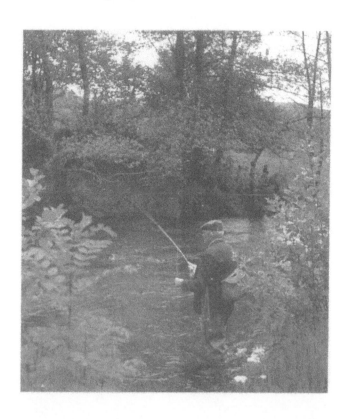

PONTOS DE REFLEXÃO

SOBRE AS VIVÊNCIAS OPOSTAS

SÁNDOR (1978)

Quando acontece uma tragédia é comum as pessoas dizerem:

> O melhor remédio é o tempo...
> As coisas mudam....

Essa consciência de que situações opostas se alteram num movimento natural faz parte da história da humanidade.

> A maneira de passar pelos tempos de provação vai depender da sabedoria e do bom senso que se teve nos tempos de abundância.

MARIE LOUISE VON FRANZ
(ALQUIMIA)

> *A água da vida flui entre os opostos.*
> *As pessoas criativas, como os artistas ou os atores, sabem que um período de depressão precede o emergir de um momento criativo. Como a palavra sugere, na depressão a pessoa é pressionada para baixo, comprimida, em geral porque uma parte da libido psicológica está embaixo e tem de ser resgatada: a energia da vida caiu numa camada mais profunda da personalidade e só pode ser alcançada pela depressão: de repente, desse mergulho profundo, surgirá um impulso de vida e de criatividade.*

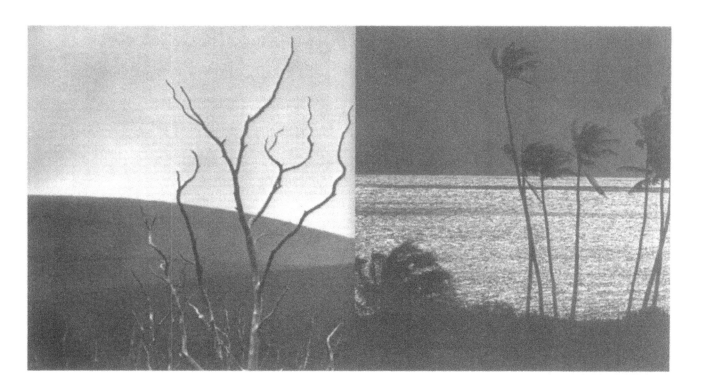

TOQUES SUTIS

O PODER DAS PALAVRAS

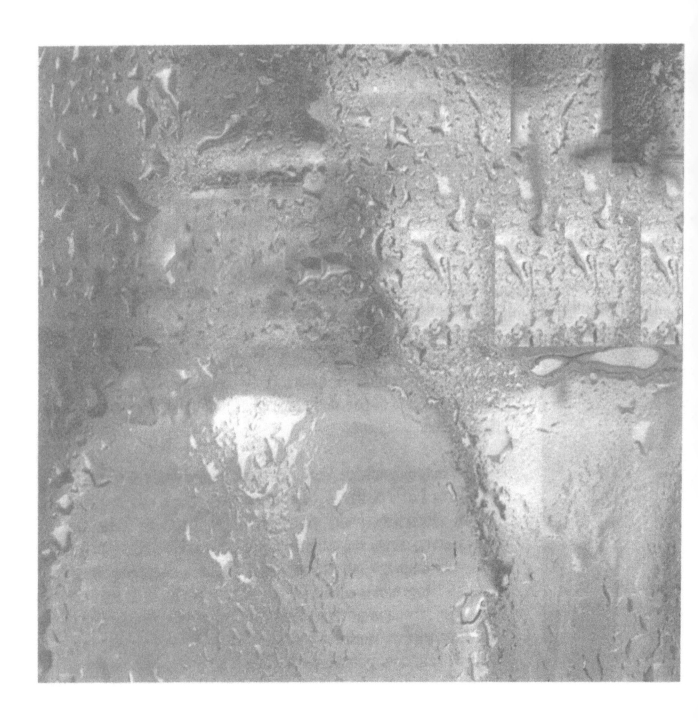

AUTOR DESCONHECIDO

> Existem quatro coisas na vida que não se recuperam:
> a pedra depois de atirada,
> a palavra depois de proferida,
> a ocasião depois de perdida,
> o tempo depois de passado.

CLARICE LISPECTOR

> A palavra é tão forte que atravessa a barreira do som.
> Cada palavra é uma idéia.
> Quanto mais palavras eu conheço, mais sou capaz de pensar o meu sentimento.

O DESENVOLVIMENTO DE UM FLUXO AMOROSO: EMOÇÃO, AFETO, SENTIMENTO, PENSAMENTO

SÁNDOR (1982)

Na *emoção* se manifestam mais intensos os impulsos do inconsciente. É o vir-à-tona de explosões mais primárias.

E - moção: movimento que sai de si em direção a... Numa pessoa a emoção e o afeto são modalidades do sentir.

No *afeto* são mobilizadas as ondulações dos humores. A emoção com somatizações é traduzida por afeto. São bem conhecidas as manifestações de rubor; nó na garganta; taquicardia e sudorese, entre tantas outras. Diferentes reações viscerais podem se apresentar, traduzindo a emoção mais primária numa história de manifestações corporais.

O *sentir* para Jung traz a consciência englobando a emoção e o afeto. A consistência da emoção e do afeto aumentam com a tomada de consciência.

O *pensar* pode trazer enaltecimento para o sentimento. Assim ocorre uma manifestação integrada em diferentes níveis desenvolvendo um fluxo amoroso.

J. A. GAIARSA

Quando duas pessoas se olham amorosamente, saem ambas da multidão anônima.
Atenuam-se as máscaras, desaparecem as categorias.
Encantamento é o que sentimos ao perceber o quanto o outro é vivo e o quanto sou — estou — vivo.
Só quando encantado com alguém você percebe o outro e só então ele percebe você.
Amor não é cego — é lúcido.
Só quando amamos uma pessoa ela começa a acontecer, e só continua acontecendo enquanto é amada.

PLATÃO
(SOBRE O PODER DO AMOR)

O de interpretar e transmitir aos deuses o que vem dos homens e aos homens o que vem dos deuses...

TOQUES SUTIS

SOBRE O SEXO E A NEUROSE

SÁNDOR (1985)

O instinto sexual, numa visão mais ampla, além do sexo engloba comunicação e conhecimento.
Vai muito além de um contato físico e a vivência não fica limitada ao tempo do encontro. A plenitude alcançada pela sua consumação ocupa a extensão de uma plena comunicação e é fonte de conhecimento, de transformação e amor.

A neurose ligada à solidão amorosa, problemas gerados por frustrações sexuais, tem raízes ou causas bem mais profundas do que pode parecer. As conseqüências também tomam dimensões que afetam a pessoa no contato com a vida em geral. Não é um simples problema de encontro amoroso.

PERÍODOS NEBULOSOS

SÁNDOR (1989)

É preciso coragem para ultrapassar períodos de nebulosidade e de tempestades com aceitação e sem se debater em desespero. Numa postura paciente e atenta, o aguardar de um novo horizonte faz parte de uma entrega com confiança no caminho da vida.

Situações fixas e comportamentos repetitivos podem dar impressão de segurança mas na verdade são aprisionamentos que cerceiam o crescimento. Os períodos nebulosos sinalizam a possibilidade de mudanças.

Quando ocorrem bombardeios internos e externos que causam uma quebra dos padrões de comportamento, costuma acontecer, após esse caos, a oportunidade de uma expansão da consciência, a abertura de novos caminhos.

MOMENTOS DE GRANDE TUMULTO

SÁNDOR (1990)

Em épocas de crise social, quando uma avalanche de acontecimentos vai ocorrendo sem que nada se possa fazer ou em momentos de grande confusão sentimental ou ideológica, quando se perde o rumo, convém buscar se deter no que é essencial. Evitar excessos em todos os níveis. Não entrar em discussões sociais polêmicas nem freqüentar lugares tumultuados. A postura discreta é a mais aconselhada. Deve-se evitar gastar energia em brigas, falatório desnecessário ou numa emotividade exagerada com exaltadas manifestações sentimentais.

BERTOLT BRECHT

Para retratar a difícil sobrevivência em épocas de crise, Brecht, em O acordo, escreveu:

Um pensador se viu um dia numa grande tempestade. Estava sentado num veículo imenso e ocupava muito espaço. A primeira coisa que fez foi sair do veículo. A segunda tirar o casacão que usava. E a terceira, deitar-se no chão. Assim ele venceu a tempestade reduzido à sua menor grandeza.

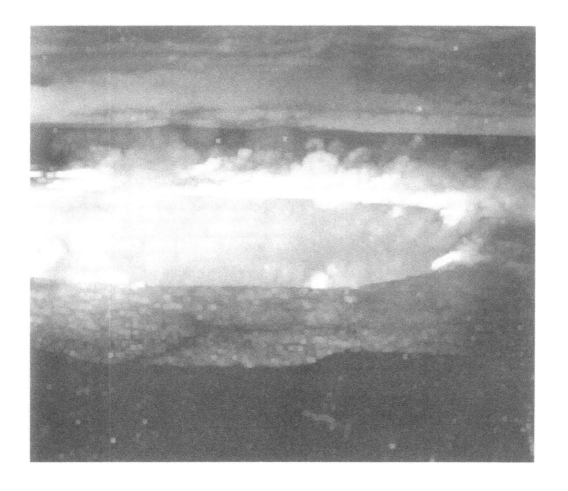

TOQUES SUTIS

SOBRE VERDADES

NISE DA SILVEIRA
(JUNG..., cit.)

...Jung conta que consulta o próprio corpo a respeito das idéias que estão sendo trabalhadas pelo seu pensamento.

"– Quando quero saber se uma verdade é boa e salutar, se é uma verdadeira verdade, incorporo-a, ingiro-a, por assim dizer; se ela me convém, se colabora harmoniosamente no interior do meu organismo com os outros elementos do meu psiquismo, se continuo a funcionar bem, a sentir-me bem e se nada em mim revolta-se contra a intrusa, então eu sei que se trata de uma boa verdade, que não é venenosa nem me prejudica."

S. KIERKEGAARD

Somente conheço a verdade quando ela se torna vida em mim.

SOBRE A UNIÃO E A SOLIDARIEDADE

PLATÃO

Sofrerei portanto com o outro, mas sem me apoiar, sem me perder.
A essa conduta, ao mesmo tempo muito afetiva e muito vigiada, muito amorosa e muito policiada, pode-se dar um nome: é a delicadeza.

VICTOR JARA

Levantate y mirate las manos
para crecer estréchala a tu hermano...

CLARICE LISPECTOR

Juro que nós devíamos ser mais unidos: porque o universo é tão grande que ultrapassa qualquer linha do horizonte. Amar os outros é a única salvação individual que conheço.

SOBRE A OPOSIÇÃO LEVEZA — PESO

ITALO CALVINO

Leveza para mim vem associada a precisão e determinação.

PAUL VALÉRY

É preciso ser leve como um pássaro e não como uma pluma. Leveza é uma proposta de vida que eu prefiro enfatizar, não que o peso tenha menos valor. Há uma leveza do pensamento, assim como existe, como todos sabem, uma leveza da frivolidade, ou melhor, a leveza do pensamento pode fazer a frivolidade parecer pesada e opaca.

FRAGMENTOS DO MITO DE PERSEU
J. DE S. BRANDÃO

O único herói capaz de decepar a cabeça de Medusa é Perseu que voa com sandálias aladas.

Para não se deixar petrificar pela visão horrenda da cabeça de Medusa com vários olhos e cabelos de serpentes, só dirige o olhar de forma indireta, captando a imagem pelo espelho e se sustentando sobre o que há de mais leve, as nuvens e o vento.

CARLOS DRUMMOND DE ANDRADE
(FRAGMENTOS DO PREFÁCIO DE
AMORES PERFEITOS; J. A. GAIARSA)

Enloucrescer
Enfeite-se com margaridas e ternuras e escove a alma com leves fricções de esperança.
Ande como se estivesse repleto de sons de flauta e do céu descesse uma névoa de borboletas, cada qual trazendo uma pérola falante a dizer frases sutis e palavras de galanteria. Se você não tem namorado é porque ainda não enlouqueceu aquele pouquinho necessário para fazer a vida parar e de repente parecer que faz sentido.
Enlou = Crescer

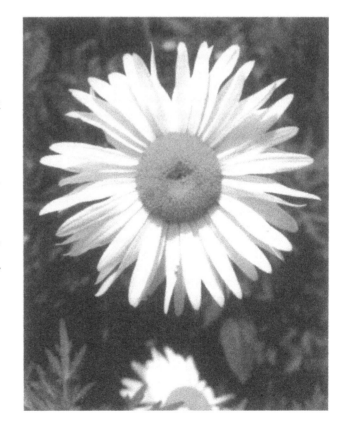

TOQUES SUTIS

O EXCESSO DE COMODIDADE COMO UM BERÇO DA NEUROSE

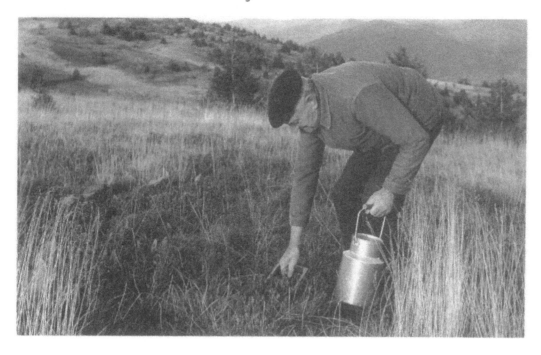

SÁNDOR (1981)

A neurose não faz parte das queixas da população pobre que precisa lutar para sobreviver. Também em épocas de revoluções sociais ou de guerra, quando as pessoas lutam todos os dias para garantir as necessidades básicas e salvar a vida não se fala em neurose.

A neurose surge quando a pessoa vive seguindo só em busca do que pode trazer prazer, dos exageros consumistas, de autogratificações sem critérios. Quando as necessidades básicas estão garantidas, quando não há pressão externa para nada de essencial cria-se uma situação que é o berço da neurose:

Excessos de comodidade e egocentrismo.

Jung faz referência à neurose como uma perturbação da comunicação social.

Numa visão mais ampla do ser humano, cada pessoa tem uma tarefa a cumprir, um compromisso de participação com o meio ambiente.

A saída de uma postura egocentrista para a consciência de um compromisso social aproxima o homem da conquista de um desenvolvimento mais pleno.

Não há então mais tempo nem espaço para a neurose.

SOBRE A PAIXÃO

LYGIA FAGUNDES TELLES

Estranho, sim. As pessoas ficam desconfiadas, ambíguas diante dos apaixonados. Aproximam-se deles, dizem coisas amáveis, mas guardam certa distância, não invadem o casulo imantado que envolve os amantes e que pode explodir como um terreno minado, muita cautela ao pisar nesse terreno.

Com sua disciplina indisciplinada, os amantes são seres diferentes e o ser diferente é excluído porque vira desafio, ameaça. Se o amor na sua doação absoluta os faz mais frágeis, ao mesmo tempo os protege como uma armadura. Os apaixonados voltaram ao Jardim do Paraíso, provaram da Árvore do Conhecimento e agora sabem.

ROLAND BARTHES

O sujeito apaixonado passa a inocência do seu imaginário...

As figuras surgem na cabeça do apaixonado sem nenhuma ordem... cada figura explode, vibra sozinha...

O apaixonado se expressa por frases não construídas, que são como matizes de figuras – elas dizem o sentido depois param – cumpriram seu papel.

O discurso amoroso tem mesmo a raridade – a pobreza – das essências: que dizer da Languidez, da Imagem, da Carta de Amor, se o discurso amoroso é na sua totalidade tecido de desejo, de imaginário e de declarações?

TOQUES SUTIS

SOBRE OS EXAGEROS

JORGE LUIS BORGES

Nadie fracassa tanto como cree,
nadie tiene tanto exito como cree

SOBRE A RELAÇÃO DO HOMEM COM O TRABALHO

BERTOLT BRECHT

Hay hombres que luchan un dia,
y son buenos,
Hay otros que luchan un año,
y son mejores,
Hay quienes luchan muchos años,
y son muy buenos
Pero hay los que luchan por toda la vida;
estos son los imprescindibles.

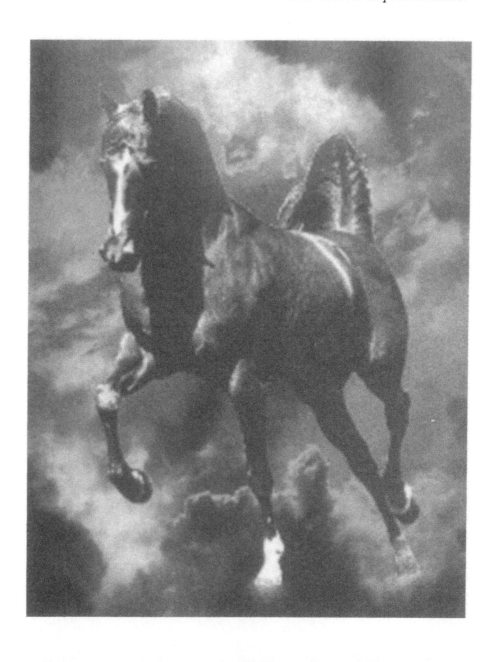

SOBRE O JÚBILO, A ALEGRIA E O AMOR

JOSEPH ADDISON

O júbilo é como um relâmpago que atravessa as nuvens sombrias e cintila por um momento...

A alegria mantém uma espécie de luz na mente e a preenche com serenidade, confiança e firmeza...

Quando se está apaixonado pela vida, o estado de paixão cria momentos de júbilo.

Bom humor, boa disposição e jovialidade nos sentimentos geram um estado amoroso e alegre, condições básicas para o desenvolvimento de um amor romântico.

O amor vem para quem já o possui...

J. A. GAIARSA

*...minha idéia mais querida:
o amor existe enquanto serve para o desenvolvimento das pessoas, para que haja entre elas uma troca de qualidades, e para que saiam enriquecidas da ligação amorosa.*

SOBRE A CRIATIVIDADE E A FELICIDADE

TERRY LYNN TAYLOR

A criatividade vai além do talento. Liga-se à habilidade de ouvir a inspiração.

A felicidade e a criatividade estão ligadas por um estado de fascinação pela vida, no qual as situações são campos de possibilidades de diferentes vivências, não necessariamente boas ou más.

A felicidade na vida está na oportunidade de VIVER.

A falta das devidas referências bibliográficas nos "Pontos de Reflexão", além da informalidade e soltura das mensagens, hão de ser compreendidas e relevadas na medida em que foram coletadas por memória ou por escrito, sem a intenção de futura publicação. (N. do A.)

TOQUES SUTIS

PARTE II

TOQUES SUTIS

A FORMA DE ANOTAR OS TOQUES E AS BASES DOS COMENTÁRIOS

As anotações foram feitas com a preocupação maior de registrar o trabalho dentro da amplitude do seu alcance e não com o rigor da técnica, embora também as sutilezas na aplicação sempre tenham sido pontos de máxima atenção.

Os trabalhos eram caracterizados por "Abertura de Possibilidades". O dr. Sándor incentivava constantemente a aplicação dos toques com observação minuciosa dos efeitos e aconselhava que cada um pesquisasse a respeito. Assim foram sendo desenvolvidos os comentários que acompanham a estrutura básica dos toques.

A unicidade na forma de cada pessoa vivenciar os momentos faz com que os registros, na verdade, se tornem um depoimento de experiências pessoais. Sobre a pluralidade de impressões que podem decorrer da observação de um só fato, o dr. Sándor certa vez comentou:[1]

> *O mundo existe para nós na medida em que o reconhecemos.*
> *O que percebemos depende da nossa disposição pessoal.*
> *Cada um de nós tem, num determinado momento, um campo energético que predispõe para que ocorra uma filtragem do que se passa, acentuando mais certos aspectos e negligenciando outros. Sendo assim, o que é captado depende dos olhos que vêem e dos ouvidos que ouvem.*

---

[1] *Anotação feita em registro particular.*

DURANTE A APLICAÇÃO DOS TOQUES

É essencial, dizia o dr. Sándor, que se deixe um espaço em aberto não projetando expectativas sobre a outra pessoa.

Ficaram inesquecíveis as suas palavras:

não queiram nada...
apenas observem o que vai ocorrer...

O dr. José Ângelo Gaiarsa criou certa vez uma imagem que reflete esse mesmo "Espaço sem expectativas".

Faz-se clara a lembrança de como se expressou:

...o encontro entre o cliente e o terapeuta deve ser como dois aviões de esquadrilha voando em paralelo, onde o cliente, um pouco mais à frente, vai criando os movimentos e a direção em "Céu Aberto". O terapeuta segue acompanhando um pouco atrás e os dois formam um só movimento no "Espaço".

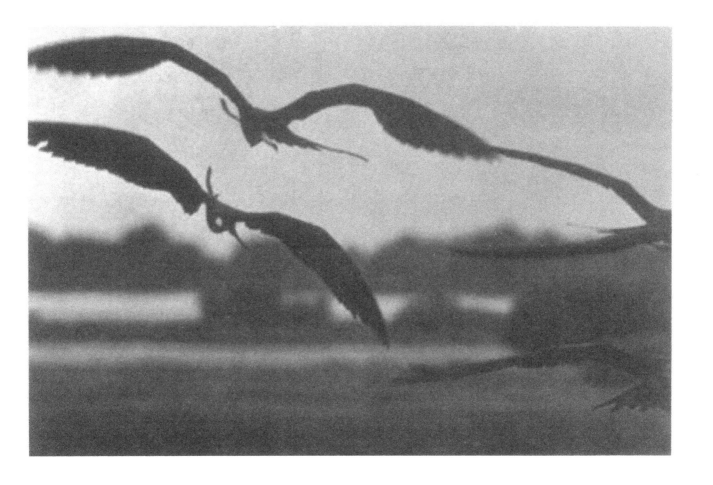

TOQUES SUTIS

"PONTO TRANSCENDENTE" DE UNIÃO ENTRE TODAS AS PESSOAS

Krishnamurti, na simplicidade e clareza do pensar oriental, conseguiu criar uma imagem de beleza tão "cristalina" que, uma vez captada, nunca mais se esquece:

> ...os homens são como moléculas de água num oceano... elas são parte dele e ao mesmo tempo vivem dele e se relacionam entre si...

O dr. Sándor ressaltava a importância de ser considerado o fato de que sempre, entre duas pessoas, existia a presença de um ponto em comum que estava muito além das vontades, dos pensamentos organizados ou da consciência. Esse ponto nas profundezas do inconsciente poderia ser considerado o campo em comum entre ambas as partes, podendo ser chamado de "Terceiro Ponto".

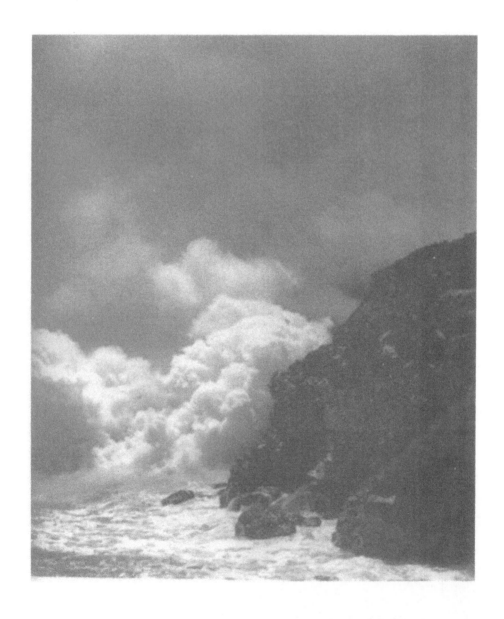

OBSERVAÇÕES BÁSICAS SOBRE OS TRABALHOS CORPORAIS

O USO DAS TÉCNICAS

Sempre é aconselhável o uso de técnicas mais simples no início de um contato.

O dr. Sándor sorria ao dizer que as pessoas precisavam primeiro ser "amaciadas" para só então passarem a receber os toques mais sutis, quando já tivessem desenvolvido a confiança e uma sensibilidade mais aprimorada. Assim, para o início dos trabalhos, eram indicados os giros com as grandes articulações, as seqüências dos trabalhos mais vigorosos, além de outras combinações, entre as quais os pequenos estiramentos dos braços. Sempre foi dada ênfase aos toques nos pés usando o método "Calatonia" como sendo uma abordagem que poderia ser usada desde os primeiros contatos, mesmo com quem nunca tivesse tido experiência com trabalhos corporais. A sutileza de apenas se tocar nos pés afasta o esquema de "defesas" naturalmente acionado quando a pessoa não está ainda preparada para outros toques, além do fato de ser um trabalho de plena abrangência, que chega a níveis de profundidade que são de difícil alcance por meio de outros caminhos.

A PRESENÇA DO "BOM SENSO" NA ESCOLHA DOS TOQUES E NA APLICAÇÃO

Como regra geral, a presença do "bom senso" faz parte dos trabalhos, sempre levando em consideração as condições físicas e psíquicas da pessoa no momento.

O critério cuidadoso na escolha dos toques é um fator que deve estar sempre presente. Nos quadros de grandes distúrbios psíquicos ou de alterações por drogas, o uso dos trabalhos corporais não é conveniente, assim como na presença de doenças com processos infecciosos. O período de gravidez também requer uma atenção especial na seleção dos toques.

TOQUES SUTIS

A DELICADEZA E A ESPONTANEIDADE NOS TRABALHOS CORPORAIS

OS TOQUES PODEM AFETAR O EQUILÍBRIO E A ORGANIZAÇÃO POSTURAL

Deixar surgir no momento a idéia do toque, sem planejamento prévio, convidando a pessoa a se soltar com consciência e aceitação é um bom caminho que vai criando as condições para que o trabalho possa se desenvolver. Também os movimentos espontâneos, que surgem durante o contato, devem ser sempre valorizados. Ficaram marcantes as recomendações do dr. Sándor:

> *Caso sintam que durante a aplicação do toque um dos dedos se propõe mais que os outros, deixem que o trabalho seja feito por ele...*
>
> *Não planejem com antecedência o toque que vão aplicar...*
> *Convém não prever o que vai ocorrer...*
> *Deixem que surja no momento a idéia para o toque...*

Muitos dos trabalhos alteram a organização e o equilíbrio postural, podendo acarretar manifestações neurovegetativas, como tontura ou enjôo.

Convém sempre estar atento para amparar e auxiliar a pessoa a se deitar caso haja necessidade. Nos trabalhos em grupo, os colegas podem ficar ao lado para ajudar, se necessário. A soltura do corpo propicia condições para um reajuste postural mais adequado para o momento ao lado da mobilização de um rebaixamento das defesas da consciência, que facilita o vir-à-tona de conteúdos reprimidos. A soltura das tensões de uma postura fixa promove condições para expansão e crescimento.

Para auxiliar a pessoa a ter condições de se soltar sem medo, convém orientá-la com antecedência e informar que não vai se machucar e será amparada.

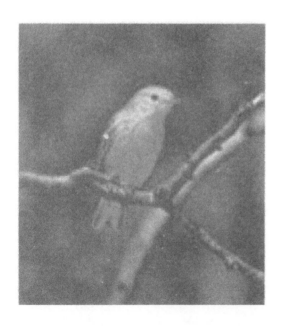

A IMPORTÂNCIA DO CONTATO COM A NATUREZA PARA FORTALECER O CORPO E A ALMA

O contato com a natureza para a conquista do equilíbrio tanto do corpo quanto da alma foi sempre enfatizado pelo dr. Sándor. Ele falava, com entusiasmo, que subir montanhas era um excelente meio para combater depressões. A revitalização alcançada por trabalhos com a terra foi sempre valorizada por ele. Muitas vezes, quando com admiração era elogiado pelo seu vigor, dizia que tinha trabalhado na terra, aplanando as estradas do seu sítio e plantando suas árvores. Aconselhava que todos procurassem se fortificar junto à natureza, "sem pensar em nada", recondicionando as forças e a paz de espírito.

OS TOQUES SUTIS EM CRIANÇAS

Um grande número de toques pode ser adaptado para o trabalho com crianças, como foi feito tantas vezes, tendo sido apresentado na época para o dr. Sándor. Nessas ocasiões, ele se mostrava muito interessado nos relatos, e com grande ânimo dizia:

> *As crianças não se deixam enganar por palavras... pelo toque elas sentem se podem confiar ou não... reagem às mínimas oscilações de quem toca...*
> *As crianças são um excelente teste para saber se o toque é bom...*
> *se o terapeuta é bom...*

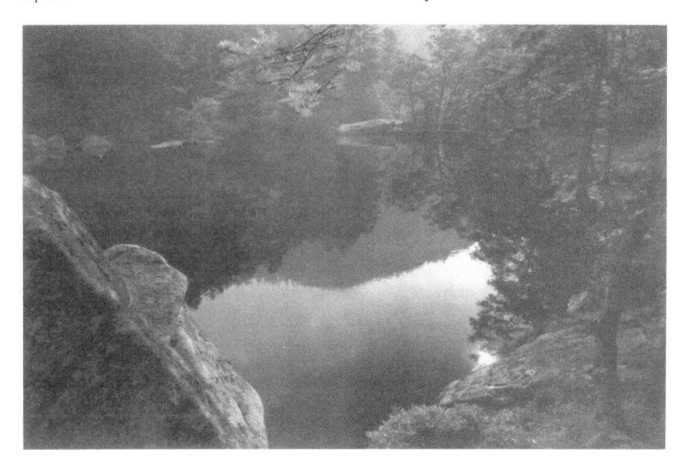

TOQUES SUTIS

O TRABALHO NO CONSULTÓRIO

PREPARAÇÃO DA SALA E DO PACIENTE PARA OS TOQUES

Os trabalhos corporais com toques sutis no consultório, seguindo as orientações do dr. Sándor, costumavam respeitar sempre certos critérios básicos que foram chamados pelo dr. Paulo Machado de ritualísticos.[1] Assim ele se referiu:

...além dos cuidados sempre repetidos antes, durante e após os toques, as instruções dadas ao paciente sempre eram as mesmas:

deixe a respiração no seu ritmo próprio, sem interferência, permita aos pensamentos entrarem e saírem, porém sem se envolver com eles...

Os cuidados, sempre iguais, que eram tomados na aplicação dos toques diziam respeito a uma luminosidade controlada; ao uso de toalhas ou cobertor para cobrir o paciente após ou mesmo durante os trabalhos corporais; aos cuidados de se tirar jóias, fivelas e relógios antes dos toques e à saída do terapeuta da sala para o paciente se preparar tirando as meias, camisa ou outra peça do vestuário e se deitando coberto com a toalha. Esse cuidado também era tomado após os toques, com o terapeuta saindo da sala para lavar as mãos enquanto o paciente se vestia sozinho. Rosa Farah[2] lembra-nos ainda da orientação dada após os toques:

...abrir os olhos; virar a cabeça para um lado... para o outro; ir se movimentando bem devagar... levantar sem pressa...

Após todo o trabalho corporal, deve se pedir sempre para a pessoa relatar o que sentiu.

PROCEDIMENTO E ORIENTAÇÃO PARA OS TOQUES APLICADOS "NA POSIÇÃO EM PÉ"

Após o término da aplicação, cobrir a área, caso a roupa tenha sido afastada, e orientar o paciente para se mover como desejar, soltando o corpo com naturalidade. Pode deitar-se sobre colchonete, sobre almofadas que devem estar à disposição no chão ou sentar numa poltrona. Permanecer de olhos fechados por um pouco de tempo para registrar as sensações e depois relatá-las.

---

1 - Machado Jr., P, Gestos de cura e seu simbolismo, *Tese de Mestrado para a Faculdade de Filosofia da USP (1994), pp.125-129.*
2 - Farah, R. M. Integração psicofísica, São Paulo, *Robe (1995), cap IX.*

A IMPORTÂNCIA DA QUALIDADE DO TOQUE

A segurança do gesto que se manifesta no *"tocar"* é essencial para transmitir ao paciente confiança e criar condições para que ele se solte durante o trabalho corporal. O desenvolvimento da sensibilidade das mãos e o aprimoramento do toque, assim como a qualidade e alcance do olhar, vão interferir diretamente no efeito dos trabalhos.

O *"diálogo"* por meio do toque vai aumentando de sintonia após os primeiros contatos, até que se acaba estabelecendo um fluxo natural. A aproximação deve sempre começar com cautela, afastando qualquer passo invasivo e criando condições de conhecer melhor as mensagens que o corpo do paciente vai manifestando.

A BOA DISPOSIÇÃO DO TERAPEUTA

A frase *"Evitar o desgaste durante os trabalhos"* foi tão repetida pelo dr. Sándor que se tornou inesquecível.

O toque bem-feito deve favorecer quem o recebe e quem o aplica, dando condições para que o profissional possa ajudar muitas pessoas e se tornar ao mesmo tempo *"mais forte"*.

Os trabalhos como os de sopro, de som ou aqueles que mobilizam o magnetismo do olhar podem ser usados apenas algumas vezes por dia, por exigirem um grau muito elevado de concentração. Se usados com exagero existe o risco de um desgaste.

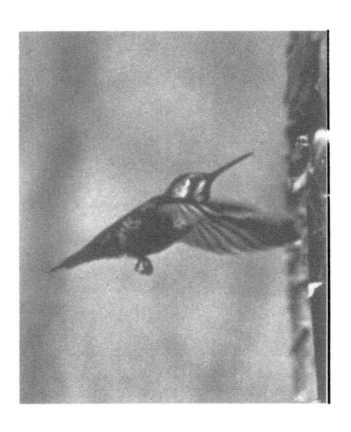

TOQUES SUTIS

PREPARO DAS MÃOS

O *"ritual"* de lavar as mãos antes e após os trabalhos, aquecendo-as por fricção para facilitar o contato e potencializar o campo energético, sempre foi um dos pontos básicos de preparo para os toques sutis, além do cuidado para manter as unhas curtas, evitando *"cutucar"* o paciente.

INFLUÊNCIA DA VOZ DO TERAPEUTA

O tom da voz, o ritmo e a cadência são importantes canais de comunicação, interferindo no momento em que são feitas as orientações dos toques e durante todo tempo do encontro terapêutico.

Antes do toque, o tom da voz do terapeuta já pode começar a criar um clima que favoreça os trabalhos.

Após o toque, a voz do terapeuta orientando o paciente para observar as sensações cria um fluxo de continuidade no contato. O tom e o ritmo dos sons são também *"toques"*. É conhecido o *"poder da voz"* na mobilização de sensações e de sentimentos.

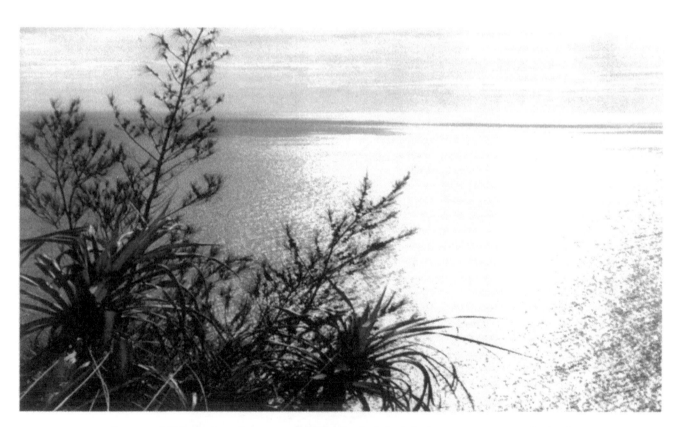

"... a sensibilidade das mãos e a ondulação da voz interferindo no contato terapêutico."

A IMPORTÂNCIA DA OBSERVAÇÃO ATENTA DURANTE A APLICAÇÃO DOS TOQUES

O corpo do paciente costuma apresentar algumas alterações durante os toques, tendo sido sempre aconselhada pelo dr. Sándor uma observação atenta. Pode-se perceber, muitas vezes, mínimas reações musculares involuntárias que costumam ocorrer, além das alterações neurovegetativas que aparecem durante ou após os toques e que podem ser trabalhadas também como sinalizações, auxiliando na compreensão do que está ocorrendo. Convém estar atento para o fato de que o relaxamento traz em si o benefício de rebaixar *"as fiscalizações do nível consciente"*, facilitando a conscientização dos conteúdos reprimidos.

O COMPLEMENTO DOS TOQUES: POLARIZAÇÃO

Os trabalhos corporais que se complementam com toques em áreas opostas são sempre beneficiados. Assim, os toques nas pernas podem ser acompanhados de um toque pequeno, para finalizar, na cabeça, na nuca ou na região dos ombros.

Quando a centralização dos toques for na parte superior do corpo, um pequeno estiramento dos tornozelos ou uma simples colocação das mãos nas solas dos pés complementa o trabalho. A polarização propicia uma circulação dos fluxos energéticos e integração do esquema corporal.

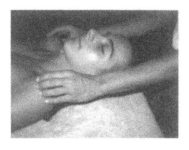

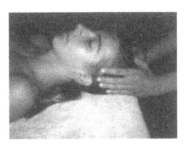

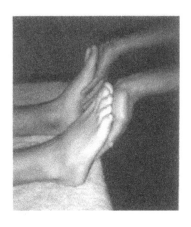

TOQUES SUTIS

PARTE
III

TOQUES SUTIS

TOQUES NOS PÉS

CALATONIA BÁSICA

POSIÇÃO

PACIENTE: Deitado em decúbito dorsal; braços ao longo do corpo; olhos fechados de preferência.

TERAPEUTA: Sentado em frente aos pés, procurando se posicionar em altura adequada para trabalhar sem cansar os braços.

ORIENTAÇÃO: Avisar que apenas suaves toques serão feitos na área dos pés e que podem ocorrer sensações ou pequenas alterações em outras partes do corpo. Pede-se que a pessoa não interfira nessas alterações, apenas "deixe-as acontecer". O mesmo procedimento deve ser seguido se ocorrerem pensamentos, lembranças ou imagens. Procurar "nem reter o pensamento, nem empurrá-lo. Deixar que ele venha e se vá". Pedir que se guarde silêncio durante a aplicação dos toques, deixando os comentários para depois que o trabalho terminar.

APLICAÇÃO

A seqüência é de 9 toques, sendo 5 nos dedos dos pés, 2 nas solas dos pés, 1 no calcanhar e 1 no tornozelo.

O terapeuta com ambas as mãos vai trabalhar na ponta de todos os dedos de modo simultâneo e uniforme. A idéia é de tocar em cada dedo como se *"FOSSE SEGURAR UMA BOLHA DE SABÃO".*

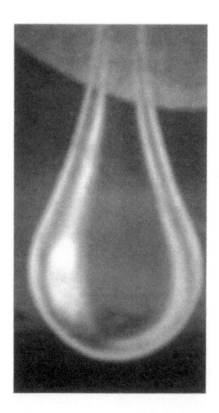

Esta imagem nos foi dada pelo dr. Sándor. Os toques nas pontas dos dedos serão feitos por baixo, com a base do polegar encostando na região da polpa e por cima, na raiz das unhas, pelos dedos correspondentes. Assim: o dedo mediano vai ser tocado pelo dedo mediano e polegar, o indicador pelo indicador e polegar etc. O tempo de cada toque deve ser em média de 3'.

A seqüência dos toques nos dedos é a seguinte:

1º toque: no dedo mediano
2º toque: no 2º dedo (correspondente ao indicador)
3º toque: no 4º dedo (correspondente ao anular)
4º toque: no mínimo
5º toque: no grande dedo.
O toque aqui vai ser feito com todos os dedos formando um círculo em volta da falange distal, ficando o dedo polegar por baixo.

A posição do toque em cada dedo lembra uma *"suave pinça"* mantendo abertura constante.

O 6º e o 7º toques são feitos na sola do pé, cada um por 3' em média, posicionando as mãos em concha e tocando com a polpa dos dedos *indicador, mediano, anular e mínimo juntos*, com suavidade.

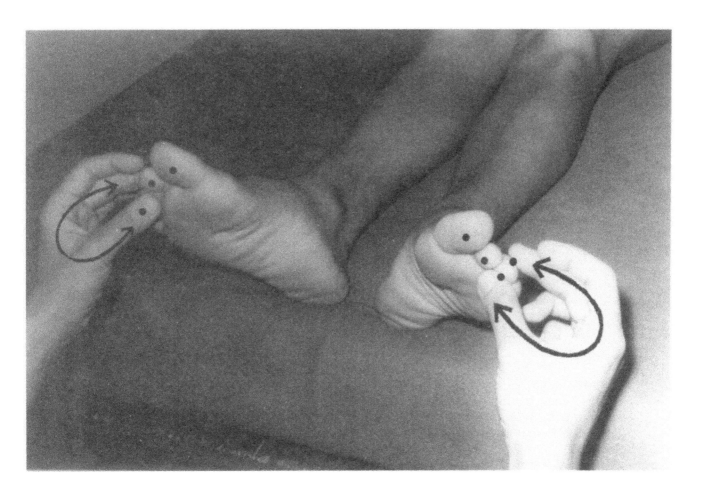

TOQUES SUTIS

6º toque: no início do arco longitudinal.
7º toque: na parte mais côncava do arco longitudinal.

Os últimos 2 toques vão ser aplicados no calcanhar e tornozelo, a saber:

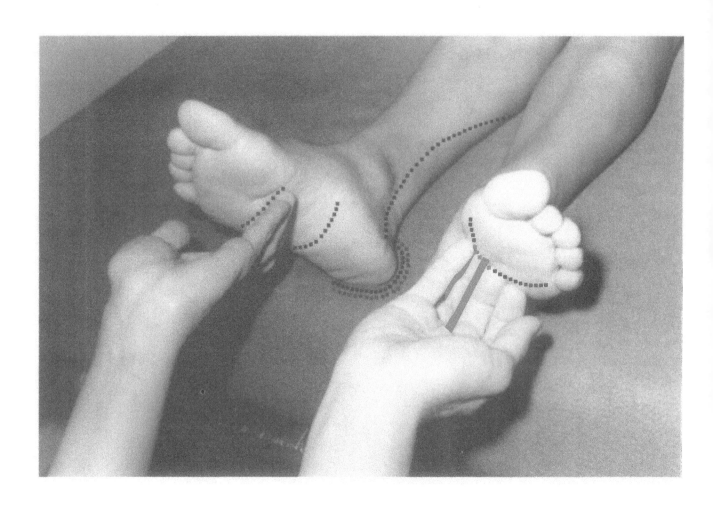

8º toque: introdução pela lateralidade, das palmas das mãos por baixo dos calcanhares, formando uma concha que vai servir de suporte.
Os calcanhares vão ficar apoiados e envolvidos suavemente por 3' em média.

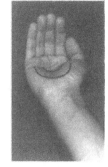

9º toque: colocar as palmas das mãos por baixo dos tornozelos, deixando que os calcanhares fiquem apoiados sobre a região do antebraço. Os dedos indicador, mediano e anular ficam por baixo do início da barriga da perna e os outros dedos se distribuem naturalmente.
O tempo do toque é também de 3' em média.

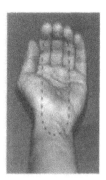

COMENTÁRIOS

1 - Os toques suaves nos pés têm o grande benefício de não mobilizarem sensações invasivas do corpo, mesmo em se tratando de pessoas muito recatadas, permitindo a soltura sem constrangimento.

Em geral a calatonia nos pés, desde as primeiras aplicações, mobiliza sensações tão boas de expansão, calma, segurança e bem-estar que se torna um trabalho sempre bem recebido e muitas vezes pedido.

O simples fato de se ter os pés cuidados com tanta delicadeza e atenção dirigida já desencadeia um círculo de confiança e bem querer, aspectos básicos num relacionamento que visa ao reequilíbrio e à cura.

2 - O dr. Sándor escreveu sobre a *Calatonia* em seu livro *Técnicas de relaxamento*,[1] do qual foi extraído o material aqui exposto e cuja leitura recomendamos a quem quiser conhecer mais dessa técnica. Nessa obra *o significado do termo* está descrito com as seguintes palavras:

No original grego o verbo Kalaó indica relaxamento e também alimentação, afastar-se do estado de ira, fúria, violência, abrir uma porta, desatar as amarras de um odre, deixar ir, perdoar aos pais, retirar todos os véus etc.

Explicou também os efeitos da Calatonia dizendo:[2]

...esta última utiliza a sensibilidade cutânea, pela qual a mesma área pode servir para a percepção e condução das mais diversas qualidades (pressão, calor, frio, dor e suas gradações múltiplas), proporcionando uma vivência multissensorial ao mesmo tempo...

Durante a Calatonia, assim como em outros trabalhos sutis que promovem o estado intermediário entre a vigília e o sono, costumam vir à tona imagens, lembranças, formas, cores...

Convém sempre lembrar que os conteúdos que surgem têm de alguma forma ligações com os problemas do momento, constelando também as potencialidades para o movimento de novos rumos.

3 - Como surgiu e se solidificou o método Calatonia nos foi contado em "vivas histórias" pelo dr. Sándor, já citadas anteriormente e por vários profissionais que escreveram a respeito:[3,4]

Durante a Segunda Guerra Mundial, o dr. Sándor, trabalhando como médico na Cruz Vermelha, procurou aliviar a dor dos pacientes, vítimas de amputações, em grande parte por congelamento dos membros na época da retirada da Rússia. Ele explicou que para minimizar as reações compulsivas, dores dos membros fantasmas, depressões e abalos do sistema nervoso em geral, idealizou este método. Assim escreveu:[5]

Percebeu-se então que, além da medicação costumeira e dos cuidados de rotina, o contato bipessoal juntamente com a manipulação suave nas extremidades e na nuca, com certas modificações leves quanto à posição das partes manipuladas, produzia descontração muscular, comutações vasomotoras e recondicionamento do ânimo dos operados, numa escala pouco esperada.

Após a guerra os trabalhos com a Calatonia continuaram a ser feitos, sendo a mesma técnica aplicada às pessoas sofridas que se preparavam para a emigração e na população alemã abalada e constrangida, mas, dessa vez, não em doentes das clínicas cirúrgicas, e sim em pacientes das áreas psicológicas ou neuropsiquiátricas. Assim, o trabalho foi se ampliando e no decorrer de mais de quarenta anos se solidificou, especialmente no Brasil.

---

1 - Sándor, P., Técnicas de relaxamento, Vetor, 1974, pp. 92-100.
2 - Idem, ibidem.   3 - Idem, ibidem.
4 - A calatonia já foi incluída em várias obras, entre as quais podemos citar:
   Penna, L., "O método calatônico em psicoterapia", revista Ciência e Cultura, 1985.
   Machado, P., Gestos de cura e seu simbolismo, 1994.
   • Farah, R. M., Integração Psicofísica, 1985, São Paulo, Robe Editorial, 1995.
   • Saninno, A., Métodos do trabalho corporal na psicoterapia junguiana, Moraes, 1992.
   • Andrade, S. L. A., O quarto degrau, 1994.
5 - Sándor, Técnicas..., cit., pp. 92-100.

TOQUES SUTIS

TRABALHO COM AS ARTICULAÇÕES DOS PÉS

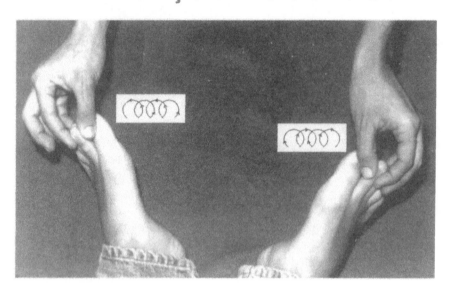

POSIÇÃO

PACIENTE: Decúbito dorsal; braços ao lado do corpo; olhos fechados.

TERAPEUTA: Sentado aos pés do paciente.

APLICAÇÃO

REGIÃO DO TOQUE: Trabalho em cada pequena articulação dos dedos dos pés, primeiro atuando em todas as mais proximais. Depois começar a fileira das mais distais das articulações da ponta dos dedos.

QUALIDADE DO TOQUE: Com o polegar e o indicador formar um arco suave, como uma pinça. Aplicar pequenos

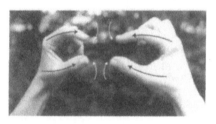

giros deslocando ligeiramente a pele, sempre acompanhando o ritmo respiratório.

NÚMERO DE GIROS POR ARTICULAÇÃO. Em média 3.

COMENTÁRIOS

1 - Pode-se observar uma harmonização na cadência respiratória. Sensações de alívio, de leveza e melhora da disposição e do ânimo são efeitos que acompanham este toque.[1]

2 - A rotação sutil das articulações faz parte do método calatônico. O dr. Sándor, comentando sobre a sutileza dos toques, escreveu:[2] Através de estímulos monótonos percebeu-se que se produzia a descontração muscular, comutações vasomotoras e recondicionamento do ânimo...

3 - Este trabalho pode ser aplicado em um só lado, auxiliando em casos nos quais um dos membros não pode ser tocado por estar engessado ou ferido, por exemplo. Pelo efeito de Arco Reflexo,[3] o trabalho numa área vai atuar também na sua parte correspondente do outro lado do corpo.[4]

---

1 - Observação feita em trabalhos freqüentes com o toque.
2 - Sándor, Técnicas..., cit., p. 92.
3 - Jacob e Francone, Anatomia e fisiologia humana, Interamericana, 3ª ed., pp. 263-353.
4 - Observação feita em trabalhos freqüentes com o toque.

SEQÜÊNCIA DE LEVES IMPACTOS NOS CALCANHARES

POSIÇÃO

PACIENTE: Decúbito dorsal; pés para fora da cama; braços soltos; olhos fechados.

REGIÃO DO TOQUE: Em ambos os calcanhares.

APLICAÇÃO

Posicionar as mãos embaixo dos calcanhares em formato de concha e bater de leve e rápido, numa seqüência ininterrupta de 15 impactos aproximadamente. Pode-se repetir a seqüência. O estímulo deve ser simultâneo e similar nos dois calcanhares.

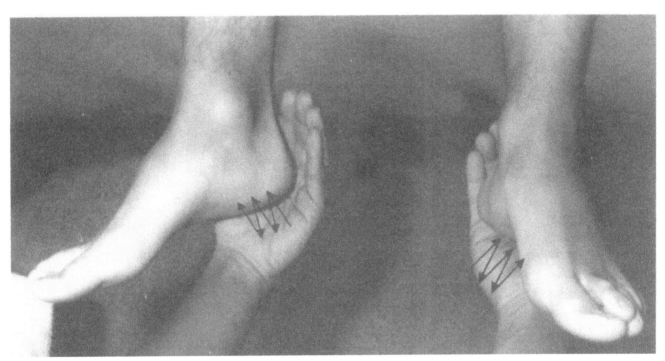

COMENTÁRIOS

1 - Muitas vezes os calcanhares recebem peso excessivo e como conseqüência pressionam demais o chão, gerando blocos compensatórios de tensões em outras partes do corpo e uma estabilidade muito precária. Afastadas as causas de ordem física, conforme Dychtwald comenta,[1] essa postura reflete um estado de espírito amarrado, marcando na posição uma tentativa exagerada de determinação: "Estou decidido... daqui não saio".

2 - A soltura dos calcanhares se relaciona com a soltura de tensões abdominais e com o relaxamento da mandíbula, conforme pode ser observado após os trabalhos nessa região.[2]

3 - Calcanhares pressionados contra o chão em demasia geram prejuízo no funcionamento dos rins e nos processos digestivos, além de acarretar tensões no assoalho pélvico, podendo prejudicar o desempenho sexual.[3,4]

---

1 - Dychtwald, K. Corpomente, São Paulo, Summus, 1984.
2 - Observação feita em trabalhos freqüentes com o toque.
3 - Langre, J., DO-IN — Técnica Oriental de Automassagem, 5ª ed., Ground.
4 - Cançado, J. C., DO-IN, Primeiros Socorros, Ground, 3ª ed., pp. 87, 117-122.

TOQUES SUTIS

SOPRO QUENTE EM PONTOS DO PÉ

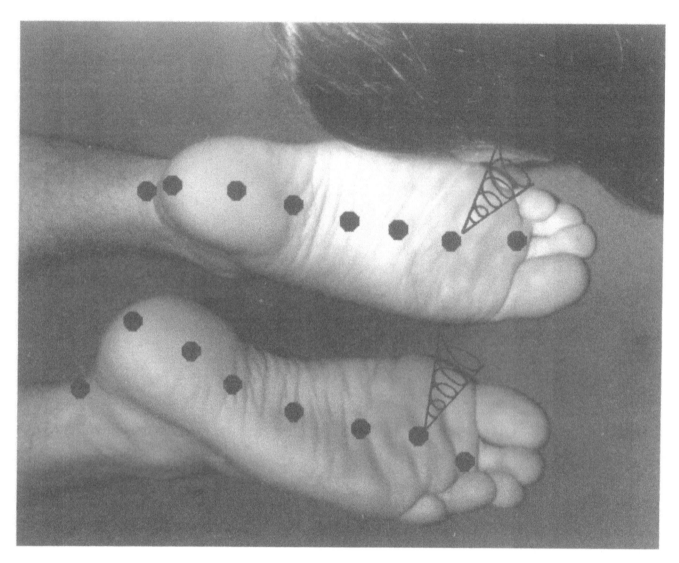

POSIÇÃO

PACIENTE: Decúbito ventral; rosto de lado; braços ao longo do corpo; olhos fechados. Os pés e os tornozelos devem ficar para fora da cama.

TERAPEUTA: Sentado em banqueta numa altura que favoreça o sopro nos pés. A posição pode ir se modificando para facilitar a aplicação.

APLICAÇÃO

SÃO EM MÉDIA 7 OS PONTOS DE SOPRO:
O 1º no ponto médio entre o 3º e o 4º dedo. Outros 5 ou 6 pontos são distribuídos na linha mediana da planta dos pés, de 2 em 2 cm até o extremo do calcanhar. Um último ponto é aplicado na base do tendão de Aquiles.

TOQUES NOS PÉS

QUALIDADE DO SOPRO. Morno, sempre aplicado lentamente, com foco bem dirigido. O terapeuta afasta o rosto na inspiração e usa a expiração para aplicar o sopro. A distância da emissão do sopro deve ser em média de 10 a 15 cm.

OBSERVAÇÃO: A aplicação pode ser feita na sequencia completa num pé e depois no outro ou simultaneamente, ponto a ponto.

1 sopro = 1 expiração

Sopro
- prolongado
- consistente
- morno

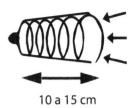

10 a 15 cm

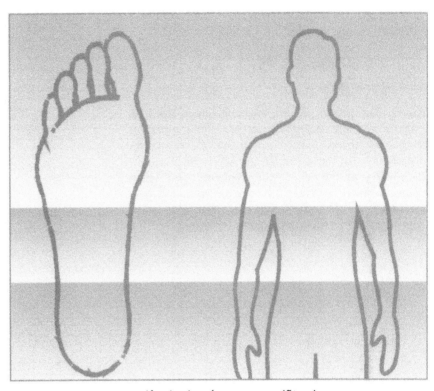

correspondência do pé com as regiões do corpo

COMENTÁRIOS

1 - [1] O estímulo no eixo central dos pés auxilia no desenvolvimento da consciência de centralização do corpo, refletindo na organização da mente.[2]

2 - [3] O sopro quente ao longo da sola dos pés é um estímulo vasodilatador profundo, que, ao se propagar em cadeia de círculos crescentes, mobiliza a sensação de pés mais largos e centrados, que podem suportar com mais firmeza o peso do corpo.[4]

3 - [5] O sopro quente exerce:
- efeito calmante
- analgésico
- antiespasmódico.[6]

4 - [7] Os pontos mobilizados estão dentro da visão reflexológica associados às áreas:
- da visão
- do plexo solar
- dos rins e supra-renais
- das vísceras
- dos genitais.[8]

---

1 - *Adaptação de comentário do dr. Sándor: Cinesiologia.... cit.*
2 - *Idem, ibidem.*   3 - *Idem, ibidem.*   4 - *Idem, ibidem.*
5 - *Austregésilo, A.S.B., Massagem e sensibilidade, Rio de Janeiro, Ed. de Ouro, 1979, p. 31.*
6 - *Cançado, J.C.L., DO-IN..., cit., pp. 87, 117-122.*   7 - *Idem, ibidem.*   8 - *Idem, ibidem.*

TOQUES SUTIS

TOQUES COM PEQUENOS MOVIMENTOS CIRCULARES NOS PÉS

POSIÇÃO

PACIENTE: Decúbito ventral; cabeça de lado; braços ao longo do corpo; olhos fechados. Pés para fora da cama até a altura dos tornozelos.

TERAPEUTA: Sentado aos pés do paciente.

1ª ETAPA:

Aplicar em média 10 círculos muito pequenos na polpa dos dedos dos pés, com os dedos correspondentes das mãos. A aplicação é simultânea, sempre procurando manter a mesma qualidade de estímulo. Os círculos são feitos girando lentamente para fora e pressionando de modo a deslocar um pouco a pele, marcando um pequeno trajeto. A polpa dos dedos deve ficar bem encaixada durante os giros.

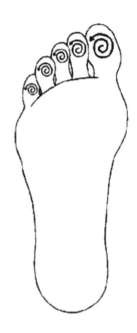

2ª ETAPA:

Aplicar círculos do mesmo modo com os dedos indicadores ou medianos no eixo central do pé, principalmente em 3 pontos:

1º) no início do arco plantar;
2º) na parte mais côncava do arco plantar; e
3º) na base do calcanhar.

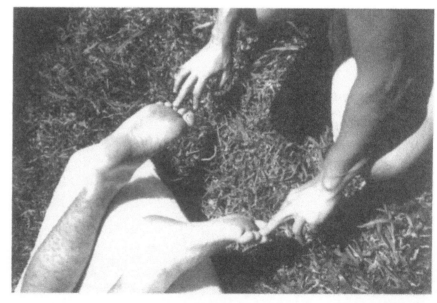

3ª ETAPA:

Com os dedos polegar e indicador posicionados em pinça, aplicar 3 círculos ao mesmo tempo:

4º) nas laterais do calcanhar;
5º e 6º) nas depressões ao lado dos tornozelos, abaixo e acima.

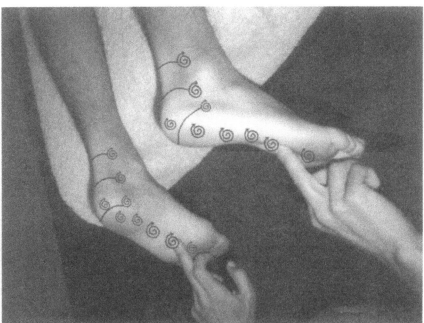

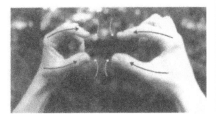

COMENTÁRIOS

1 - Considerando o mapeamento no corpo das zonas reflexas,[1] as regiões que recebem os estímulos correspondem principalmente a pontos que atuam no: plexo solar; nos intestinos; no útero e ovários; na próstata e bexiga beneficiando os fluxos a eles relacionados, além de outros efeitos harmonizadores, que podem se manifestar em variadas intensidades.[2]

2 - Os círculos lentos são relaxantes e caso se queira usar um estimulo de "alerta", pode-se trabalhar com 10 *batidinhas* em cada ponto, aplicadas com rapidez e decisão.[3]

3 - Numa linguagem simbólica,[4] os pés, como suporte do corpo e sendo a condição da marcha, marcam o princípio e o fim de um trajeto, a chegada e a partida. Deixando pegadas nos caminhos, carregam com eles as marcas dos passos, dos feitos e das atitudes na vida.

Os pés fortes mobilizam associações com passadas decididas representando segurança e poder de ação.

Os pés fracos, frágeis ou deformados lembram fraqueza da alma, submissão e falta de prumo na existência.[5]

---

1 - Namikoski, T. Theorie et Pratique du Shiatsu. Guy Le Prat. ed.; Paris; 1980; p.89.
2 - Ingham, Eunice. Histórias que os pés contam. Editora Brasileira; 1978 (ilustrações).
3 - Observação feita em trabalhos freqüentes com o toque.
4 - Chevalier, J.G.S. Dictionnaire des symboles. Robert Laffont; 1982.
5 - Chevalier, Dictionnaire des symboles, cit.

TOQUES SUTIS

TRABALHO NOS ESPAÇOS INTERDIGITAIS

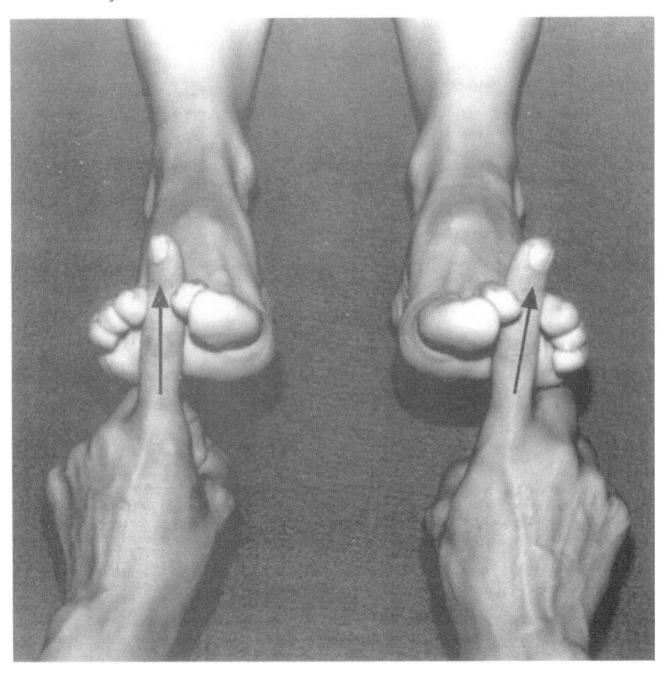

POSIÇÃO

PACIENTE: Decúbito dorsal; braços ao longo do corpo; olhos fechados.

TERAPEUTA: Sentado aos pés do paciente.

ESCOLHA DO TOQUE

Pode-se aplicar o toque nos 4 espaços interdigitais. Cada espaço, quando trabalhado, produz um efeito particular.

QUALIDADE DO TOQUE: O estímulo é de pressão suave, produzido pela introdução da ponta do dedo no espaço interdigital escolhido. O toque é bilateral.

QUAL DEDO USAR: As correspondências entre os dedos devem ser respeitadas. Assim sendo, convém usar o dedo mínimo para atuar na sua base e assim por diante. A introdução da ponta do dedo deve ser feita com delicadeza assim como a retirada, com suavidade.

Como o espaço entre o 2º dedo e o hálux é bem maior, a pressão pode ser feita sobre a base com mais abrangência.

TEMPO DE APLICAÇÃO: Em média 45" a 1'.

COMENTÁRIOS

1 - Todas as linhas energéticas do corpo ou meridianos[1] têm suas representações nas extremidades dos pés. Neste trabalho, dependendo do espaço interdigital, pode ser mobilizado um efeito específico.[2,3,4]

No ponto apresentado, entre o 3º e o 2º dedo, o estímulo térmico e energético do toque pode repercutir no estômago,[5,6] auxiliando no tratamento dos distúrbios de fluxos ou somatizações como gastrite, pés frios ou tendências a vômitos por tensões acumuladas. O estado de humor costuma apresentar mudanças para mais calmo na proporção que se podem aliviar as tensões da região diafragmática.[7,8]

2 - Na base do hálux, ou do dedão, o estímulo se propaga por toda a região ao redor, atuando com maior ou menor intensidade na área da garganta e no circuito energético do fígado. Podem ocorrer reações mais emotivas na medida em que o fígado se relaciona com alterações dos humores, como estados de medo, pânico, raiva ou cólera.[9]

3 - Sobre o potencial de captação da pele ao estímulo térmico e de pressão, Montagu, em seu livro *Tocar* comentou:[10]

Não só a pele reage a todo tipo de estímulo com mudanças físicas, as mais apropriadas, como ainda o fará comportamentalmente, pois a pele é capaz de comportar-se de modos muito perceptíveis.

A sensibilidade da pele é tão grande, combinada à sua capacidade de transmissão e de apreensão, emitindo uma gama tão extensa de respostas, que pode ser considerada o sistema nervoso externo do organismo.

---

1 - DO-IN: *mapa dos meridianos chineses.*
2 - *Observação feita em trabalhos freqüentes com o toque.*
3 - DO-IN, *cit.*
4 - Austregésilo, Massagem..., *cit., pp. 64, 70, 131, 138, 146.*
5 - DO-IN, *cit.*
6 - Austregésilo, Massagem..., *cit., pp. 64, 70, 131, 138, 146.*
7 - DO-IN, *cit.*
8 - Austregésilo, Massagem..., *cit., pp. 64, 70, 131, 138, 146.*
9 - Bott, V. *Medicina Antroposófica, Associação Beneficente Tobias, 1990. p. 117.*
10 - Montagu, A. *Tocar. São Paulo, Summus, 1988, p. 278.*

TOQUES SUTIS

TOQUE NO HÁLUX

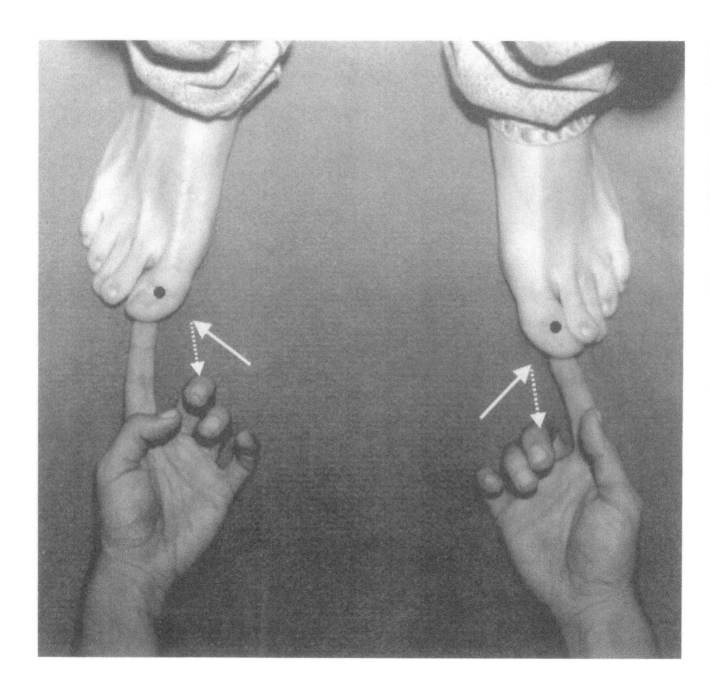

POSIÇÃO

PACIENTE: Em pé, pernas ligeiramente afastadas; posição descontraída; olhos fechados.

TERAPEUTA: Ajoelhado sobre almofada no chão, na frente do paciente.

PREPAROS E CUIDADOS: O toque desestabiliza o equilíbrio, podendo ser necessário amparar a pessoa e ajudá-la a se deitar sobre um colchonete, que deve ser deixado ao lado.

APLICAÇÃO

O toque é bilateral e simultâneo. Com a palma das mãos voltadas para cima, aproximar a polpa dos dedos indicadores e aplicar impacto rápido e leve embaixo da ponta do dedão do pé. O toque pode ser repetido mais uma vez.

COMENTÁRIOS

1 - O toque se relaciona com a área reflexa do sono e repercute na formação reticular, onde estão centros do controle motor, tônico e do funcionamento visceral.[1] Pode ser esperada uma desmontagem da organização postural, redução do estado alerta e soltura do abdômen.[2]

2 - Assim como o pé tem pontos reflexos que repercutem em todo o corpo, o hálux contém em si a representação de todo o pé.[3]

Com o potencial de ser base, de ser um centro de força e de direção, o pé tem seu simbolismo coligado com o dedo polegar, cujo poder foi exaltado e perpetuado na História do Pequeno Polegar.[4]

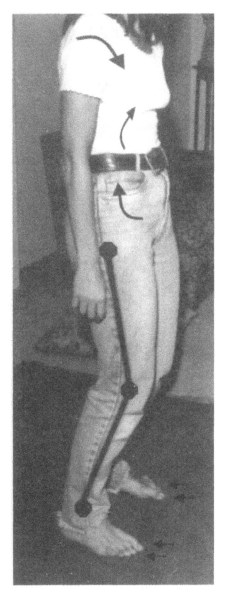

3 - Há pessoas que mantêm uma postura de *pé em garra*, com os dedos encolhidos e impossibilitando a aplicação do toque.

Essa postura tem um significado no comportamento,[5] podendo se pensar na retração dos movimentos de conquista, bloqueio de impulsos e dificuldade de se sair com rapidez de situações imprevistas.

A posição dos pés com a ponta dos dedos encravadas na terra é interpretada por Ken Dychtwald como insegurança básica.[6]

4 - Outra postura desequilibrada acontece quando a pessoa fixa em demasia os calcanhares no chão e levanta a ponta dos dedos.

Neste caso de postura rígida, os joelhos ficam travados e o toque acentua muito a tendência de queda para trás. Convém sempre estar preparado para amparar o paciente quando ocorrer a desmontagem postural.

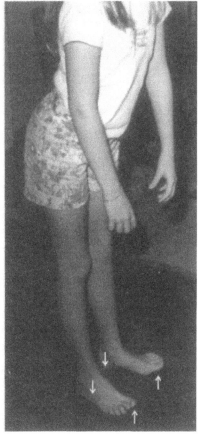

---

1 - Marino, R., Fisiologia das emoções, Sarrier, 1975, p. 41.
2 - Ingham, G., Histórias..., cit.
3 - Souzenelle. De L'Arbre..., cit.
4 - Idem, ibidem.
5 - Bertherat, T., O corpo tem suas razões, Martins Fontes, 1977.
6 - Dychtwald, Corpomente, cit., p. 64.

TOQUES SUTIS

TOQUES NOS TORNOZELOS

TOQUE DE IMPACTO NOS MALÉOLOS

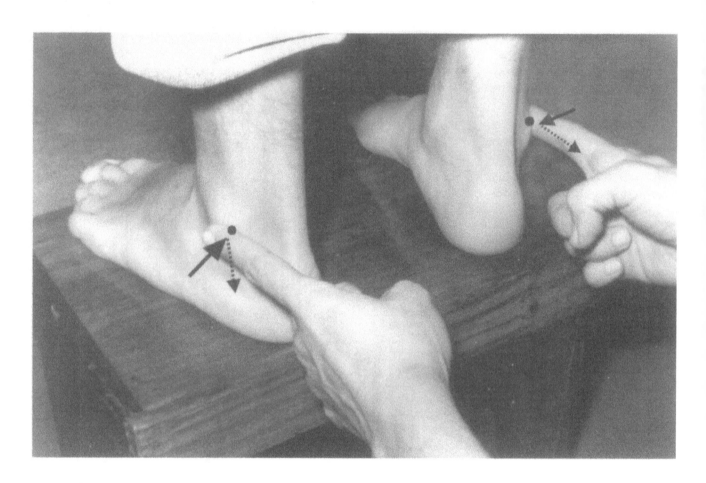

POSIÇÃO

PACIENTE: Em pé; pernas afastadas em média 20 cm; posição descontraída; olhos fechados.

TERAPEUTA: Ajoelhado sobre almofada na frente ou atrás do paciente.

APLICAÇÃO

LOCAL DO TOQUE:
1ª forma: na proeminência lateral dos tornozelos (nos maléolos laterais);
2ª forma: na proeminência medial dos tornozelos (nos maléolos mediais).

QUALIDADE DO TOQUE E FORMA DE APLICAÇÃO: Toque de impacto leve e rápido com a polpa dos dedos indicadores ou medianos. O toque é simultâneo e pode ser repetido.

OBSERVAÇÃO. A reação pode ser de intensidade variada, mobilizando desde um ligeiro balanço à perda do equilíbrio. Convém estar de prontidão para ajudar a pessoa a se deitar sobre o colchonete ao lado.

COMENTÁRIOS

1 - Perda do domínio das pernas com soltura dos joelhos.

Desmontagem da organização postural, podendo aparecer reações emocionais como: medo de cair; medo de ser abandonado; e neurovegetativas: tontura; enjôo; sensação de tremor.[1]

O benefício do toque está na forma sutil com que provoca uma soltura postural, libertando muitas vezes tensões cronificadas e difíceis de serem alcançadas de outras formas.

2 - O dr. Gaiarsa,[2] falando sobre os medos e a dificuldade de se soltar de uma postura fixa, de um jeito fixo de comportamento, disse:

- *É difícil conseguir a arte de se soltar e deixar acontecer.*
- *O novo, tudo que não for habitual fará a pessoa se encolher...*
- *Sempre que o indivíduo faz algo novo a conseqüência imediata é um bom susto ou uma boa preocupação.*

3 - Numa leitura simbólica,[3] pode ser encontrada no mito de Aquiles a vulnerabilidade dos pés associada ao calcanhar, que, uma vez atingido, leva à queda.

Associa-se o corpo caído com a perda do domínio de uma realidade.

O calcanhar costuma ser reconhecido como uma zona de perigo, ponto fraco ou de pouca resistência ao ataque.

---

1 - Marino, Fisiologia..., cit., pp. 7, 23, 29.
2 - Gaiarsa, J. A. A estátua e a bailarina, Brasiliense, 1976, p. 162.
3 - Baseado em Cirlot, J. E. Dicionário de símbolos, Moraes, 1984, p. 450.

TOQUES SUTIS

TOQUE NO TENDÃO DE AQUILES

POSIÇÃO

PACIENTE: Decúbito ventral; pés para fora da cama ficando os tornozelos livres de pressão; olhos fechados.

TERAPEUTA: Posicionado aos pés, de modo que possa trabalhar com comodidade.

QUALIDADE DO TOQUE E FORMA DE APLICAÇÃO: A pressão deve ser aplicada com a pinça, 10 vezes, totalizando 20 pontos em cada perna. Quando o paciente inspira se faz média pressão, e ao expirar a pinça é sutilizada, imediatamente passando para o próximo ponto superior. Procurar sempre manter contato ao passar de um ponto para o outro, deslizando os dedos que formam a "pinça" sobre a pele.

APLICAÇÃO

BILATERAL E SIMULTÂNEA

POSIÇÃO DAS MÃOS: Fazer arco suave formando uma pinça *com o polegar se opondo ao indicador ou mediano.*

SEQÜÊNCIA: O início do trajeto de pontos é na base do calcanhar e o término, no terço inferior da barriga da perna.

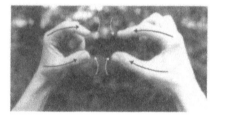

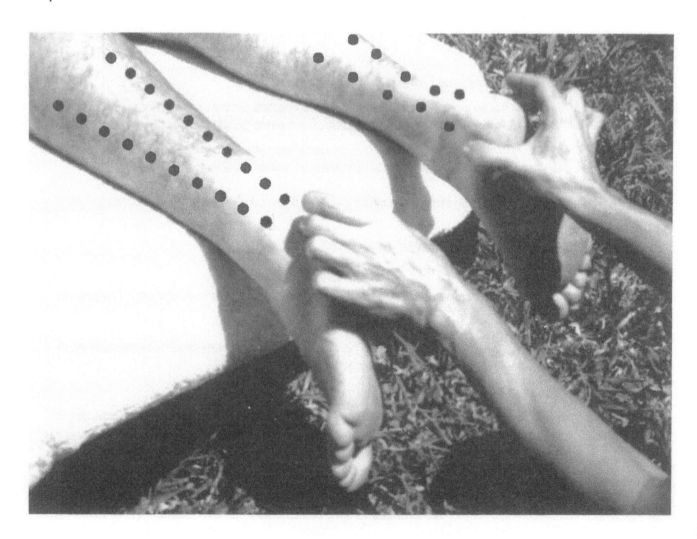

TOQUES NOS TORNOZELOS

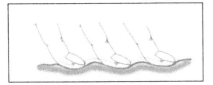

"Deslizar o dedo na mudança do ponto para não perder o contato."

FINALIZAÇÃO

Aplicar suave pressão com as palmas das mãos sobre a região trabalhada.

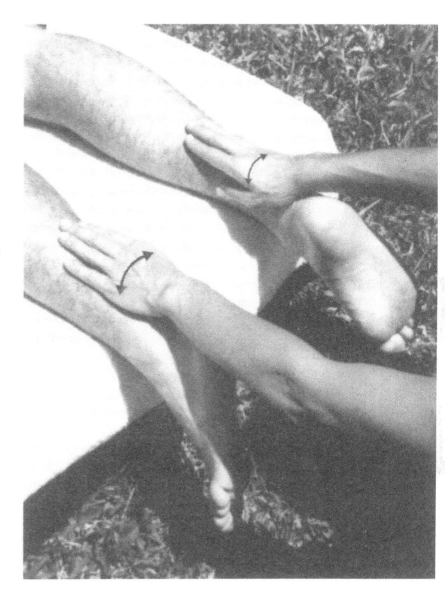

COMENTÁRIOS

1 - Este trabalho ajuda a desenvolver uma noção de alargamento da base do corpo criando condições para que a pessoa sinta mais firmeza, aumentando o equilíbrio e o jogo corporal dos movimentos.

A sensação de um chão mais seguro desperta maior conscientização e fortalecimento da presença no "aqui e agora", na coragem e na disposição para o agir.

2 - Esta seqüência de toques costuma mobilizar sensações de suor frio ou de água no lugar trabalhado. São tocados pontos que na acupressura[1,2] estão relacionados aos rins e à bexiga.

3 - Após a aplicação deste toque, com certa freqüência há relatos de maior conscientização dos batimentos cardíacos ou mesmo de uma acentuação, entre outras observações. O fato de um toque ter repercussão em diferentes funções do organismo pode sempre ser esperado.[3]

---

1 - DO-IN, cit.
2 - Austregésilo, Massagem..., cit.
3 - Observação feita em trabalhos freqüentes com o toque.

TOQUES SUTIS

TOQUE DE SUSTENTAÇÃO DOS TORNOZELOS

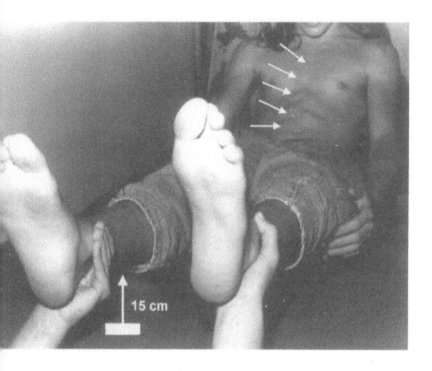

POSIÇÃO

PACIENTE: Sentado; as pernas esticadas e ligeiramente afastadas.

TERAPEUTA: Posicionado aos pés do paciente.

APLICAÇÃO

Levantar ao mesmo tempo as duas pernas em média 10 a 15 cm, fazendo a elevação com o côncavo das mãos encaixado sob os tornozelos, sem pressionar e mantendo ambas as pernas na mesma altura. A sustentação deve ser feita com comodidade, de forma a garantir uma elevação firme e estável.

ORIENTAÇÃO: Aos poucos, na medida em que o corpo for perdendo a resistência, o paciente deve ir se soltando para trás bem devagar até se deitar.

PROCEDIMENTO: As pernas devem ser mantidas elevadas e sem alteração até a pessoa se soltar por completo. Só então, bem devagar, vão sendo abaixadas até encostarem no colchão.

COMENTÁRIO

Neste trabalho, para se obter um relaxamento das tensões diafragmáticas e da área abdominal cria-se primeiro uma condição para aumentar o enrijecimento de toda a região, ao nível máximo do suportável, para só então ir ocorrendo a soltura progressiva com a direta participação de quem está padecendo das tensões.

Acentuando o bloco da musculatura enrijecida,[1,2] consegue-se definir bem a área tensionada. Com a descida gradativa, vai se mobilizando uma clara noção do mecanismo das tensões e no final do trabalho se obtém uma soltura proporcional ao esforço feito; ou seja, uma plena descontração. O desbloqueio que foi conseguido com esforço, participação e plena consciência é mantido com muito mais facilidade.

---

1 - *Kendall*, Músculos — provas e funções. Manole, 1980, pp. 185, 186.
2 - *Jacob e Francone*, Anatomia..., cit., pp. 263, 334, 378.

TOQUE DE ARCO NOS MALÉOLOS

TOQUE

PACIENTE: Em pé sobre a banqueta; pernas ligeiramente afastadas; olhos fechados.

TERAPEUTA: Atrás do paciente; ajoelhado sobre almofadas.

LOCAL DO TOQUE: Na pequena depressão logo abaixo das proeminências laterais e mediais dos tornozelos.

FORMA DE APLICAR: Toque simultâneo e com igual pressão. Com as duas mãos, formar dois arcos suaves com os dedos *polegar e indicador*. Tocar de leve, mantendo a pressão suave por 10" a 15". Retirar suavemente as mãos. O toque pode ser repetido mais uma vez. Orientar a pessoa para abrir os olhos, descer e se deitar, ficando um tempo de olhos fechados e da forma que mais desejar.

APLICAÇÃO

PREPARO PARA O TRABALHO: Deixar um colchonete ao lado da banqueta, para ser usado após o toque.

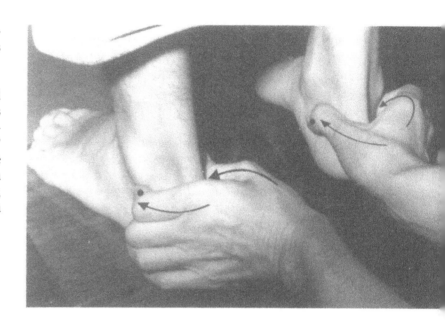

COMENTÁRIOS

1 - O despertar de uma maior consciência dos tornozelos mobiliza de alguma forma o núcleo relacionado com a segurança da postura e do andar na vida. É um ponto que, se fragilizado, faz o homem tombar.[1]

Joseph Campbell[2] apontou para a importância de se dar atenção ao corpo, exercitá-lo de alguma forma em paralelo com os estudos mitológicos, simbólicos ou contemplativos.

Abordou esse aspecto imaginando como o corpo se expressaria:

Ei, você me esqueceu completamente. Eu estou me tornando um trambolho imprestável.

2 - A sutileza do toque cria condições de uma mobilização muito profunda, com reações de levíssimo balanço repercutindo no campo emocional. Essa desacomodação "da sintonia mais fina" do equilíbrio traz depois resultados de delicado reflexo em todos os níveis.[3]

3 - Convém fazer um toque complementar na região da nuca ou na área auditiva, com a pessoa deitada, favorecendo assim a reacomodação com melhor sintonia do equilíbrio.

4 - Os toques de polarização auxiliam sempre numa distribuição mais equilibrada do campo energético.

---

1 - Cirlot, Dicionário..., cit., p. 450.
2 - Campbell, J., O poder do mito, Palas Athena, 1990, p. 139.
3 - Observação feita em trabalhos freqüentes com o toque.

TOQUES SUTIS

TOQUES NA PARTE INFERIOR DA PERNA

TOQUE EM DEGRAUS NA PARTE INFERIOR DA PERNA

POSIÇÃO

PACIENTE: Em decúbito dorsal; pernas fora da cama do joelho para baixo de modo que se dobrem; braços ao longo do corpo; olhos fechados.

TERAPEUTA: Sentado em banqueta aos pés da cama e afastado em média 40 cm. Os tornozelos do paciente vão ser apoiados no ombro do terapeuta, ficando bem encaixados.

APLICAÇÃO

PREPARO INICIAL: Sintonizar a respiração com a do paciente, o qual vai sentir a cadência conjunta das respirações por um leve movimento dos ombros captado pelos seus tornozelos.

LOCAL DO TOQUE: Na parte interna das duas pernas, começando na altura dos tornozelos (dos maléolos mediais) e seguindo (ao longo da tíbia) até o joelho. O toque é feito em pontos que vão formando um corredor, com distância média de 2 cm entre um e outro. O trabalho é bilateral, sendo importante aplicá-lo na mesma cadência.

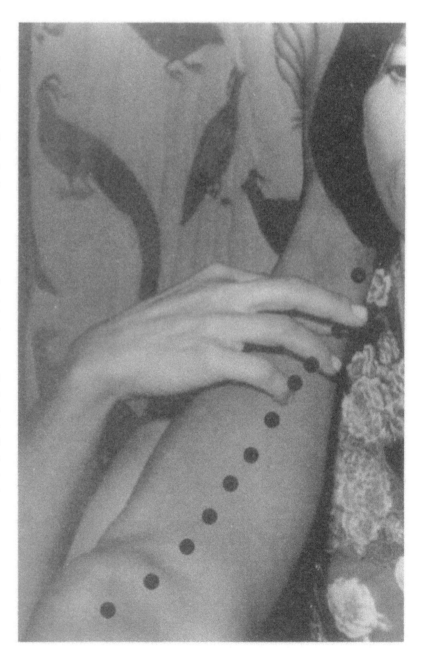

TOQUES NA PARTE INFERIOR DA PERNA

QUALIDADE DO TOQUE E APLICAÇÃO: Com os dedos médio e indicador começar a aplicação com suave pressão. Por 3 respirações completas o toque permanece no mesmo lugar. Com delicadeza ir subindo "em escada", colocando o dedo indicador sempre onde estava o dedo médio. Este, por sua vez, sobe 2 cm marcando um ponto acima.

Para finalizar, com os dois dedos juntos, aplicar o mesmo tipo de toque em 4 pontos ao redor dos joelhos, encostando depois o côncavo das mãos sobre o centro dos joelhos por 3 respirações.

Retirar devagar as pernas dos ombros, evitando qualquer movimento que possa causar impacto. Pedir para a pessoa arrastar o corpo para cima, de modo que as pernas fiquem completamente apoiadas na cama.

VARIAÇÃO: Imaginar que as pernas são dois instrumentos de cordas e, com todos os dedos, começar a dedilhar uma música de ritmo suave. Explorar a parte interna das pernas por 3' a 5' em média. Começar nas bases dos 3ºs dedos ou dedos médios e ir seguindo até terminar na altura do joelho.

COMENTÁRIOS

1 - Os estímulos ritmados e bem alinhados formando uma canaleta reta ao longo da tíbia criam condições para a tomada de consciência do principal osso de sustentação da base do corpo. Gerda Alexander[1] aponta a tomada de consciência dos ossos como o primeiro passo para o desenvolvimento da percepção corporal, lembrando ainda que proporciona ao indivíduo segurança interior e resistência para os impactos da vida.

2 - Os toques dedilhando uma música imaginária promovem a soltura da articulação coxofemoral, do assoalho pélvico e de todo o abdômen. As pernas *amolecem* por completo e os aspectos de frigidez, impotência, retenção urinária e constipação intestinal ficam beneficiados com este trabalho.[2,3]

3 - Pela posição elevada das pernas durante os toques se obtém ainda um alívio do peso, auxiliando no caso de inchaços e de congestão vascular.[4]

---

1 - Alexander, G., Eutonia, Martins Fontes, 1983, pp. 37 a 39.
2 - Jacob e Francone, Anatomia..., cit., pp. 261, 263, 353.
3 - DO-IN, cit.
4 - Observação feita em trabalhos freqüentes com o toque.

TOQUES SUTIS

SOPRO QUENTE AO LONGO DA BORDA DA TÍBIA

POSIÇÃO

PACIENTE: Sentado em banqueta ou cadeira; olhos fechados; pernas afastadas. A perna que vai receber o sopro fica esticada e apoiada sobre uma banqueta mais baixa.

TERAPEUTA: Ajoelhado sobre almofada, colocando-se próximo da região a ser trabalhada.

LOCAL DO TOQUE: Ao longo da borda interna do osso da tíbia, começando no tornozelo (no maléolo medial) e terminando sobre o ponto médio do joelho.

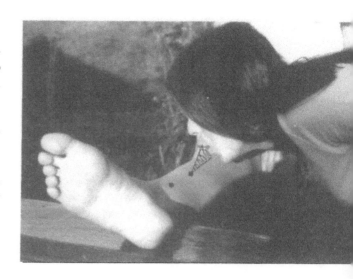

APLICAÇÃO

Emitir sopro "pontuando" todo o trajeto, de 2 em 2 cm em média. Trabalhar primeiro uma perna e depois a outra.

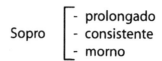

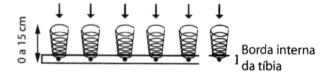

COMENTÁRIOS

1 - A base deste trabalho está na captação dos neurorreceptores cutâneos, no potencial de transmissão dos ossos, principalmente dos longos, como é o caso da tíbia, e do efeito antigravitacional. Os estímulos relaxantes vão atuar por toda a região pélvica e a soltura vai se propagando em cadeia, subindo pelas costas, soltando os ombros, a respiração etc.[1]

2 - O alto potencial de sensibilidade e de captação da pele[2] foi exaltado com extrema abrangência por *Montagu:*[3]

É o mais antigo e sensível dos nossos órgãos, nosso primeiro meio de comunicação, nosso mais eficiente protetor.

Tanto a pele quanto o sistema nervoso originam-se da mais externa das três camadas embriônicas: a ectoderme.

Continua dizendo:[4]

...a pele pode ser considerada como a porção exposta do sistema nervoso. Dessa forma, aprimoraremos nossas compreensões dessas questões se pensarmos na pele e nos referirmos a ela como o sistema nervoso externo, como um sistema orgânico que, desde suas primeiras diferenciações, permanece em íntima conexão como o sistema nervoso central ou interno

---

1 - *Adaptação de comentário do dr. Sándor, Cinesiologia, cit.*
3 - *Montagu, Tocar, cit., p. 28.*
2 - *Idem, ibidem.*
4 - *Idem, ibidem.*

TOQUE DE MARTELO NA CRISTA DA TÍBIA

POSIÇÃO

PACIENTE: Sentado; braços soltos; olhos fechados. A perna que vai receber o toque fica esticada e apoiada sobre uma banqueta. Pode-se optar por trabalhar com ambas as pernas ao mesmo tempo.

TERAPEUTA: Sentado ao lado da região que vai receber o toque.

APLICAÇÃO

SEQÜÊNCIA DE PONTOS E LOCAL DO TRABALHO. Uma seqüência de 5 impactos em média é aplicada sobre a crista da tíbia. Terminar com 1 ponto no centro do joelho. Se o trabalho for bilateral, os pontos deverão ser correspondentes.

FORMA DA APLICAÇÃO. Com o dedo médio, bater de forma *seca e forte*, com ritmo e intensidade iguais nos pontos da crista da tíbia e do centro do joelho.

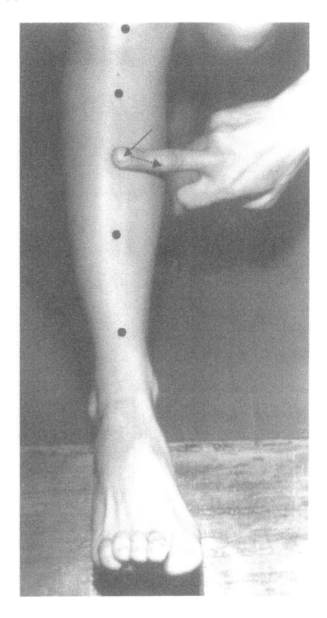

COMENTÁRIO

O dr. Sándor,[1] costumava dizer que:

A tíbia como os demais ossos longos e as articulações são excelentes condutores de estímulos, além dos acidentes ósseos em geral.

Neste trabalho os impactos fortes se propagam pelas canaletas ósseas passando pelas articulações e se espalhando por toda a pelve. O estímulo continua se propagando em ondas de vibração sutil por dentro do esqueleto. Este trabalho auxilia na tomada de consciência dos ossos, favorecendo uma base para o desenvolvimento ou aprimoramento da imagem corporal.[2,3]

---

1 - Comentário do dr. Sándor na apresentação deste toque.
2 - Jacob e Francone, Anatomia..., cit., pp. 80 a 83, 120, 255.
3 - Hoppenfeld, Propedêutica ortopédica. Rio de Janeiro: Atheneu, 1980, cap. VII.

TOQUES SUTIS

TOQUES NO JOELHO

ESTÍMULO SONORO NA PARTE POSTERIOR DOS JOELHOS E NO SACRO

POSIÇÃO

PACIENTE: Em pé; posição cômoda; braços soltos; olhos fechados.

TERAPEUTA: Ajoelhado atrás sobre almofada e sentado sobre as pernas na 1ª etapa.

APLICAÇÃO

1ª ETAPA:

LOCAL: Na parte central e um pouco acima da articulação dos joelhos.

QUALIDADE E EXECUÇÃO DO SOM: Aplicar alternadamente o estímulo sonoro emitido de uma distância de 10 a 15 cm em fortes jatos curtos de ar com ritmo rápido e bem audível. Cada ponto vai receber 3 jatos.

O som S...S...S...S...S... lembra sons de abelha e corresponde ao elemento fogo, sendo de qualidade vibratória estimulante que se potencializa ainda mais pela emissão em fortes jatos de ar.

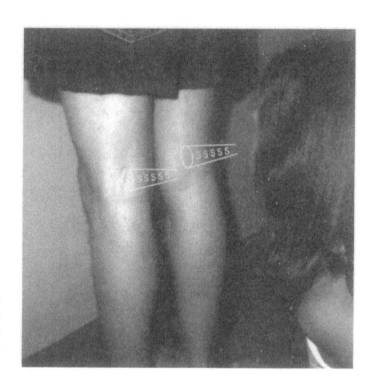

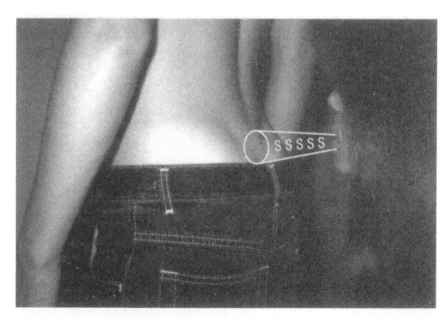

2ª ETAPA:

Imediatamente após a 1ª etapa, emitir o mesmo som, porém aplicado de forma prolongada, sobre a região central do sacro. Deve também ser bastante audível e emitido com forte jato de ar, correspondendo a uma expiração longa.

COMENTÁRIOS

1 - Este estímulo sonoro, emitido em fortes jatos de ar e aplicado em regiões que favorecem a propagação pelos conductos ósseos, produz um aquecimento e uma vibração revigorante que se espalha pela coluna e pelas pernas, aumentando o ânimo e a disposição para o "agir".[1]

2 - Para os primitivos o sopro é um ato criador que infunde ou desperta a vida, aumentando a força...[2]

3 - O número de receptores sensoriais cutâneos na dobra das articulações é muito elevado, além de a delicadeza da pele favorecer ao máximo a captação de estímulos.[3] O sacro, por sua vez, é um dos maiores centros energéticos do corpo. O som do sibilar, sendo estímulo do elemento fogo e aplicado nesses "pontos-chave" que favorecem sua propagação, produz uma imediata reação no corpo, que se manifesta por revitalização.

4 - O trabalho com estímulo sonoro, os sons de terra, de água, de ar ou de fogo, no caso o sibilar, podem ser usados conforme dr. Sándor[4] dizia, em diferentes regiões articulares do corpo, em pontas ou acidentes ósseos,[5] dependendo da necessidade. Sempre foi ressaltada a importância do cuidado com áreas reflexas cardíacas.

---

1 - Observação feita em trabalhos freqüentes com o toque.
2 - Cirlot, Dicionário..., cit., p. 540.
3 - Farah, Integração..., cit., p. 355.
4 - Comentário do dr. Sándor feito na apresentação deste toque.
5 - Jacob e Francone, Anatomia, cit., p. 80.

TOQUES SUTIS

TOQUE DE RÁPIDO IMPACTO NO CENTRO DOS JOELHOS

POSIÇÃO

PACIENTE: Em pé; braços soltos; olhos fechados.

TERAPEUTA: Ajoelhado no chão sobre almofada, em frente ao paciente.

TOQUE

Com a polpa dos dedos médios, aplicar um rápido impacto no centro da rótula dos joelhos. O toque é bilateral, simultâneo e de igual intensidade. Ao lado deve sempre ser deixado um colchonete para a pessoa se soltar como desejar após o toque.

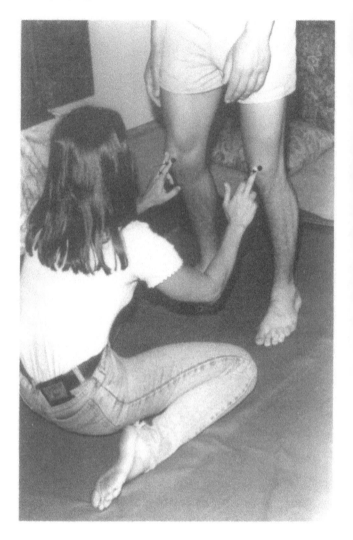

COMENTÁRIOS

1 - O efeito de *desmontagem da organização postural* costuma ser muito forte na medida em que este ponto é fundamental na sustentação do corpo. Quando a postura desmonta, ocorre uma natural abertura de espaços criando condições para uma remontagem postural com menos fixações.[1]

A conscientização das pequenas alterações na reorganização postural favorece, segundo Gerda Alexander,[2] uma melhor percepção do corpo.

2 - Dychtwald se refere aos joelhos como encruzilhadas psicossomáticas,[3] tendo o papel de mediar forças físicas e psicológicas que as atravessam. Comenta que a condição das articulações dos joelhos revela muito de como a pessoa está lidando com o movimento de sua vida.

---

1 - Observação feita em trabalhos freqüentes com o toque.
2 - Alexander, Eutonia, *cit., pp. 22 a 25.*
3 - Dychtwald, Corpomente, *cit., pp. 73, 74.*

TOQUE AO REDOR DOS JOELHOS

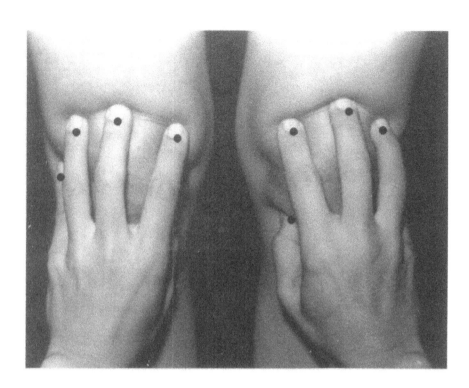

POSIÇÃO

PACIENTE: Em pé; braços soltos; olhos fechados.

TERAPEUTA: Ajoelhado no chão sobre almofada, na frente do paciente.

TOQUE

LOCAL DO TOQUE: Um círculo de pontos ao redor da rótula dos joelhos (das patelas).

QUALIDADE DO TOQUE E EXECUÇÃO: Os polegares vão tocar abaixo da rótula e os outros dedos acima e ao lado. O toque deve ser feito ao mesmo tempo nos dois joelhos com pressão suficiente para determinar com clareza os pontos, tornando-se mais suave no decorrer do trabalho, ficando o toque extremamente suave ao final.`

TEMPO DE APLICAÇÃO: Permanecer com o toque por 45" a 1' em média.

COMENTÁRIOS

1 - Ken Dychtwald[1] se refere aos joelhos como articulações do tipo dobradiça, sendo encruzilhadas psicossomáticas.

2 - Gerda Alexander,[2] comentando sobre os pontos de apoio, refere-se ao fato de que podem ser mais duros ou brandos, mais passivos ou ativos nas várias posições que o corpo assume tanto na quietude como no movimento. Lembra a importância da leveza no movimento que vai se desenvolvendo pelo aprimoramento da consciência corporal.

Refere-se aos joelhos dizendo que os medos muitas vezes se manifestam em *joelhos que tremem*.

---

1 - Dychtwald, Corpomente, *cit., p. 73, 74.*
2 - Alexander, Eutonia, *cit., p. 22.*

TOQUES SUTIS

TOQUE DE PINÇA SUAVE
AO LADO DOS JOELHOS

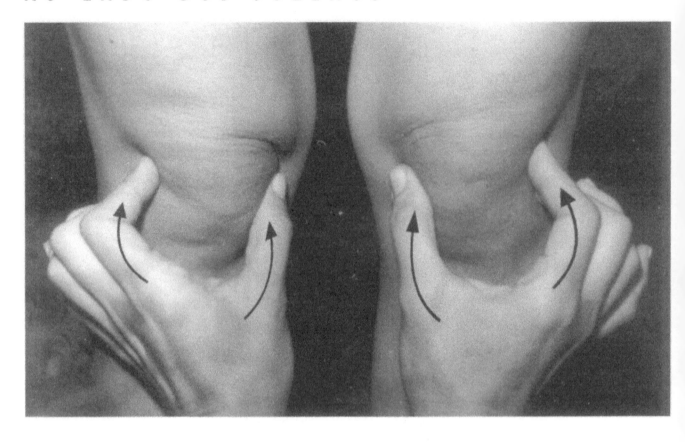

POSIÇÃO

PACIENTE: Em pé; braços soltos; olhos fechados.

TERAPEUTA: Ajoelhado no chão sobre almofada, em frente do paciente.

TOQUE

LOCAL DO TOQUE: Nas duas depressões ao lado da rótula dos joelhos.

QUALIDADE DO TOQUE: Fazer duas pinças com os dedos indicador e polegar, encostando ao mesmo tempo e permanecendo por 30' em média, com suave pressão, porém bem definida. O toque pode ser repetido.

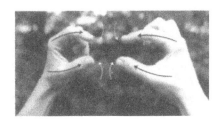

COMENTÁRIOS

1 - Este toque, além de favorecer a tomada de consciência da articulação dos joelhos, auxilia na mobilização de uma soltura de bloqueios nessa área.[1]

2 - Segundo Dychtwald, em seu livro *Corpomente*,[2] *Quando estamos conflitados, nossos joelhos têm propensão de se enrijecer e se tornam mais facilmente propícios a lesões.*

Ainda: *Os joelhos e tornozelos se relacionam com a estabilidade, com o grounding, com o contato com a terra, com o grau de maior ou menor facilidade de movimento, com a auto-sustentação.*

3 - O toque interfere no eixo mecânico de sustentação do corpo.[3]

4 - Na iconografia cristã[4] é comum encontrar-se os joelhos associados com círculos concêntricos, lembrando que nesses pontos as vibrações energéticas se enrolam formando dois importantes centros de forças.

---

1 - Observação feita em trabalhos freqüentes com o toque.
2 - Dychtwald, Corpomente, cit., pp. 73, 74.
3 - Kendall, Músculos..., cit., p.198.
4 - Souzenelle, De L'Arbre..., cit., p. 94.

TOQUES SUTIS

ESTÍMULO DE SOPRO NA DOBRADIÇA DOS JOELHOS

POSIÇÃO

PACIENTE: Em pé; posição descontraída; braços soltos; olhos fechados.

TERAPEUTA: Ajoelhado sobre almofada, atrás do paciente.

LOCAL: Aplicar sopro revezado, acima uns 5 cm do centro da dobradiça dos joelhos (na fossa poplítea).

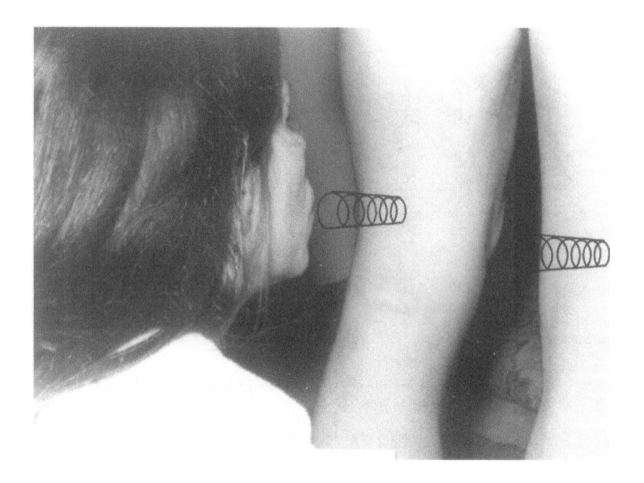

TOQUES NO JOELHO

ESTÍMULO: Aplicar sopro prolongado e morno, sempre revezando, de modo que cada ponto receba de 3 a 4 sopros que correspondem a expirações completas. Para inspirar, afastar a cabeça do lugar, evitando "sugar" o campo energético da pessoa que recebe o sopro.

VARIAÇÃO: Dependendo do objetivo a ser alcançado, pode-se também aplicar sopro frio com duração longa ou curta.

1 sopro = 1 expiração

Sopro
- prolongado
- consistente
- morno

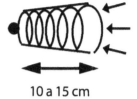

10 a 15 cm

COMENTÁRIOS

1 - O ar frio produz vasoconstrição, mobiliza um aumento de tonicidade, refresca a região e predispõe o corpo para a ação. Descongestiona.

O ar quente é vasodilatador, relaxante, mobiliza soltura e alargamento que se propaga pelo corpo.[1]

2 - Nessa região a artéria está mais próxima da superfície da pele[2] e o estímulo térmico é captado com mais intensidade, assim como ocorre nas dobras das demais articulações do corpo. Os receptores térmicos espalhados na pele despertam uma consciência maior da superfície do corpo e podem auxiliar no trabalho com pessoas que sintam dificuldades de serem tocados e necessitem de uma melhora da conscientização corporal.

Numa visão antroposófica, o dr. Victor Bott comenta sobre a sensibilidade da pele dizendo:[3]
Como órgão dos sentidos, a pele pertence ao sistema neurossensorial. Mas ela possui outra característica: as forças da estruturação. Ela limita o corpo físico.

---

1 - Observação feita em trabalhos freqüentes com o toque.
2 - Jacob e Francone, Anatomia..., cit., pp. 68, 263, 353.
3 - Bott, Medicina..., cit., p. 181.

TOQUES SUTIS

ATUAÇÃO DA FORÇA DO OLHAR E DO MAGNETISMO DAS MÃOS LOGO ACIMA DA DOBRADIÇA DOS JOELHOS

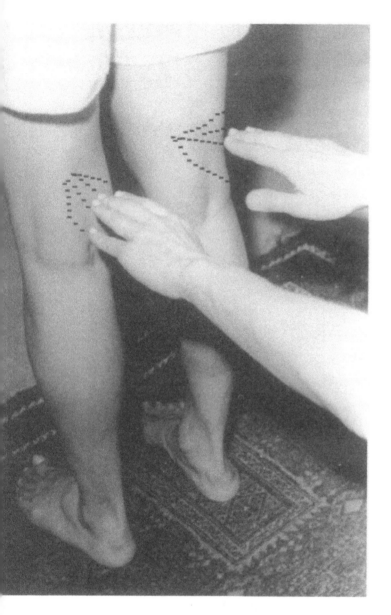

POSIÇÃO

PACIENTE: Em pé; braços soltos; olhos fechados.

TERAPEUTA: Sentado atrás do paciente, afastado 1 m ou mais.

LOCAL DO TOQUE: Uns 5 cm acima da dobradiça dos joelhos (na fossa poplítea).

PREPARAÇÃO: Deixar um colchonete ao lado da pessoa para que ela possa se deitar após o toque.

APLICAÇÃO
1ª ETAPA:

O terapeuta concentra o olhar no ponto, permanecendo com o foco cada vez mais centrado por um tempo médio de 1', dando início em seguida à 2ª fase.

Lembrando as palavras do dr. Sándor:

Vocês podem imaginar que o olhar entra dentro do ponto, indo bem para o fundo.

COMENTÁRIO

Na Índia,[1] no tempo dos Vedas, entre 1.500 e 500 a.C., acreditava-se que parte da essência de uma pessoa era possível de ser transmitida por seus olhos, até tocar ou afetar outras pessoas.

---

1 - Montagu, Tocar, cit., p. 297.

2ª ETAPA:

O terapeuta continua com o olhar concentrado, mas agora estica os braços e as mãos, deixando os dedos levemente unidos e apontados na direção dos pontos em foco. É importante manter leveza no gesto para que o fluxo energético não fique prejudicado.

Prosseguindo com a orientação do dr. Sándor:

Podem imaginar que os dedos se prolongam, chegando a tocar nos pontos onde entra o olhar.

Esta fase pode durar em média 30". Orientar para que a pessoa se solte como quiser sobre o colchonete, observando suas sensações.

COMENTÁRIOS

1 - Um grupo de cientistas soviéticos anunciou, há alguns anos, a descoberta de que organismos vivos emitem vibrações de energia por eles chamada de *"biocampo ou bioplasma"*.[1]

Verificaram que as pessoas capazes de levar a efeito uma transferência bem-sucedida de *bioenergia* possuem um *biocampo* muito mais amplo e forte. Tais descobertas, confirmadas na Academia de Ciências Médicas de Moscou, são corroboradas por pesquisas feitas na Grã-Bretanha, na Holanda, na Alemanha e na Polônia.

2 - O dr. Rongliang, professor da Universidade de Lanzhou na China, mediu a energia irradiada pelo corpo humano. Os resultados dos estudos mostraram que a irradiação é feita em forma de pulsações.[2]

3 - Logo acima da dobradiça dos joelhos existe um cruzamento de áreas musculares[3] que abre nesse local uma brecha. Essa *abertura* da camada muscular facilita a entrada do estímulo.

4 - Quanto mais sutil for o estímulo, que mobiliza a sensibilidade de uma área, maior será o grau de profundidade alcançado.[4]

5 - Quanto maior for a consciência das pernas, melhor será a capacidade de explorar os movimentos, de agir e reagir no dia-a-dia.[5]

---

1 - Brennan, Barbara Ann, Mãos de Luz, Pensamento, 1991, p. 58.
2 - Idem, ibidem.
3 - Jacob e Francone, Anatomia..., cit., pp. 179, 263, 255-258, 353.
4 - Observação feita em trabalhos freqüentes com o toque.
5 - Idem, ibidem.

TOQUES SUTIS

TRABALHO COM AS PERNAS INTEIRAS

MOVIMENTO DE HÉLICE COM AS PERNAS

POSIÇÃO

PACIENTE: Decúbito dorsal; braços soltos; olhos fechados.

TERAPEUTA: Ao lado da perna que vai ser trabalhada.

LOCAL DE TRABALHO: Nas articulações coxofemorais, na dobra dos joelhos e dos tornozelos.

O trabalho é feito em ambas as pernas, uma de cada vez.

COMENTÁRIOS

1 - Nas regiões articulares é grande o número de neurorreceptores e de centros controladores de pressão e temperatura.[1] Com este trabalho, pode-se esperar certas manifestações do corpo, no sentido de auxiliar na regulação dos referidos centros.[2]

2 - Este movimento com as pernas envolve giros quase nunca experimentados no dia-a-dia, descondicionando fixações musculares por meio da chance do corpo de vivenciar movimentos diferentes.

3 - Sobre tensões musculares que costumam enrijecer o movimento das pernas, Dychtwald[3] comenta:

... acabei acreditando que a tensão psicossomática nessa região, independentemente da estrutura geral da perna, relaciona-se normalmente com o modo como nos agarramos à nossa preciosa vida. Frente aos climas, estilos, ritmos e paixões em constante mudança, não é de admirar que estejamos todos ameaçados...

---

1 - Jacob e Francone, Anatomia..., *cit., pp. 120-127, 171-185.*
2 - Observação feita em trabalhos freqüentes com o toque.
3 - Dychtwald, Corpomente, *cit., p. 86.*

APLICAÇÃO

Dobrar a perna segurando com uma das mãos a coxa e com a outra o pé na altura do calcanhar, de modo que essa articulação também possa ser movimentada, acompanhando os grandes círculos produzidos com o rodar amplo da perna, aproveitando toda a abertura da articulação. As três articulações da perna são movidas ao mesmo tempo. Na abertura do giro, abrir as articulações do joelho e do tornozelo acompanhando o movimento.

NÚMERO DE GIROS: Em média 5 giros amplos com cada perna.

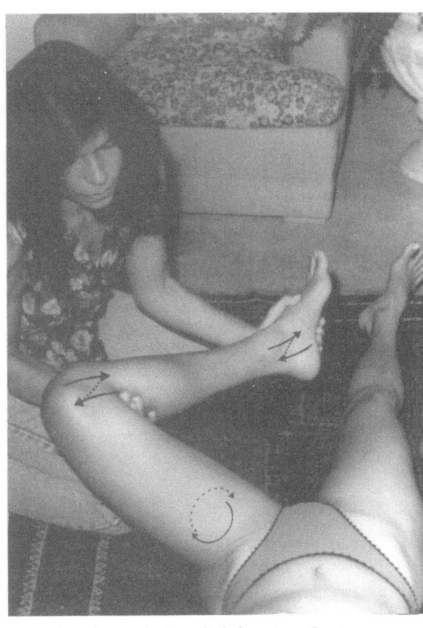

"... tensão muscular é um método de manter sentimentos emocionalmente perturbados sob controle."[1]

---

1 - Montagu, Tocar, cit., pp. 357, 358.

TOQUES SUTIS

TOQUE DE HARPA AO LONGO DAS PERNAS

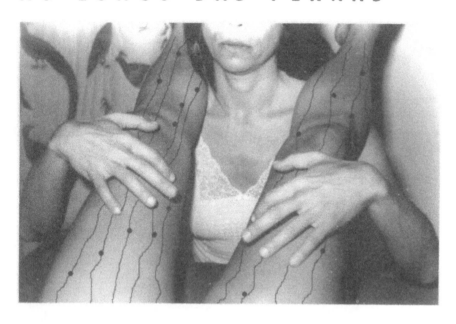

POSIÇÃO

PACIENTE: Em decúbito dorsal com as pernas, para fora da cama e afastadas em média 40 cm; braços ao longo do corpo; olhos fechados.

TERAPEUTA: Sentado de modo que possa colocar as pernas do paciente apoiadas em seus ombros na altura das panturrilhas ou "barriga da perna". Outra forma de apoio é o encaixe dos tornozelos no centro dos ombros.

APLICAÇÃO

1ª FORMA:

Uma música impressa nas pernas
LOCAL DO TOQUE: Com início na base do 3º e 4º dedos, trabalhar toda a parte interna das pernas, passando ao longo da tíbia e das regiões vizinhas, subindo pela coxa e terminando nos quadris.

APLICAÇÃO DA SEQÜÊNCIA DE TOQUES: Com todos os dedos das mãos, começar a *dedilhar,* imaginando que se toca *nas cordas da harpa* produzindo sons suaves com delicadeza e harmonia. A *música imaginada* é para ser impressa na superfície da pele num ritmo *calmo com imagens alegres* ou ainda *mobilizando lembranças de cores claras.* Na parte superior da coxa, dirigir o toque para a ponta dos quadris e terminar nesse ponto colocando as palmas das mãos em formato de concha (por 15" em média) sobre a crista ilíaca de ambos os lados.

DURAÇÃO: em média 5', dependendo do efeito de soltura que ocorrer. Conforme as pernas vão relaxando, elas começam a pesar mais e tendem a escorregar dos ombros. Quando isso acontecer, pare devagar a seqüência de toques, mesmo que incompleta, e ampare as pernas, fazendo com que abaixem suavemente até a altura da cama. Continue amparando as pernas e peça para a pessoa puxar o corpo para cima, "serpenteando", para que as pernas possam ficar apoiadas na cama.

COMENTÁRIO

Sobre a riqueza do potencial de captação da pele, que é amplamente explorado nos toques sutis, temos as palavras de Daudet:

É com realidade toda a superfície cutânea que faz de nós os participantes do equilíbrio universal, das adaptações do externo ao interno.

TRABALHO COM AS PERNAS INTEIRAS

2ª FORMA:

Formas geométricas impressas nas pernas

OBSERVAÇÃO: Fazer o trabalho primeiro em uma perna e depois na outra.

POSIÇÃO

Em decúbito dorsal; pernas afastadas e pendentes para fora da cama, do joelho para baixo. Duas banquetas da mesma altura da cama são posicionadas para servirem de apoio para os pés, de modo que a perna que não está sendo trabalhada fique apoiada no nível da cama enquanto se trabalha a outra, evitando um prejuízo da circulação.

Quem aplica o toque vai ficar sentado em banqueta entre os joelhos do paciente.

COMO FAZER O TOQUE:

- colocar a perna que vai ser trabalhada sobre o ombro;
- começar os toques na parte interna da perna, a partir do tornozelo, subir até a metade da coxa;
- com o dedo indicador de uma das mãos fazer pequenos movimentos em círculo, numa média de 4 a 6 pequenos giros num mesmo ponto com certa pressão para definir bem o giro e com ritmo lento. Em seguida mudar o ponto, repetindo os giros. Com o dedo indicador da outra mão desenhar, "imprimindo" ao mesmo tempo formas geométricas na pele, numa região mais ou menos paralela, como fazendo um contraponto. Mudar de desenho e de lugar sempre ao mesmo tempo que o ponto é mudado, continuando a fazer "contraponto".

Não há rigor nos trajetos. A idéia é "brincar" com delicadeza, criando um mapeamento com desenhos imprevistos.

O tempo do trabalho é de 5' em média.

COMENTÁRIO

Sobre a estimulação tátil, Montagu levantou a questão:[1]

– Podemos perguntar: como é que a estimulação tátil é capaz de produzir efeitos tão consideráveis em indivíduos emocionalmente perturbados?

– A explicação é muito simples: a estimulação tátil parece ser uma experiência fundamentalmente necessária ao desenvolvimento comportamental saudável do indivíduo.

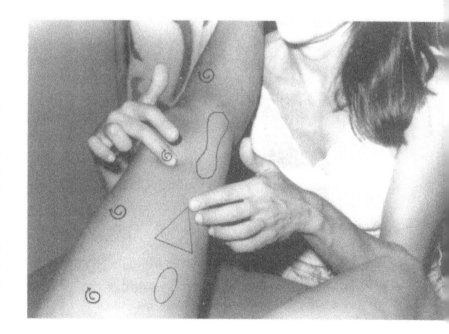

Montagu, Tocar, cit., p. 273.

TOQUES SUTIS

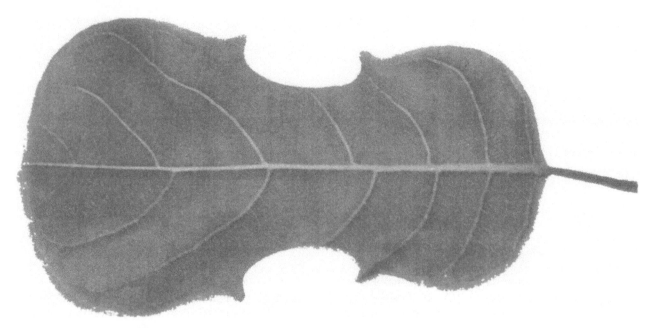

"O corpo é como o mais completo instrumento musical..." [1]
"Na sua música podem ser encontrados todos os elementos da criação: ritmo; sonoridades ou timbres; procedimentos expressivos; melodias; harmonias e formas ..." [2]

COMENTÁRIOS

1 - Nestes trabalhos o efeito de duas imagens ao mesmo tempo sendo tatuadas na pele mobiliza um estímulo quase nunca ou mesmo nunca experienciado. Também o fato de os pontos serem dedilhados, de forma aleatória com ritmos imprevistos, favorece um particular rebaixamento do controle racional. Segundo Malcolm:[3]

...o desafio de toda psicoterapia é transformar o sistema regulador do corpo, afastando-o do domínio dos circuitos córtico-cérebro-espinhais e aproximando-o do inconsciente criativo e regulador do Eu, nos centros vitais da córtex cerebral.

2 - Gaiarsa em *Amores perfeitos*,[4] relacionando o corpo com instrumento musical escreveu,

Órgão é o coração, pulmão intestino, fígado. Órgão é também teclado musical.

O que é tocar? É tocar, é sentir o outro, exercer o tato, mas é também tocar o teclado – fazer música!

Nosso corpo é o maior parque de diversões e o maior instrumento musical do universo.

Ele comenta que a sensibilidade da pele pode ser explorada sem nunca se esgotar e que desta infinidade de prazeres possíveis as pessoas não usam nem 1%.

3 - Nestas seqüências de toques estamos lidando com respostas do tipo cuto-viscerais.[5]

Assim, pela captação dos neurorreceptores espalhados pelas regiões estimuladas, vamos obter soltura do assoalho pélvico com aumento de aquecimento e umidade; soltura das movimentações intestinais incluindo ativação dos rins e da bexiga; amplificação respiratória muitas vezes acompanhada "de suspiro de alívio". A suavidade se espalhando na expressão do rosto e o esboço de um sorriso ou mesmo a soltura de um riso aberto podem ser observados durante o dedilhar da música, na medida em que os estímulos mobilizam lembranças de brinquedos.[6]

---

1 - Gaiarsa, J.A., Amores perfeitos, Gente, 1995, p. 118.
3 - McNeely, D.A., Tocar, São Paulo, Cultrix, 1992, p. 74.
5 - Jacob e Francone, Anatomia..., cit.; pp. 68, 166, 256, 266.
2 - Cirlot., Dicionário..., cit., p. 396.
4 - Gaiarsa, Amores..., cit., p. 118.
6 - Observação feita em trabalhos freqüentes com o toque.

TOQUE DE SUAVE PRESSÃO NA PARTE INTERNA DAS COXAS E NA PELVE

POSIÇÃO ADAPTADA

Paciente em decúbito dorsal sobre cobertor no chão, com as pernas afastadas e os joelhos apoiados nas pernas do terapeuta que se coloca sentado entre as pernas do paciente.

POSIÇÃO ORIGINA

Em decúbito dorsal; pernas afastadas e pendentes para fora da cama do joelho para baixo. Duas banquetas da mesma altura da cama são posicionadas para servirem de apoio para os pés, de modo que as pernas fiquem niveladas.

Quem aplica o toque vai ficar sentado em banqueta entre os joelhos do paciente.

LOCAL DO TOQUE: Início logo acima dos joelhos, na parte interna da coxa. Subir ponto a ponto por toda a extensão até um pouco abaixo da região inguinal.

APLICAÇÃO

Com a palma das mãos e os dedos levemente unidos, tocar com leve pressão o 1º ponto logo acima dos joelhos. Aguardar por 3 respirações do paciente, sendo que na última expiração as mãos se afastam com suavidade e, sem perder o contato com a pele, já se posicionam logo acima. O procedimento se repete até a região inguinal. Dar início imediato à 2ª parte.

PROVIDÊNCIA: Cobrir com toalha a região trabalhada após cada etapa, para evitar que esfrie.

COMENTÁRIO

Este trabalho costuma mobilizar a soltura da bexiga. Sobre o simbolismo da urina, Annick Souzenelle escreveu:[1]

A água em geral, incluindo a urina, comporta a projeção do conhecimento... No dialeto suíço se alguém profere uma porção de tolices sem pé nem cabeça, diz-se que está urinando palavras...

Os problemas renais psicogênicos relacionam-se freqüentemente com o fato de as pessoas não terem a atitude correta ou a ligação certa com o conhecimento.

O conhecimento é ou venenoso ou curativo.

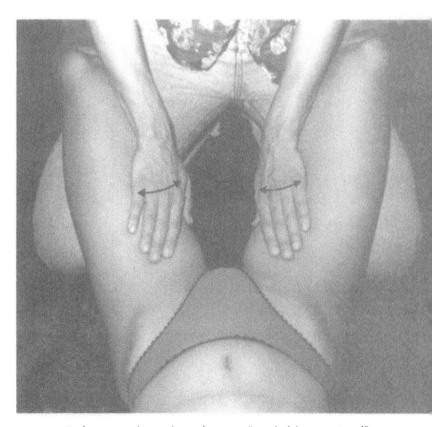

"... favorecendo a soltura da retenção urinária, menstrual"

---

1 - Souzenelle, De l'Arbre..., cit., pp. 38, 84.

TOQUES SUTIS

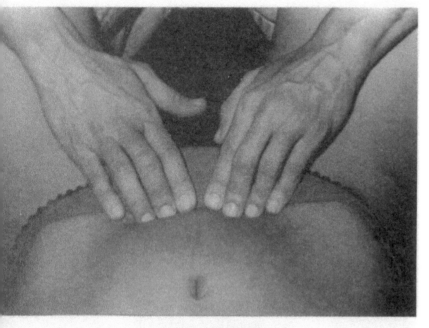

2ª PARTE:
Toque de suave pressão com a polpa do dedo indicador, mediano e anular de ambas as mãos, com início na borda superior do osso púbico e término sobre os quadris.

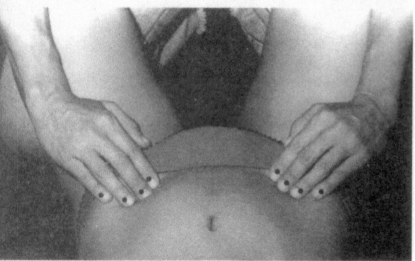

No 1º ponto os 3 dedos vão estar posicionados lado a lado. Por 3 respirações o toque se mantém com pressão suave mas marcando o contorno ósseo. Na última expiração o contato é sutilizado e os dedos mudam para os pontos imediatos que se seguem, à direita e à esquerda.

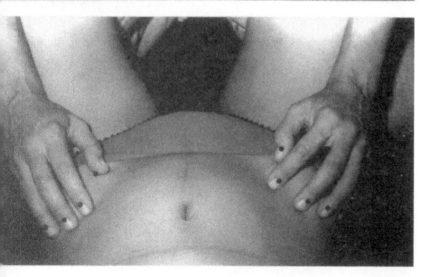

Esse mesmo procedimento vai sendo executado até o alcance das cristas ilíacas. Nesse ponto é feito um último toque envolvendo as duas cápsulas dos quadris com todos os dedos formando um círculo ao seu redor por um tempo de 3 respirações.

COMENTÁRIOS

1 - Este trabalho mobiliza a conscientização do baixo-ventre de diferentes formas ao mesmo tempo:[1,2]

- delimitando o contorno,
- ativando uma energização de toda a área;
- promovendo aquecimento;
- aumento da irrigação sangüínea;
- umedecimento do assoalho pélvico; e
- mobilização da sensibilidade cutânea.

2 - Numa visão das zonas reflexas,[3,4] esta seqüência de toques auxilia em quadros de frigidez, dores menstruais, problemas de próstata, mobilizando aquecimento e umidade da área genital. Pode ser observada uma modificação nos humores no sentido de melhora do estado de ânimo, vontade de agir e de viver. A cintura pélvica é o grande caldeirão do corpo onde se processa a digestão dos alimentos e das emoções.

3 - Annick Souzenelle faz referência ao simbolismo das vísceras no sentido de que:[5]

...o estômago é como uma fornalha onde se processam as combustões dos alimentos físicos, psíquicos... espirituais.

...o fígado é como um reservatório controlador de energias.

...os intestinos trabalham a serviço da assimilação de energias, distribuição, combustão e evacuação de detritos...

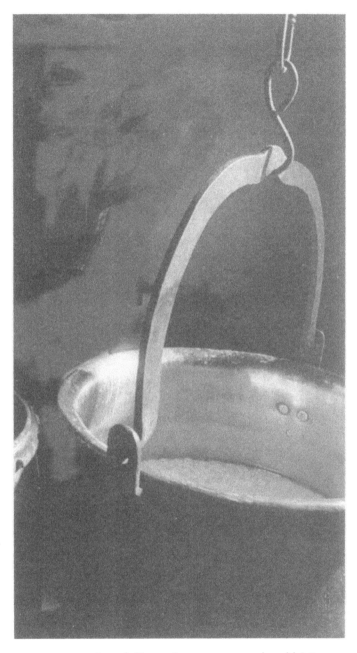

"...o abdômen é como um grande caldeirão onde se processa a digestão dos alimentos e das emoções."

---

1 - Jacob e Francone: Anatomia..., cit., pp. 111, 263, 266.
2 - Hoppenfeld, Propedêutica..., cit., pp. 156, 157.
3 - Bott, Medicina..., cit., pp. 117, 128.
4 - DO-IN, cit.
5 - Souzenelle, De l'Arbre..., cit., p. 143.

TOQUES SUTIS

TRABALHO NOS QUADRIS

TRABALHO DE PRESSÃO NOS QUADRIS

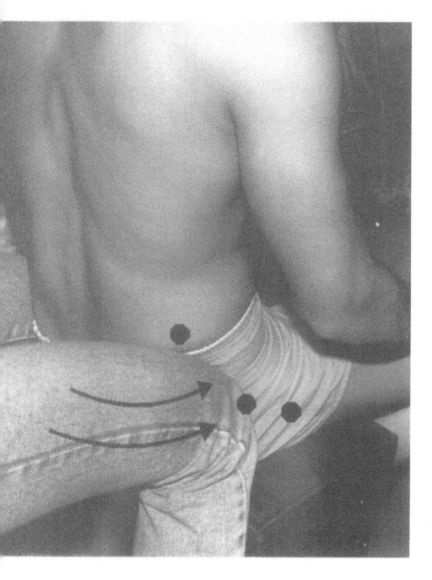

POSIÇÃO

PACIENTE: Sentado em banqueta; braços soltos; olhos fechados.

TERAPEUTA: Sentado em banqueta atrás do paciente, com os joelhos abertos e as pernas dobradas, se encaixando na altura das coxas e depois dos quadris do paciente. Durante o trabalho a posição vai sendo reajustada.

APLICAÇÃO

EXPLICAÇÃO DO TOQUE: Os joelhos vão apertar pelos lados os pontos abaixo indicados, como uma tesoura que fecha e abre. O trabalho é feito com a pressão dos joelhos aplicada de igual forma nos seguintes pontos:

1º ponto: na altura da parte lateral e superior da coxa.

2º ponto: na altura da cabeça do fêmur.

3º ponto: na altura da crista ilíaca.

QUALIDADE DA PRESSÃO E DURAÇÃO: Forte pressão é aplicada sempre que o paciente inspira, sendo que na expiração os joelhos soltam a pressão.
Na passagem de um ponto para outro o contato é mantido com os joelhos escorregando para evitar uma quebra na seqüência. Em cada ponto aplicar 3 pressões.

COMENTÁRIOS

1 - Gaiarsa, comentando sobre as inibições no molejo dos quadris, estabeleceu relações com o comportamento dizendo:[1]

O homem de princípios rígidos move-se como se estivesse sempre andando em um corredor estreito sem mobilidade lateral. Se ele precisar passar por uma ponte estreita sentirá muito medo, pois nem os braços levanta. Seus processos mentais são tão retilíneos e lineares quanto sua marcha.

O malandro goza, como todo bom lutador, de toda a mobilidade da bacia e, por isso, de toda a mobilidade corporal. Ele pensa qualquer pensamento e improvisa soluções. Ele não é de "confiança" porque é muito móvel.

2 - [2]O movimento amplo das pernas tem relação com a firmeza do andar na vida; com o potencial de conquista; com os sentimentos de segurança e de poder.

3 - Dychtwald no seu livro *Corpomente* escreveu sobre a região dos quadris e da pelve:[3]

Estruturalmente é a base sobre a qual se apóia toda a parte superior do corpo. A pelve realiza ligações cruciais entre as pernas e pés de um lado e a coluna vertebral e o tronco do outro. É a região que contém as vértebras sacrais e coccígeas, responsáveis pelos trajetos nervosos que ativam os aspectos sexuais e anal, fornecendo energia que vitaliza as pernas.

---

1 - Gaiarsa, Psicologia do movimento, 1979, p. 16.
2 - Observação feita em trabalhos freqüentes com o toque.
3 - Dychtwald, Corpomente, cit., p. 87.

TOQUES SUTIS

ESTIMULAÇÃO POR CÍRCULOS NAS ARTICULAÇÕES DO TRONCO COM AS PERNAS

POSIÇÃO

PACIENTE: Em pé; posição cômoda; braços soltos; olhos fechados.

TERAPEUTA: Ajoelhado ou sentado na frente do paciente.

APLICAÇÃO

LOCAL DO TOQUE: Na parte anterior da articulação do tronco com as pernas. O trabalho é bilateral e simultâneo.

AS MÃOS DO TERAPEUTA: O trabalho é feito com a base do polegar, usando a região mais larga ou do *Monte de Vênus*. As mãos ficam descontraídas com os dedos levemente fletados.

APLICAÇÃO DOS CÍRCULOS: Fazer círculos duplos no sentido horizontal, com movimentos *rápidos, decididos e aplicados com firme pressão*. Os círculos deverão ser aplicados de modo a chegarem próximos da linha medial do corpo ao mesmo tempo. Aplicar o estímulo por 30" em média e, sem interrupção, mudar a direção para o sentido vertical, com as mãos subindo e descendo ao mesmo tempo, por mais 30". Nesse sentido, a alça superior dos círculos duplos passa ao redor da ponta da crista ilíaca.

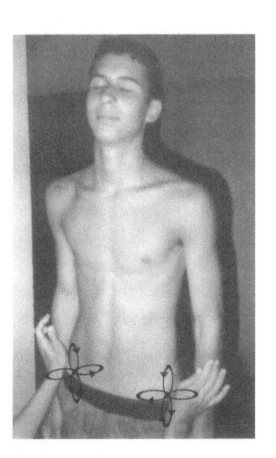

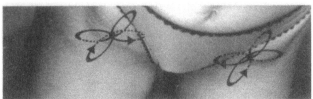

COMENTÁRIOS

1 - O jogo de encaixe da pelve com as pernas, conforme comentário de Dychtwald, tem relação com a maneira de a pessoa viver. Realça o fato de que cada tipo de posicionamento pélvico tende a se predispor a um determinado estilo de ser e estar no mundo.

Dependendo do jogo de encaixe pélvico com as pernas, a articulação pode ficar travada e puxada para a frente, deixando as nádegas retraídas ou, ainda, se a articulação se trava com estiramento para trás, as nádegas ficam empinadas, criando tensões cronificadas na região lombar.[1]

2 - [2]O trabalho ativa a circulação da região e cria condições para uma mudança na postura. Pode-se esperar uma forte energização da área que se acompanha de um aumento de ânimo no sentido de fortificar a consciência da bacia e das pernas.

---

1 - Dychtwald, Corpomente, cit., cap. IV.
2 - Observação feita em trabalhos freqüentes com o toque.

TRABALHO NOS QUADRIS

ESTÍMULO ANTIGRAVITACIONAL NA BASE DAS NÁDEGAS

POSIÇÃO

PACIENTE: Em pé; pernas ligeiramente afastadas; braços soltos; olhos fechados.

TERAPEUTA: Atrás do paciente e afastado em média 60 cm. Adaptar a posição em pé ou sentada de modo a facilitar o trabalho.

APLICAÇÃO

LOCAL DO TOQUE: Na dobra das nádegas ou sobre as tuberosidades isquiáticas.

EXECUÇÃO. Socar com impactos rápidos, decididos e enérgicos, de forma semelhante nos dois lados. Os pulsos ficando soltos permitem que o movimento de *bater* saia mais vigoroso, ampliando o movimento que parte dos cotovelos de descer e subir. A idéia é de socar como um pilão.

POSIÇÃO DAS MÃOS: Formar com ambas as mãos uma espécie de pilão dobrando os dedos e passando o polegar por cima do indicador.

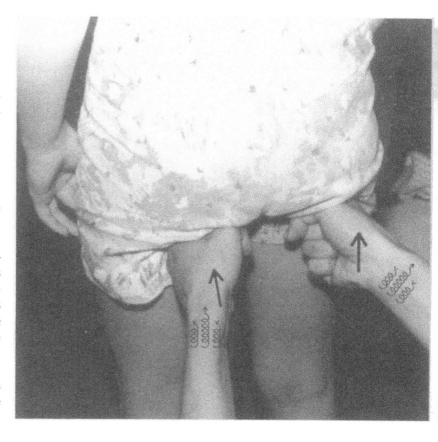

TEMPO: Em média 10" a 15".

PROVIDÊNCIA: Deixar ao lado do paciente um colchonete ou almofadas para que a pessoa possa se soltar após o toque.

COMENTÁRIOS

1 - Neste trabalho é feita com determinação uma oposição direta à força da gravidade em pontos que são básicos na organização do eixo corporal.[1] Num primeiro momento ficam acentuados os efeitos de pressão na garganta, no pescoço e na mandíbula.[2]

Em seguida costuma surgir a sensação de alargamento do espaço interno, com tomada de consciência do respectivo espaço e vontade muito grande de *despencar* ou de *se soltar*.

2 - A base de sustentação do corpo se solta. Segundo Reich,[3] *Uma vez solta esta concha muscular de proteção, bloqueios psicoemocionais também acusam uma movimentação no sentido de tomada de consciência e soltura.*

---

1 - Jacob e Francone: Anatomia..., *cit.*, pp. 256, 266.
2 - Observação feita em trabalhos freqüentes com o toque.
3 - Dychtwald, Corpomente, *cit.*, p. 109.

TOQUES SUTIS

SEQÜÊNCIA DE IMPACTOS NOS ÍSQUIOS LEMBRANDO BRINQUEDO DA INFÂNCIA

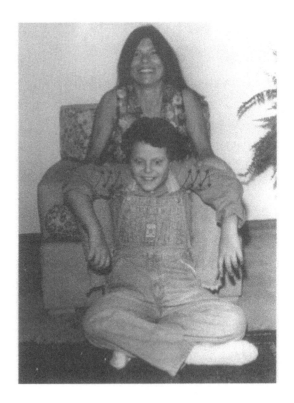

PACIENTE: Sentado no chão; pernas dobradas com comodidade; braços soltos.

TERAPEUTA: Sentado atrás, com as pernas abertas e dobradas de modo que o paciente possa ficar entre elas sem encostar.

APLICAÇÃO

LOCAL DE TRABALHO: Na dobra das nádegas, sobre os ísquios.

PREPARO PARA A APLICAÇÃO: Colocar as mãos em arco, com o dedo polegar de um lado e os outros quatro do outro, encaixando bem embaixo das axilas, formando firmes suportes.

"BRINQUEDO DE SACUDIR": O terapeuta sacode a pessoa firmemente como se estivesse socando um pilão no chão, de forma que os ísquios recebam uma série de rápidos e pequenos impactos.

DURAÇÃO: Umas 5 ou 6 boas "socadas" são o suficiente.

COMENTÁRIOS

1 - Este trabalho provoca surpresa e riso, acarretando movimentos bem perceptíveis de ondas energéticas pelo corpo. Mobiliza lembranças de infância e sensação de que as nádegas ficam mais gostosas.[1,2]

2 - Soltura do diafragma que se acentua ainda mais com as risadas que costumam acompanhar os estímulos. A respiração fica mais ampla e as tensões abdominais acabam se desmanchando. Como o apoio é feito embaixo das axilas, acontece durante a aplicação o deslocar para cima e para baixo dos ombros e as tensões que costumam se acumular nesta área se soltam.[3,4]

3 - Os impactos empurram os ísquios de baixo para cima, numa seqüência marcada e rítmica de batidas antigravitacionais. Como decorrência favorece a soltura da organização postural, aumenta a irrigação sangüínea do assoalho pélvico e auxilia na liberação das resistências dessa região mantidas por tensões musculares. Desperta uma maior consciência da base do tronco que se propõe mais forte e largo, em conjunto com as coxas. Ajuda a liberar vigor e energia para o sexo, auxiliando também nos problemas psicossomáticos ligados a tensões na barriga.[5]

4 - Conforme comentário do dr. Gaiarsa, as atitudes se relacionam com a distribuição da energia no corpo.[6]

---

1 - Observação feita em trabalhos freqüentes com o toque.
3 - Idem, ibidem.
5 - Idem, ibidem.

2 - Jacob e Francone, Anatomia..., cit., pp. 111, 255, 266.
4 - Observação feita em trabalhos freqüentes com o toque.
6 - Gaiarsa, Psicologia..., cit., p. 36.

TOQUE DE CONVITE PARA "CAIR SENTADO"

POSIÇÃO

PACIENTE: Em pé; posição descontraída com braços soltos; olhos fechados.

TERAPEUTA: Em pé, atrás do paciente.

APLICAÇÃO

O terapeuta com as duas mãos posicionadas em formato de *concha suave*, com os dedos unidos e levemente fletidos, aproxima da dobra das nádegas do paciente e aplica de modo bem rápido pequenos e leves impactos, em média 15 estímulos. Pode também ficar apenas com as mãos encostadas por 45" em média.

PROVIDÊNCIA: Avisar antes da aplicação que costuma ocorrer uma vontade imensa de "cair sentado" ou de soltar o corpo. Esse desejo não deve ser barrado e, para que a pessoa possa se soltar, são oferecidas almofadas que devem ficar à disposição ao lado.

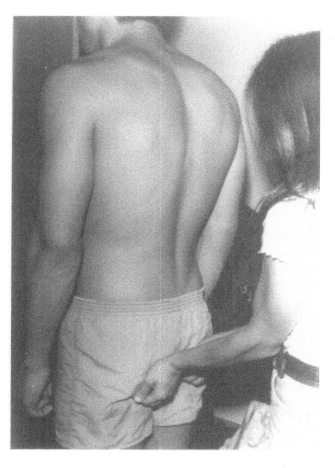

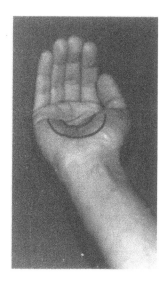

COMENTÁRIOS

1 - Este trabalho mobiliza uma soltura que se espalha pelo assoalho pélvico e nádegas. Acompanha em geral o relaxamento de toda a região abdominal, incluindo o aquecimento com umidade dos genitais, soltura da bexiga e do movimento intestinal.[1,2]

2 - A neurose se estrutura em tensões musculares, principalmente na parte posterior do corpo mantendo as posturas orgulhosas, duras...[3]

3 - São conhecidas as posturas pélvicas bloqueadas por medo e timidez, pela retração das nádegas com os braços encolhidos e os ombros fechados e curvados. Este toque ajuda na conscientização e soltura desse anel de tensão.[4]

---

1 - Jacob e Francone, Anatomia..., cit., pp. 174, 176, 255-271.
2 - Observação feita em trabalhos freqüentes com o toque.
3 - Penna, L., *Corpo sofrido e mal-amado*, São Paulo, Summus, 1989, p. 201.
4 - Observação feita em trabalhos freqüentes com o toque.

TOQUES SUTIS

TRABALHO NA REGIÃO DO SACRO

CONSCIENTIZAÇÃO DO ESPAÇO DA BACIA

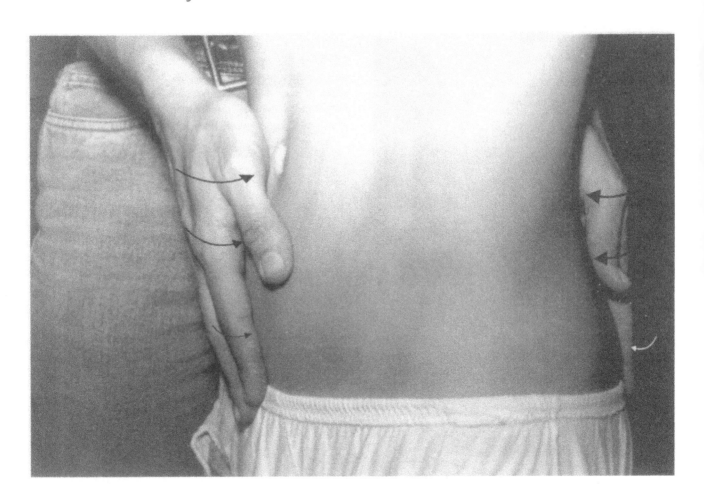

POSIÇÃO

PACIENTE: Em pé; braços soltos; olhos fechados; posição cômoda.

TERAPEUTA: Em pé ao lado do paciente.

APLICAÇÃO

PREPARAÇÃO: Ao lado do paciente devem ser deixados um colchonete e uma toalha para que ele se solte após o toque e possa ser coberta a região trabalhada, evitando que esfrie.

TOQUE: Fricionar as mãos para aumentar o calor e o campo energético.

Encostar uma das mãos bem de leve sobre a região do sacro, com os dedos dirigidos para baixo, juntos e sem tensionar. Ao mesmo tempo a outra mão é colocada da mesma forma abaixo do umbigo, com as pontas dos dedos tocando de leve a borda superior da sínfise pubiana ou do osso logo acima da região pubiana.

TEMPO DE APLICAÇÃO: Em média 45". O estímulo pode ser reaplicado da mesma forma.

COMENTÁRIOS

1 - [1]Este trabalho mobiliza a consciência do osso púbico e do sacro. Sobre isso Gerda Alexander assim se expressa em seu livro *Eutonia*:[2]

O fortalecimento da consciência do eu, obtido mediante o desenvolvimento da consciência óssea e do relaxamento muscular, é uma preparação de grande valia para diminuir tensões emocionais profundas.

2 - [3]A consciência do espaço pélvico fica ressaltada com este toque. Sobre a importância da consciência dessa região, Lucy Penna escreveu se referindo ao simbolismo da pelve:[4]

O formato da pelve é côncavo, assemelha-se a um vaso ou bacia, forma universalmente relacionada ao princípio feminino. Esta é a área corporal mais atingida pelos conflitos de identidade na mulher. Sobre as funções uterinas e ovarianas recai o peso das tensões psicológicas...

Na baixa pelve a agressividade não conscientizada pode aparecer em contrações dolorosas durante a menstruação ou na frieza sexual. Eventualmente os problemas de ovulação ou dificuldade de manter o feto estão ligados às tensões corporais e aos conflitos não resolvidos da identidade.

3 - Na alquimia[5] a escuridão do ventre é comparada a um grande laboratório de transformações, onde o calor estimula as movimentações.

Os sentimentos se manifestam nas vísceras.

---

1 - Observação feita em trabalhos freqüentes com o toque.
2 - Alexander, Eutonia, cit., p. 38.
3 - Observação feita em trabalhos freqüentes com o toque.
4 - Penna, Corpo..., p. 148.
5 - Souzenelle, De l'Arbre..., cit., p. 143.

TOQUES SUTIS

TOQUES VIBRATÓRIOS E MAGNÉTICOS NO SACRO

POSIÇÃO

PACIENTE: Em pé; braços soltos; olhos fechados.

TERAPEUTA: Sentado atrás, afastado em média 60 cm.

PROVIDÊNCIA: Deixar colchonete e toalha ao lado do paciente, para que se deite após o toque e seja coberto de modo a evitar que esfrie.

VARIAÇÃO: Deitado em decúbito dorsal ou de lado, com a perna de cima na frente e com o joelho dobrado se apoiando na cama.

1ª FORMA:

Estímulo de vibração gradual.

LOCAL: Sobre a articulação lombossacral.

PREPARO PARA O TOQUE E APLICAÇÃO: Com os 3 dedos de ambas as mãos, indicador, mediano e anular juntos e sem tensionar, produzir uma vibração forte sobre o sacro. Durante uns 10" manter a vibração forte, passando em seguida para vibração média por mais uns 10" e depois para levíssima vibração por mais 10". O toque pode ser repetido, dependendo de cada caso.

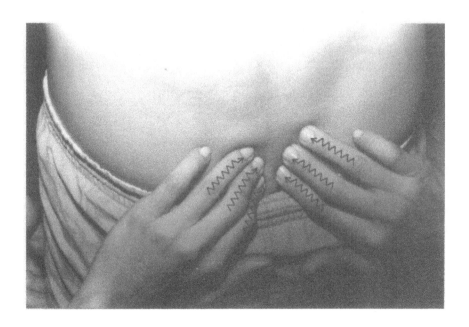

COMENTÁRIO

Este toque é indicado para constipação intestinal, retenções urinárias e problemas de dores menstruais ou mesmo frigidez. As tensões do assoalho pélvico costumam se soltar com rapidez e as movimentações intestinais e da bexiga logo se propõem.

COMENTÁRIO

Da região sacral[1] partem ramificações nervosas que ativam todo o plexo pélvico, incluindo os intestinos, bexiga, útero e genitálias. Também partem dessa área grandes troncos de nervos que vão inervar as pernas.

---

1 - Jacob e Francone, Anatomia..., cit., pp. 263, 266.

2ª FORMA:
Pelo magnetismo do olhar.

LOCAL: Na região da articulação lombossacral.

POSIÇÃO

PACIENTE: Em pé; descontraída; braços soltos; olhos fechados de preferência.

TERAPEUTA: Sentado atrás de modo que o nível dos olhos fique na altura do sacro do paciente. A distância pode variar, começando em geral a partir de 1 m, dependendo do potencial de concentração do terapeuta.

ESTÍMULO: Iniciar fixando o olhar na base da coluna, podendo imaginar que o centro de força situado entre as sobrancelhas também se potencializa e se abre projetando uma faixa de força concentrada. A imagem de que a força do olhar penetra no ponto facilita a transmissão.

TEMPO DE APLICAÇÃO: 45" a 1' em média.

VARIAÇÃO: A concentração pode continuar a ser feita com os olhos fechados, visualizando mentalmente a região do trabalho e assim permanecendo por mais uns 30".

COMENTÁRIOS

1 - Alexander Lowen[1] fala sobre *o campo de força* que envolve o corpo humano, fazendo referência à pulsação também existente nesse campo e correlaciona essas pulsações com o grau maior ou menor de vitalidade do corpo. Este trabalho energético aumenta o potencial de força da base da coluna, que depois se espalha fortalecendo o corpo na sua totalidade.

2 - O professor Richard J. Ebbard escreveu sobre o campo magnético a explicação que vem a seguir de forma reduzida: [2] *O magnetismo pessoal é a força que é emanada com ou sem consciência por alguém e que atua sobre os sentimentos, sobre as vontades e sobre a vida da pessoa que recebe a freqüência do contato.*

3 - [3]Bárbara Ann Brennan fala sobre o potencial de cura que pode existir no campo energético: *A maneira pela qual o corpo e a mente são mais purificados pelos processos de transformação aumenta a quantidade de força que flui através do curador, como também aumenta o alcance das vibrações. Quanto mais elevada a força, tanto mais eficaz a cura.*

---

1 - Lowen, A. Prazer, São Paulo, Summus, p. 58.
2 - Ebbard, R., Energie Vitale, Librairie Richonnier, Paris, p. 65.
3 - Brennan, Mãos..., cit., p. 58.

TOQUES SUTIS

TOQUE DE TRIÂNGULO NA BASE DA COLUNA

POSIÇÃO

PACIENTE: Em pé; braços soltos; pernas ligeiramente afastadas; posição cômoda; olhos fechados.

TERAPEUTA. Em pé ou sentado atrás, afastado em média 50 cm.

PREPARO: Deixar colchonete ou poltrona proximo do paciente para que ele possa se soltar após o toque. Toalha disponível para cobrir a região trabalhada, evitando que esfrie.

APLICAÇÃO

LOCAL DO TOQUE: Sobre a parte central do sacro e na borda superior da bacia de ambos os lados.

POSIÇÃO DAS MÃOS E QUALIDADE DE TOQUE: Os dois polegares se juntam sobre o sacro enquanto os outros dedos tocam as bordas da bacia, formando um triângulo. Tocar com suave pressão, acompanhando muito de leve a ondulação da respiração.

TEMPO DE APLICAÇÃO: 45'' a 1' em média.

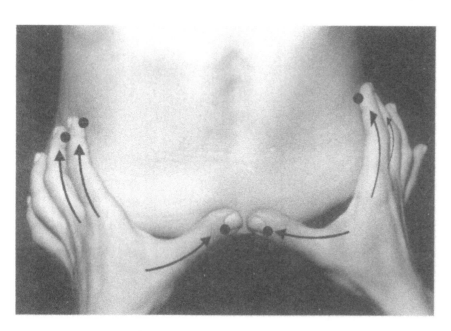

COMENTÁRIOS

1 - A suave pressão térmica promove um aquecimento ao longo de toda a coluna e pela bacia, que se espalha tanto para cima quanto para baixo. Surgem relatos como: "A bacia fica parecendo um caldeirão quente".[1]

O toque costuma mobilizar sensação de alargamento dos quadris, aquecimento e umidade do assoalho pélvico e da região interna da coxa. Soltura da respiração e vasodilatação periférica muitas vezes acompanhada por ruborização das faces.[2]

2 - A noção de uma base corporal mais aumentada e fortalecida vem junto com uma disposição para agir e se contactuar mais; *coragem ampliada; vontade de ir buscar o que atrai...*[3]

3 - Assim se expressa Lowen em seu livro *Bioenergética*:[4]
A vida emocional de um indivíduo depende da motilidade do seu corpo, que por sua vez é uma função do fluxo de excitação através dele.

---

1 - Observação feita em trabalhos freqüentes com o toque.
3 - Observação feita em trabalhos freqüentes com o toque.

2 - Jacob e Francone, Anatomia..., *cit., pp. 263, 266.*
4 - Lowen, A., Bioenergética, *São Paulo, Summus, 1982, p. 47.*

SOLTURA DA PELVE POR JOGOS DE OPOSIÇÕES

POSIÇÃO

PACIENTE: Deitado no chão sobre cobertor em decúbito dorsal; braços ao longo do corpo.

TERAPEUTA: Em pé e aos pés do paciente.

OPOSIÇÃO DE FORÇAS

1ª PARTE:

O paciente levanta as pernas em paralelo até alcançar uma posição vertical, deixando espaço de 1 palmo entre elas.

O terapeuta, segurando as pernas pelas laterais dos tornozelos, vai forçar para que se fechem, enquanto o paciente resiste, empurrando as mãos do terapeuta.

Permanecer no jogo de oposições por 30" em média. Soltar então a pressão exercida, ajudando a colocar as pernas no chão e deixando que descansem por um tempo médio de 30".

2ª PARTE:

Repetir a mesma seqüência variando só a distância entre as pernas, passando para afastamento inicial de 2 palmos.

3ª PARTE:

Repetir com afastamento inicial entre as pernas de 3 palmos.

ORIENTAÇÃO APÓS O TRABALHO. Levantar, andar e observar.

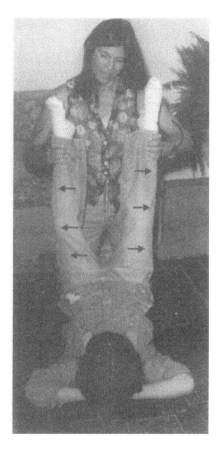

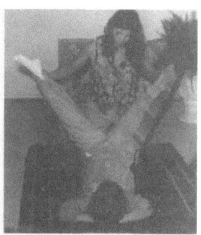

COMENTÁRIOS

1 - O clima de brinquedo que acontece neste jogo de forças ajuda a quebrar as barreiras de timidez e desconfiança, abrindo caminho para um encontro mais livre dos "escudos de defesa". A entrada num relacionamento pelo riso favorece a abertura para um contato com mais ânimo, que é um excelente ponto de partida para mobilizar a coragem de soltar conteúdos reprimidos.

2 - O trabalho, além de relaxar os músculos das pernas, solta também os encaixes das articulações,[1,2] fazendo com que a pessoa ao andar sinta as pernas "como gelatina", mobilizando risada.

3 - Este trabalho favorece uma redistribuição dos pontos de apoio, após a tomada de consciência das pernas e da desmontagem de organizações posturais fixas ou automatizadas.[3]

---

1 - Jacob e Francone, *Anatomia...*, cit., pp. 166, 171-175.

2 - Hoppenfeld, *Propedêutica...*, cit., pp. 169, 170, 171.

3 - Comentário do dr. Sándor feito na apresentação deste toque.

TOQUES SUTIS

TOQUE COM "CESTA DE CALOR" NA REGIÃO DO SACRO

POSIÇÃO

PACIENTE: Em decúbito ventral; cabeça de lado; olhos fechados.

TERAPEUTA: Sentado ao lado da região sacral.

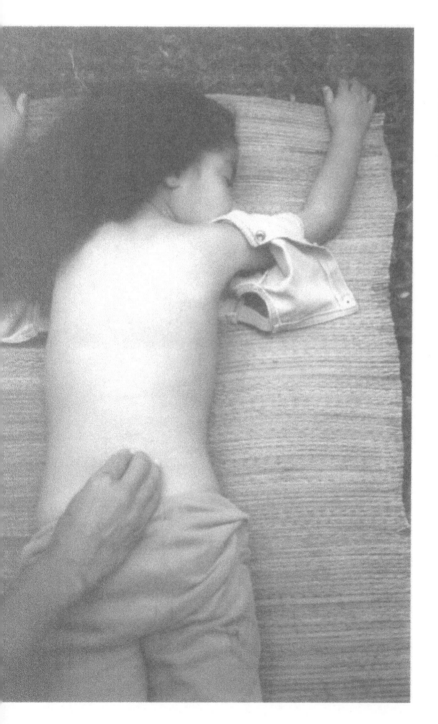

APLICAÇÃO

PROVIDÊNCIA. Logo após o trabalho a região deve ser coberta para evitar que esfrie.

REGIÃO DO TOQUE: Sobre a área do sacro e cóccix.

PREPARO DAS MÃOS: O toque é feito com a polpa de todos os dedos de ambas as mãos, previamente aquecidas por fricção. Pode também ser aplicado só com uma das mãos.

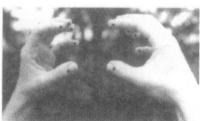

TOQUE: Encostar de leve todos os dedos, abrindo um pouco os cotovelos para facilitar o toque. Encapsular a área com esta "Cesta de Calor".

TEMPO DE APLICAÇÃO: Deixar o contato por 1' em média e retirar as mãos com suavidade.

TRABALHO NA REGIÃO DO SACRO

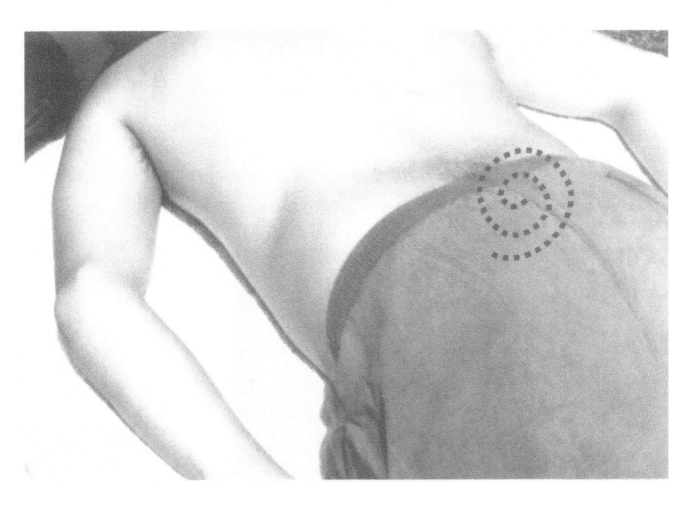

COMENTÁRIOS

1 - O trabalho na base da coluna mobiliza um deslocamento do pensar racional, controlado e crítico para planos mais instintivos, despertando muitas vezes conteúdos psíquicos primitivos ou memórias sensoriais primárias. Costumam ser liberadas das profundezas dessas vivências novas forças para o momento presente.[1]

2 - O estímulo atua nos receptores sensitivos e térmicos da pele e se espalha nas raízes do plexo sacral e coccígeo.[2] Estimula o aumento do fluxo sangüíneo na região do períneo, do esfíncter anal e dos genitais, promovendo aquecimento e soltura, além do aumento da sensibilidade em toda a região.[3]

3 - Namikoshi[4] explica que estímulos de pressão suave e térmicos nessa região favorecem um aumento do potencial sexual, ajudam em problemas de dores e retenções menstruais, problemas de próstata e atuam promovendo efeito regularizador do funcionamento intestinal.

4 - [5]O fluxo energético do corpo se altera com muita rapidez e intensidade pelo estímulo deste toque, repercutindo no estado de ânimo e aumentando a disposição de contato "com o aqui e agora". As alterações de comportamento de certa forma se relacionam com as mudanças do equilíbrio energético. Sobre esse fato o dr. Gaiarsa escreveu:[6] *cada nível energético permite algumas e não outras atitudes; ao mudar aquele, mudam estas.*

---

1 - Observação feita em trabalhos freqüentes com o toque.
3 - Observação feita em trabalhos freqüentes com o toque.
5 - Observação feita em trabalhos freqüentes com o toque.

2 - Jacob e Francone, Anatomia..., *cit.*, pp. 99, 255, 353.
4 - Namikoshi, Theorie..., *cit.*, pp. 16, 85.
6 - Gaiarsa, A estátua..., *cit.*, p. 74.

TOQUES SUTIS

TOQUES NA REGIÃO DA CAVIDADE ABDOMINAL

TOQUE "ASAS DE BORBOLETA" E OUTRAS VARIAÇÕES AO REDOR DO UMBIGO

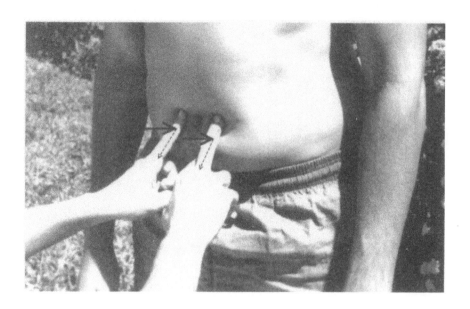

DESCRIÇÃO BÁSICA DAS POSIÇÕES

PACIENTE: Deitado em decúbito dorsal ou em pé, dependendo do toque; região do umbigo descoberta; posição descontraída; braços soltos; olhos fechados.

TERAPEUTA: Se o paciente estiver deitado, vai se colocar ao lado da região umbilical. Caso esteja em pé, pode se posicionar sentado ou ajoelhado sobre almofada na frente do umbigo.

PROVIDÊNCIAS: Se o toque for feito com o paciente em pé, deixar ao seu lado um colchonete e uma toalha para que após o trabalho possa se deitar e a região ser coberta.

1ª FORMA:

POSIÇÃO: Paciente em pé.

LOCAL DE APLICAÇÃO: Na região ao lado do umbigo, calcular uns 2 cm de afastamento da borda e focalizar 2 pontos paralelos.

TOQUE: Com a polpa do dedo indicador de ambas as mãos, aproximar os dedos e aplicar simultaneamente um impacto rápido. Logo depois, pode ser repetido o impacto mais uma ou duas vezes, dependendo do grau de resistência e sensibilidade da pessoa que recebe o toque.

Este estímulo costuma ter uma repercussão muito profunda, não só causando a desmontagem de uma postura organizada mas mobilizando também vivências regressivas.

2ª FORMA:

POSIÇÃO: Paciente deitado ou em pé.

LOCAL DE APLICAÇÃO: Toque em círculos contornando a borda do umbigo.

TOQUE: Fazer três voltas tamborilando levemente com a polpa dos dedos indicador e mediano, marcando círculos com a delicadeza de toque similar a "Asas de Borboleta".

VARIAÇÃO: O 1º círculo com diâmetro menor, o 2º com diâmetro um pouco maior e o 3º desenhando um círculo grande.

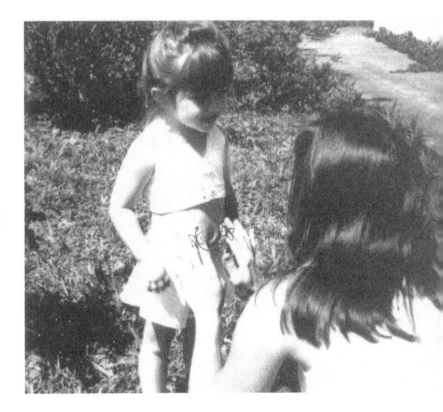

3ª FORMA:

POSIÇÃO: Paciente deitado.

TOQUE: Começar a desenhar um círculo sobre a pele com levíssimo contato, esfregando bem rápido o dedo polegar contra o indicador e mediano, com a idéia "de espalhar ou esfarinhar um açúcar granulado". Fazer então novos círculos no ar, a partir desse primeiro, formando um tubo imaginário como se fosse um cordão umbilical sobre o umbigo. Fazer com os dedos um ruído bem audível de *farfalhar* e ir circulando e afastando aos poucos até alcançar em média uma distância de 50 cm. Terminar então com um movimento de fio ainda farfalhando e que continua para cima.

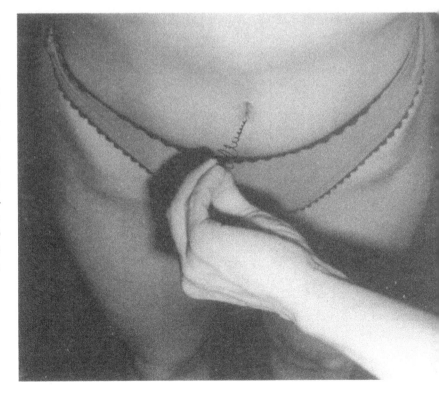

TOQUES SUTIS

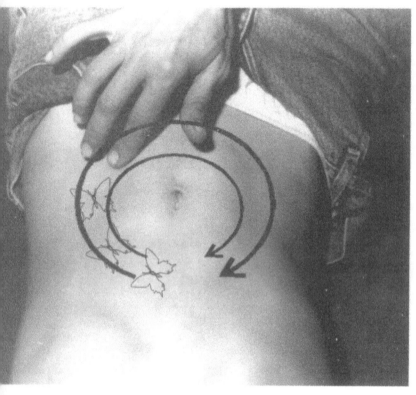

Aplicação da 2ª forma na posição deitada.

4ª FORMA:

POSIÇÃO: Paciente em pé.

QUALIDADE DO TOQUE: Com o magnetismo do olhar.

FORMA DE APLICAÇÃO: A distância entre o umbigo e os olhos do terapeuta pode ser variada, dependendo da "força do olhar" ou do magnetismo do aplicador. Os olhos devem estar na mesma altura do umbigo.

CONCENTRAÇÃO: Fixar o olhar no umbigo e imaginar que penetra como "raio laser", chegando até a coluna. A idéia de que uma faixa de força sai de um ponto situado entre as sobrancelhas e se junta com a força do olhar aumenta o potencial do trabalho.

5ª FORMA:

Trata-se aqui de aprofundar mais o toque pela força do olhar descrito anteriormente na 4ª forma. Para tanto, repetir o procedimento anterior e depois de se ter conseguido a concentração, fechar os olhos e continuar mantendo a imagem mental.

Convém lembrar o fato de que quanto mais sutis, mais profundos são os trabalhos, porém só devem ser usados com pessoas que já tenham uma sensibilidade mais desenvolvida, como já foi colocado de modo mais detalhado anteriormente.

6ª FORMA:

Trabalho com sopro morno emitido com jato consistente de uma distância de 15 cm em média. O jato de sopro vai delineando um círculo ao redor do umbigo, correspondente a uma expiração completa. Para inspirar, afastar o rosto e ao expirar emitir novo sopro prolongado e morno, percorrendo o mesmo trajeto. Repetir mais uma 3ª vez.

TOQUES NA REGIÃO DA CAVIDADE ABDOMINAL

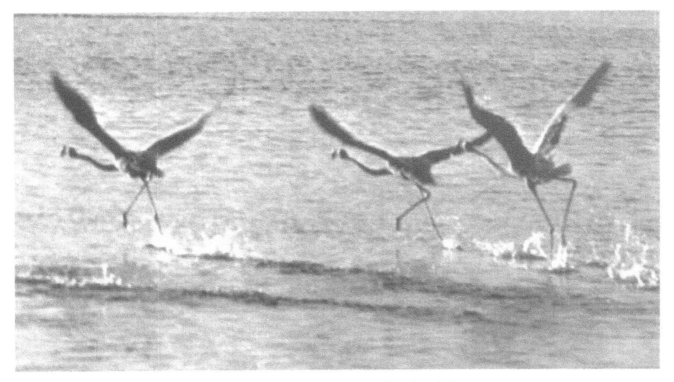

"...levíssimos toques na superfície da pele."

COMENTÁRIOS

1 - O dr. Calligares, docente em neuropatologia da Universidade de Roma, desenvolveu profundos estudos a respeito do magnetismo do corpo humano. Apontou em seu trabalho que uma das formas mais freqüentes de projeção do magnetismo é feita através da convergência de vibrações onduladas de todo o corpo para um único foco emissor que se situa na região que circunda o umbigo.[1] Em sentido inverso, a região do umbigo é um ponto de alto potencial de captação de vibrações, área de grande sensibilidade e de memórias regressivas.

2 - O dr. Sándor, falando certa vez sobre a região compreendida entre a faixa que vai do plexo solar até pouco abaixo do umbigo, lembrou o fato de os bispos usarem uma faixa roxa nessa área e aconselhava que essa parte do corpo ficasse coberta em ambientes conturbados, dada a grande sensibilidade dessa região para captar vibrações.

3 - Os toques sutis na região próxima do umbigo mobilizam o vir-à-tona de memórias regressivas ou de vivências relacionadas com as raízes da vida. No homem,[2] o desejo de procriação é um reflexo, uma compensação exterior do que ele deseja realizar em seu interior. A grandeza do homem, sua verdadeira liberdade, consiste na possibilidade de, trabalhando nele mesmo diferentes planos de consciência, se tornar o executor de sua própria germinação.

---

1 - Leprince, A., Les ondes..., Editions Dangles, 1973, pp. 141-146.
2 - Baseado em Souzenelle, De l'Arbre..., cit., p. 147.

TOQUES SUTIS

SOPRO PARA SOLTAR AS TENSÕES DA BOCA DO ESTÔMAGO

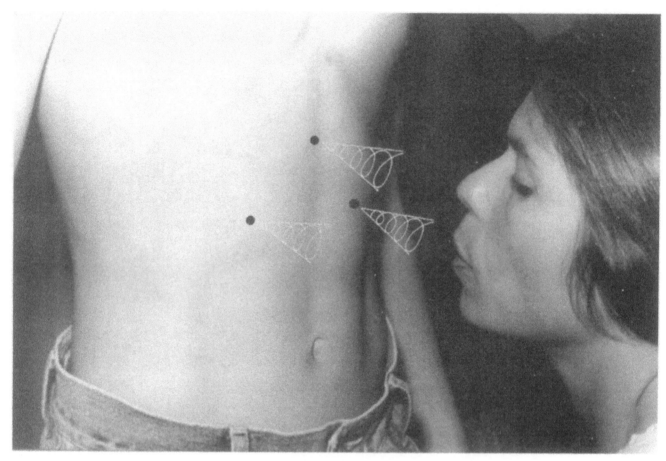

"...o estômago é como uma fornalha que produz alimentação para o corpo físico e nutre também as emoções." [1]

POSIÇÃO

PACIENTE: Em pé; posição descontraída; olhos fechados; região do plexo solar descoberta.

TERAPEUTA: Sentado na frente do paciente, guardando uma distância de 30 cm em média.

APLICAÇÃO

REGIÃO DO SOPRO:

1º ponto: na altura do fígado, pouco abaixo da costela, na linha do mamilo.

2º ponto: do outro lado em espelho.

3º ponto: na boca do estômago.

---

1 - Baseado em Souzenelle, De l'Arbre..., cit., p. 143.

TOQUES NA REGIÃO DA CAVIDADE ABDOMINAL

FORMA DE APLICAR O TOQUE: Sopro morno, bem focado e consistente aplicado devagar sempre nas expirações, com distância média de 10 cm. Lembrar de afastar o rosto do paciente para inspirar.

São 7 o número de sopros em cada ponto, podendo ser em menor número, dependendo da sensibilidade do paciente.

APÓS O TOQUE: Orientar a pessoa para se deitar em colchonete ou se soltar numa poltrona. Cobrir a barriga logo após o trabalho para evitar que esfrie.

1 sopro = 1 expiração

Sopro
- prolongado
- consistente
- morno

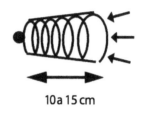

10 a 15 cm

COMENTÁRIOS

1 - Em maior ou menor grau mobiliza a soltura do diafragma favorecendo uma amplitude da respiração. Alívio de tensões na região estomacal. Acompanha soltura dos ombros e do pescoço. Atua no plexo esofágico, podendo repercutir até nas glândulas salivares.[1,2]

2 - Relacionando tensões da região torácica com dificuldades respiratórias e dores na boca do estômago, já se escreveu:[3]

As dificuldades respiratórias implicam sempre a contração da região diafragmática. Com o seu movimento esse músculo massageia inúmeras vísceras e órgãos, libertando (ou prendendo) o coração, os pulmões, o baço, o pâncreas, o estômago e os rins. Nada a fazer nesses órgãos antes de soltar o diafragma. Por isso é muito comum dores na boca do estômago, falta de ar, arrocho no peito e sufocamento.

Nas tensões crônicas da região torácica é muito comum que surjam afecções pulmonares e cardiovasculares.

---

1 - Jacob e Francone, Anatomia..., cit., pp. 248, 271, 431, 437.
2 - Observação feita em trabalhos freqüentes com o toque.
3 - Penna, Corpo..., cit., p. 145.

TOQUES SUTIS

TOQUE NO DIAFRAGMA

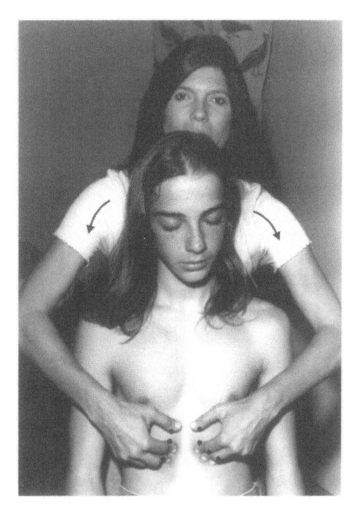

POSIÇÃO

PACIENTE: Sentado em banqueta; pernas e braços soltos; olhos fechados.

TERAPEUTA: Atrás do paciente.

APLICAÇÃO

REGIÃO DO TOQUE: Embaixo das costelas, sobre o diafragma.

QUALIDADE DO TOQUE: O toque é feito com a polpa de todos os dedos pressionando por baixo das costelas, na região diafragmática. Iniciar com firme pressão e ir soltando bem devagar.

DURAÇÃO: Por 45" a 1' em média.

PROVIDÊNCIA: Se o paciente for gordo, pedir no início para que encolha a barriga de modo que possa ser marcada a região do toque. Colocar um colchonete ao lado do paciente para que ele possa se soltar após o toque, caso sinta vontade.

COMENTÁRIOS

1 - Mobilização e relaxamento do diafragma promovendo a soltura dos resíduos profundos de tensões emocionais que repercutem nos processos digestivos e respiratórios. Pode ocorrer enjôo, alteração térmica, assim como outras possíveis manifestações neurovegetativas com este trabalho.[1, 2]

2 - Alexander Lowen, em seu livro *Bioenergética*, faz referência ao diafragma dizendo:[3]

O diafragma é o principal músculo respiratório e sua ação está em grande medida submetida à tensão emocional: reage a situações de medo através de contrações. Quando estas passam a ser crônicas, está criada a predisposição para a ansiedade.

3 - Diferentes reações emocionais podem eclodir, desde o choro até o riso, com ativação de conteúdos afetivos esquecidos ou bloqueados.[4]

---

1 - Jacob e Francone, Anatomia..., *cit., pp. 166, 259, 346, 437.*
2 - Observação feita em trabalhos freqüentes com o toque.
3 - Lowen, Bioenergética, *cit.*
4 - Observação feita em trabalhos freqüentes com o toque.

TOQUE PARA CRISE HISTÉRICA EM MULHERES

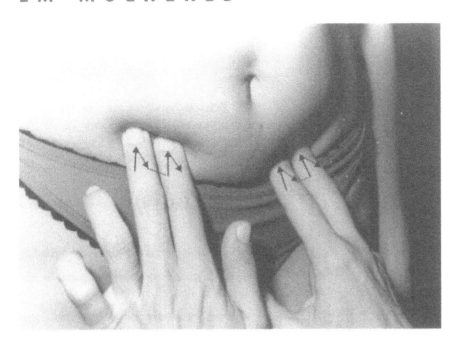

POSIÇÃO

PACIENTE: Em pé; posição descontraída; olhos fechados. Região abdominal descoberta.

TERAPEUTA: Sentado em banqueta na frente do paciente.

APLICAÇÃO

LOCAL DO TOQUE: Sobre a região dos ovários, na altura da crista ilíaca e uns 3 dedos para dentro. Localizar dois pontos bem paralelos.

TOQUE: Encostar simultaneamente a polpa dos dedos médio, indicador ou de ambos juntos sobre a região dos ovários e acompanhar, sem pressionar, a ondulação respiratória. De repente, numa expiração, pressionar com *tranco brusco, rápido e bem decidido* os pontos sobre os ovários.

COMENTÁRIOS

1 - Como todo impacto forte e de surpresa, o efeito é de retração e de vasoconstrição, também mobilizando a quebra de seqüências obsessivas do pensamento.[1] De certa forma *acorda a pessoa para o aqui e agora.*

2 - Mobilização rápida da tonicidade muscular na área de impacto e das regiões vizinhas. O efeito se espalha de imediato para o assoalho pélvico, repercutindo na retração dos genitais.[2]

---

1 - Observação feita em trabalhos freqüentes com o toque.
2 - Jacob e Francone, Anatomia..., cit., pp. 14, 478, 540, 544.

TOQUES SUTIS

DELIMITAÇÃO POR SOPRO DO ESPAÇO ABDOMINAL

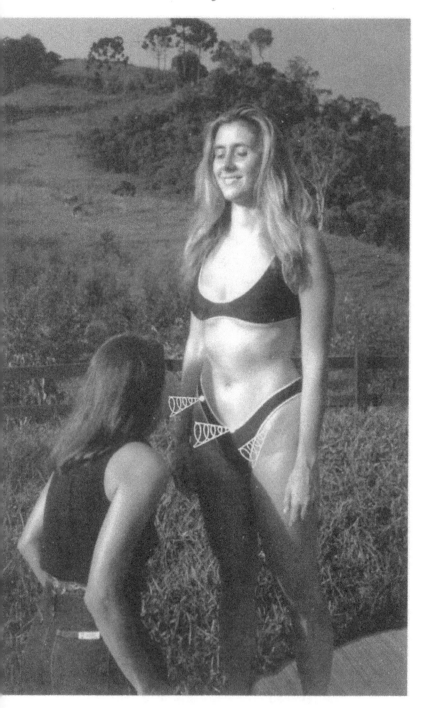

POSIÇÃO

PACIENTE: Em pé; posição descontraída; olhos fechados. A região abdominal descoberta.

TERAPEUTA: Sentado em banqueta na frente do paciente, mantendo distância média de 50 cm.

APLICAÇÃO

REGIÃO DO SOPRO: São 3 pontos a serem trabalhados:

1º - sobre a ponta do osso da bacia à direita.

2º - sobre a ponta do osso da bacia à esquerda.

3º - na borda superior do osso púbico, no centro sobre a linha alba.

QUALIDADE DO SOPRO E NÚMERO DE ESTÍMULOS: Sopro lento e morno formando um foco bem definido sobre o ponto. A distância da emissão em média de 10 cm, sempre na expiração. Para inspirar, afastar o rosto virando a cabeça de lado. Em média 7 sopros em cada ponto.

VARIAÇÃO: TOQUE TABUADA DE 1 A 10: Sobre cada ponto, contar lentamente com voz audível de 1 a 10, correspondendo cada número a uma expiração.

1 sopro = 1 expiração

Sopro
- prolongado
- consistente
- morno

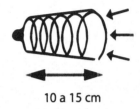

10 a 15 cm

COMENTÁRIOS

1 - Neste trabalho os estímulos de sopro nos 3 pontos vão ser captados pelos receptores cutâneos além de transmitidos por condução óssea.[1]

O dr. Sándor,[2] referindo-se à sensibilidade cutânea e aos toques suaves, apontou para o fato de que uma mesma área pode servir para a percepção e a condução das mais diversas qualidades (pressão, calor, frio, dor e suas gradações múltiplas), proporcionando uma vivência multissensorial.

2 - Auxilia na tomada de consciência do esquema corporal e do espaço abdominal.

Aumenta as sensações de vitalidade e de ânimo, na medida em que uma presença mais decidida e forte na vida está interligada com o desenvolvimento de uma boa consciência do espaço em que vivemos: O CORPO.[3]

3 - A ondulação e a qualidade vibratória do som na emissão dos números pode ser relacionada com o movimento de um *fole*.[4] Quanto mais profunda for a formação do som e maior o *fole*, mais intenso vai ser o efeito da emissão sonora.

4 - O sopro morno tem similaridade com o vapor, que, conforme comentou Marie Louise von Franz, é considerado a psique da matéria. Ela se referiu aos antigos textos de alquimia que associavam o vapor ou fumaça com a idéia de matéria sublimada, de um corpo sutil...[5]

---

1 - Jacob e Francone, Anatomia..., cit., pp. 12-16, 111, 266, 271.
2 - Sándor, Técnicas..., cit., p. 99.
3 - Observação feita em trabalhos freqüentes com o toque.
4 - Benttenmüller, M.G., Expressão vocal e expressão corporal, Rio de Janeiro, Forense — Universitária, 1974, pp. 43, 44, 45.
5 - Franz, M. L. von, Alquimia, São Paulo, Cultrix, 1987, p. 83.

TOQUES SUTIS

ESTÍMULO TÉRMICO NA REGIÃO LATERAL DA BACIA

POSIÇÃO

PACIENTE: Em pé; posição descontraída; olhos fechados.

TERAPEUTA: Em pé ou sentado em banqueta atrás do paciente.

APLICAÇÃO

LOCAL: Na região lateral da bacia, sobre a borda da crista ilíaca anterior.

QUALIDADE DO TOQUE: Com o côncavo de ambas as mãos formando uma "cesta amolecida e morna", fazer uma espécie de cápsula cobrindo a ponta da bacia (da crista ilíaca anterior) com toque simultâneo.

Os braços do terapeuta devem passar entre o corpo e os braços do paciente, para fazer o toque.

TEMPO DE APLICAÇÃO: Em média 1' 30".

PROVIDÊNCIA: Colchonete ao lado do paciente para ele se soltar após o toque.

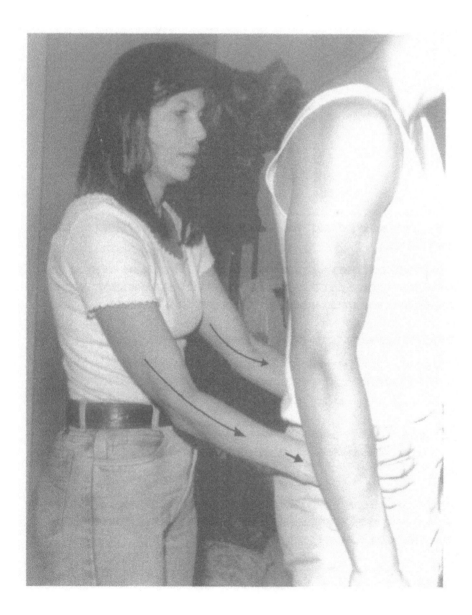

COMENTÁRIOS

1 - Com o toque energético-calórico sobre a ponta e as bordas do osso da bacia,[1] manifestam-se reações de soltura provocadas pela propagação do estímulo através dos ossos. Pode-se também esperar uma maior consciência do esquema corporal.

2 - O efeito propaga-se por toda a região da bacia com aquecimento e aumento da concentração energética da área pélvica.[2]

3 - Segundo Lowen,[3] as tensões musculares e os bloqueios dos fluxos energéticos se interligam:

Os distúrbios dos fluxos ocorrem em forma de bloqueios musculares em determinadas áreas onde a motilidade é reduzida. Nessas áreas podemos apalpar e sentir com nossos dedos a espasticidade da musculatura.

4 - Lucy Penna[4] escreveu sobre o espaço pélvico:

O abdômen e a pelve são responsáveis pela maior parte do peso corpóreo. O sistema de forças gerado pela densidade da massa óssea, visceral e muscular nesta região faz com que ela se torne o centro de equilíbrio do corpo no espaço.

---

1 - Jacob e Francone, Anatomia..., cit., pp. 11-16, 109-111, 164-167.
2 - Observação feita em trabalhos freqüentes com o toque.
3 - Lowen, Bioenergética, cit., p. 47.
4 - Penna, Corpo..., cit., p. 146.

TOQUES SUTIS

ESTÍMULO TÉRMICO
SEM TOQUE DO ASSOALHO PÉLVICO

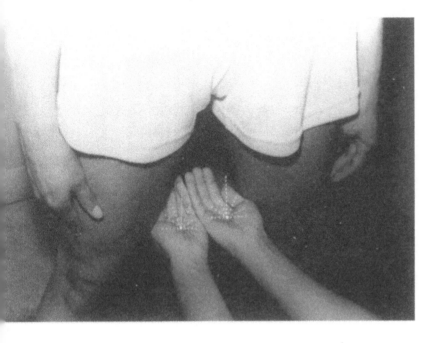

POSIÇÃO

PACIENTE: Em pé; pernas posicionadas como uma tesoura aberta com afastamento de uns 40 cm entre os pés; postura descontraída; olhos fechados.

VARIAÇÃO: O toque pode ser adaptado para a posição deitada.

TERAPEUTA: Sentado em banqueta ou ajoelhado sobre almofada na frente do paciente.

APLICAÇÃO

REGIÃO DO TRABALHO E POSIÇÃO DAS MÃOS: As mãos se unem lado a lado, deixando os dedos ligeiramente curvados, formando uma espécie de cesta única. A intenção é passar o calor do côncavo das mãos para o assoalho pélvico, colocando esta *cesta térmica* entre as pernas do paciente, na altura média da coxa interna, procurando não encostar nas coxas.

TEMPO DE APLICAÇÃO: Em média durante 1'.

COMENTÁRIOS

1 - Este trabalho atua nos neurorreceptores espalhados pela parte interna da coxa. Os estímulos são levados para as raízes dos nervos no sacro, promovendo um aquecimento com aumento da irrigação sangüínea e umidade da área genital e de todo o assoalho pélvico.[1] Auxilia em quadros de frigidez, impotência, problemas de atraso menstrual, constipação intestinal e retenção urinária.[2]

2 - Segundo Jean Pierre Bayard, em seu livro *Le Symbolisme du Caducée*:[3]

A força interior do homem está associada ao simbolismo de uma serpente enrolada sobre si mesma, repousando adormecida numa região do organismo sutil que corresponde à extremidade inferior do corpo.

Essa energia vital, armazenada e latente, é conhecida como *"Fogo Serpente"* ou Kundalini, que pode ser desperto, se deslocando e se elevando através de sete centros ou rodas energéticas que se distribuem ao longo da coluna, indo até a região frontal.

O traçado espiralante deste fogo líquido, subindo e descendo pela coluna, liga a região do sexo até a do pensamento, abrindo o caminho do conhecimento. Provém, sem dúvida, da energia contida no centro da Terra, penetrando no homem ao nível da sua raiz.

---

1 - Jacob e Francone, Anatomia...*, cit., pp. 256, 263, 271, 353.*
2 - Observação feita em trabalhos freqüentes com o toque.
3 - Bayard, J. P., Le symbolisme du caducée, *Guy Trédaniel, Paris, 1978, pp. 128-135.*

TOQUES NA REGIÃO DA CAVIDADE ABDOMINAL

ESTÍMULO DE IMPACTO DECIDIDO E SOLENE NA PONTA DOS QUADRIS

POSIÇÃO

PACIENTE: Em pé; olhos fechados; braços soltos. Descoberta a região do toque.

TERAPEUTA: Sentado na frente do paciente, afastado em média 60 cm.

APLICAÇÃO

LOCAL: Toque bilateral sobre a ponta do osso que delimita a bacia ou sobre a borda externa da crista ilíaca anterior superior.

QUALIDADE DO TOQUE: Três batidas solenes do tipo de forte impacto com a polpa dos dedos indicador e/ou mediano, simultaneamente e com igual força de impacto.

PROVIDÊNCIAS: Orientar o paciente para se soltar no chão após o toque, sobre um cobertor ou colchonete.

O terapeuta deve estar preparado para auxiliá-lo na *queda*, pois é freqüente a perda de domínio das pernas.

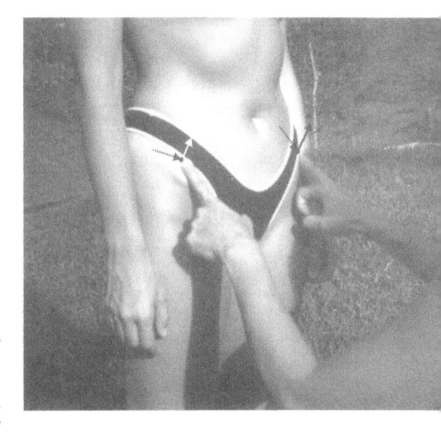

COMENTÁRIOS

1 - Em geral, neste toque, o paciente tende a cair para a frente ou apenas sente um abalo postural.

O impacto imprevisto e forte pode provocar o desencaixe das pernas com o tronco e imediato desequilíbrio dos joelhos e tornozelos. O efeito se estende por todas as outras articulações do corpo, em maior ou menor grau, dependendo da sensibilidade de cada um.[1,2]

2 - [3]Com a soltura das pernas, as tensões do maxilar também se soltam e as glândulas salivares costumam reagir com aumento de salivação. Sabe-se que a secreção salivar é reduzida em estados de tensões, assim como costuma ocorrer o ranger de dentes, bruxismo ou problemas na articulação mandibular.[4]

3 - Pode-se esperar com este toque o imediato desvio do foco de pensamentos mais racionais e memórias afetivas para as funções básicas de equilíbrio, que, quando abaladas, numa reação de defesa instintiva, desviam as atenções das outras áreas.[5]

---

1 - Hoppenfeld, Propedêutica..., cit., cap. V.
2 - Observação feita em trabalhos freqüentes com o toque.
3 - Idem.
4 - Jacob e Francone, Anatomia..., cit., pp. 82, 120, 126, 165.
5 - Observação feita em trabalhos freqüentes com o toque.

TOQUES SUTIS

TRABALHO NA REGIÃO DAS COSTAS

TOQUE DE PRESSÃO PONTUAL AO LONGO DA COLUNA

Pressão simultânea de 3 pontos, "imprimindo" ao longo da coluna uma seqüência de triângulos.

APLICAÇÃO

LOCAL: Sobre a crista das vértebras e nos intervalos entre elas (entre os processos transversos), com início na 5ª v. lombar e término na 7ª v. cervical.

APLICAÇÃO: O toque é feito só com a mão direita, usando o dedo mediano para pressionar o centro de cada vértebra e os dedos indicador e anular para pressionar os intervalos laterais das vértebras, de modo que o toque é sempre em formato de triângulo.

QUALIDADE DA PRESSÃO: Pressão média em todo o trajeto.

DURAÇÃO: Permanecer por 3 respirações completas do paciente em cada vértebra. Na última expiração suavizar a pressão e mudar para a vértebra imediatamente acima, escorregando os dedos para não perder o contato.

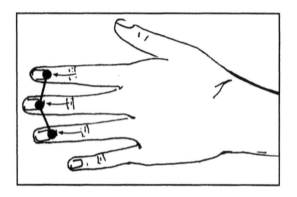

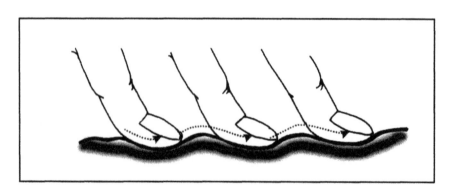

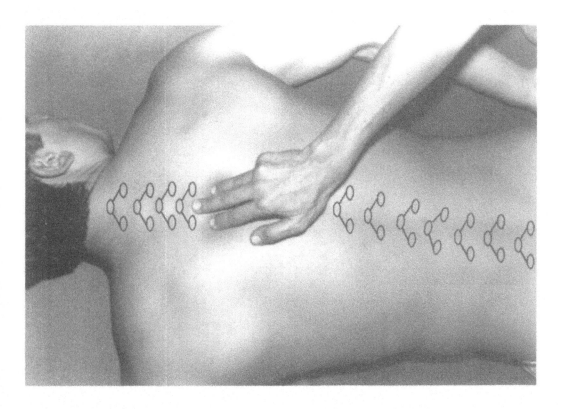

COMENTÁRIOS

1 - Os toques de pressão pontual ao longo de toda a coluna atuam nas raízes dos nervos espinhais,[1] mobilizando reações com as mais diversas manifestações neurovegetativas. Alteração do ritmo respiratório, da temperatura, de secreções salivares e lacrimais, assim, como movimentos intestinais e ativação dos rins e bexiga costumam se apresentar em graduações variadas, mas sempre favorecendo uma regulação mais adequada para o momento.[2]

2 - O traballho delicado sobre a pele, em partes do corpo em geral esquecidas, mobiliza os neurorreceptores que captam os estímulos não habituais de uma forma *muito primária e sem desvios criados pelos hábitos*. Acontecem então sensações que não possuem ainda um "código de expressão verbal".[3]

3 - Os estímulos sutis mobilizam a consciência do canal central da coluna e da medula e com freqüência se formam imagens e sensações como:

...parece que uma espuma, como de bolhas de sabão, foi escorrendo por dentro da coluna deixando uma sensação molhada... espuma branca...

...deu a nítida sensação que foi passado um creme bem frio e molhado...[4]

---

1 - Jacob e Francone, Anatomia..., cit., pp. 68, 253-258, 266-271.
2 - Observação feita em trabalhos freqüentes com o toque.
3 - Idem.
4 - Idem.

TOQUES SUTIS

TOQUE NA REGIÃO SUPRA-RENAL

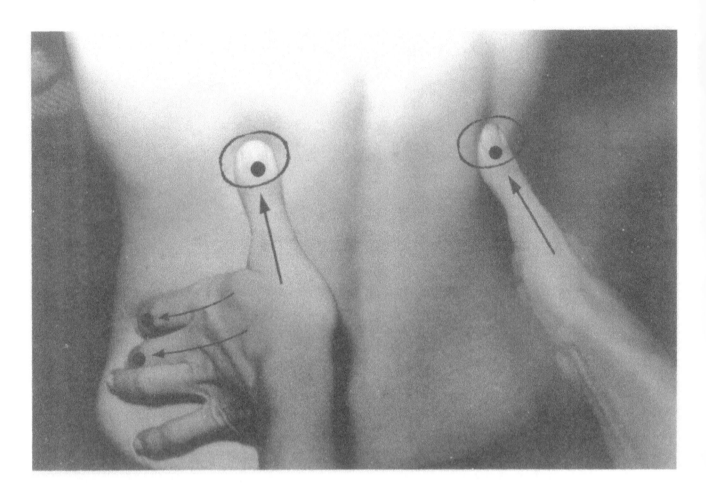

APLICAÇÃO

PACIENTE: Em pé; braços soltos; posição ereta mas descontraída; olhos fechados.

TERAPEUTA: Em pé ou sentado em banqueta atrás do paciente.

LOCAL DO TOQUE: 2 pontos sobre a região das supra-renais e 2 outros pontos marcando os limites laterais dos quadris, sobre a borda superior do osso da bacia.

APLICAÇÃO

O trabalho é feito com ambas as mãos, formando dois semicírculos.

Os polegares tocam com pressão média os 2 pontos sobre as supra-renais. Ao mesmo tempo, os dedos *indicador e mediano* juntos vão tocar de modo semelhante os 2 pontos sobre as bordas laterais da bacia (da crista ilíaca).

OBSERVAÇÃO: Este toque faz parte da Descompressão Fracionada apresentada neste trabalho.

GRADUAÇÃO DE PRESSÃO E TEMPO DA APLICAÇÃO. A pressão começa com grau médio, de toque decidido. Permanece por um tempo de 3 ciclos respiratórios do paciente, passando a uma pressão mais suave mantida por igual tempo e depois o toque se torna levíssimo, mantido ainda por 3 ciclos respiratórios. Retirar as mãos, cobrir a região e pedir ao paciente que solte o corpo sem restrições, da forma que for mais agradável.

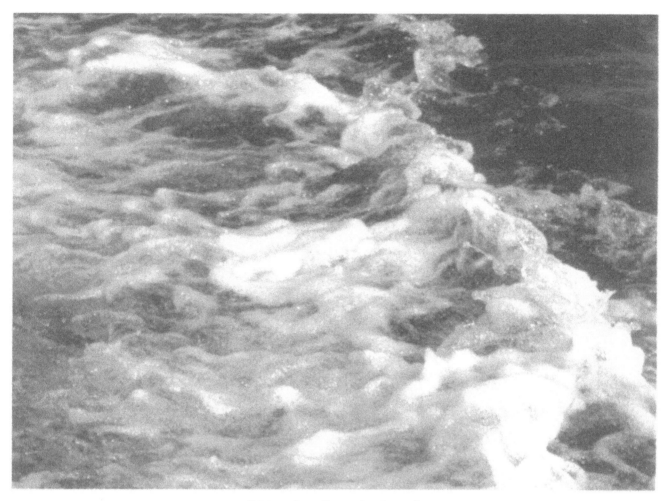

"Ativando os fluxos das águas."

COMENTÁRIOS

1 - Os músculos das costas vão se relaxando aos poucos conforme a pressão vai sendo suavizada. O corpo vai se curvando e a soltura se propaga para o pescoço, os ombros e a cabeça.[1] Os rins e a bexiga manifestam logo uma ativação dos fluxos. Em geral um suspiro mostra que o diafragma também se soltou, acompanhando um certo alívio das sensações opressivas e das tensões emocionais.[2,3]

2 - Numa visão simbólica a região dos rins é chamada *A Porta dos Homens*,[4] limite entre o *"Homem Inferior"* e a passagem para o *"Homem Superior"*, superando o domínio dos instintos e se abrindo para o amor situado no nível cardíaco.

3 - O dr. Victor Bott[5] se refere ao rim dizendo: *Como instrumento da alma vemos o rim em relação com a vida afetiva profunda. Assim o medo do tipo renal será um medo orgânico relacionado com a sobrevivência.*

4 - A frase[6] *"Sondar os rins e o coração"* pode ser encontrada em ditados populares: aqui os rins entendidos como a sede dos desejos secretos e o coração de pensamentos mais íntimos.

---

1 - *Kendall*, Músculos..., cit., pp. 214, 218.
2 - *Mantak Chia*. A energia curativa através do TAO, São Paulo, Pensamento, 1990, p. 79.
3 - *Observação feita em trabalhos freqüentes com o toque.*
4 - *Souzennelle*, De L'arbre..., cit.
5 - *Bott*, Medicina..., cit., p. 128.
6 - *Baseado em Chevalier*, Dictionnaire..., cit.

TOQUES SUTIS

BRINQUEDO DE "FAZER PACOTE COM O CORPO" OU CONSCIENTIZAÇÃO DA LATERALIDADE POR PRESSÃO

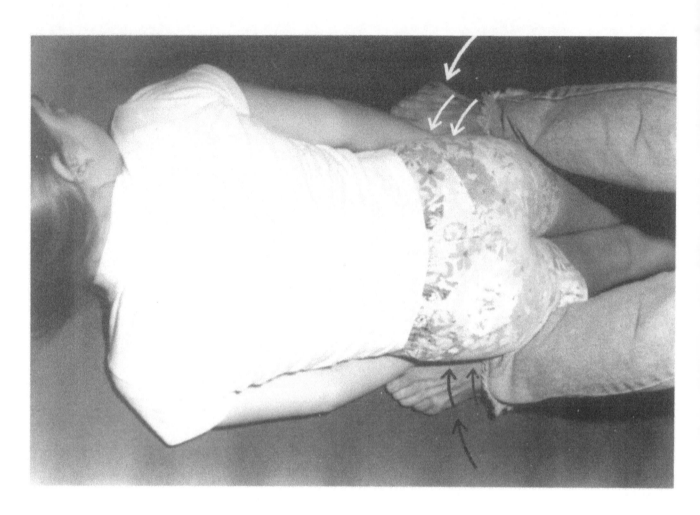

POSIÇÃO

PACIENTE: Deitado no chão em decúbito ventral, rosto virado de lado com os braços junto ao corpo.

TERAPEUTA: Em pé com as pernas abertas em tesoura sobre o paciente na altura de suas coxas.

LOCAL DE TRABALHO: Na lateralidade do corpo, da coxa até os ombros.

FORMA DE APLICAÇÃO: Com a região interna dos pés, o terapeuta vai pressionar "com decisão e força" as mãos do paciente contra suas coxas. Segurar firmemente por 1 respiração completa ou 2, caso a respiração esteja muito acelerada. Em seguida, soltar aos poucos e escorregando sem perder o contato, mudar a posição dos pés para a região imediatamente acima. Continuar com o mesmo procedimento, pressionando os braços contra o corpo até a altura dos ombros. Dirigir-se para a cabeceira e enfiar a ponta dos dois pés ou o côncavo das mãos por baixo "das saboneteiras" dos ombros, ladeando o pescoço. Permanecer por 3 respirações em média e retirar devagar os pés ou as mãos.

TRABALHO NA REGIÃO DAS COSTAS

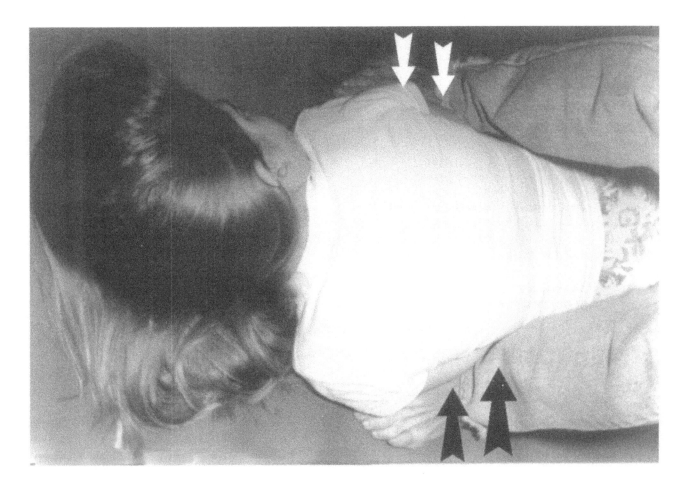

COMENTÁRIOS

1 - É interessante o efeito deste trabalho[1] nas pessoas que estejam passando por medos e inseguranças. Em geral verbalizam que se sentem bem melhor, o corpo mais consistente e uma sensação boa de conseguir sentir os limites do corpo. Ainda temos o fato de que "deitar no chão de barriga para baixo" mobiliza as sensações de contato com a "Terra", que em todas as culturas vem associado ao fortalecimento das energias e à busca de cura. Esse *"regressus ad uterum"* [2] tem sempre o mesmo significado religioso: a regeneração pelo contato com as energias telúricas. Como matriz, Géia, a Magna Mater, concebe todos os seres, as fontes, os minerais e os vegetais. Concebe e retoma a vida.

2 - Sobre o *"Sentir e o Tocar"* escreve Montagu:[3]

– Tanto a verdade quanto a comunicação começam com um gesto simples: – tocar – que é a verdadeira voz da sensação, do sentimento.

... se sabe que um aumento da estimulação tátil reduz o "stress".

3 - Atualmente já se considera a influência da estimulação tátil na área da imunologia, dos hormônios de crescimento, enfim, se abriu o campo da psiconeuroimunologia.[4]

---

1 - Observação feita em trabalhos freqüentes com o toque.
2 - Brandão, Junito de Souza, Mitologia grega, Vozes, 8ª ed., vol. I, p. 185.
3 - Montagu, Tocar, cit., pp. 194-199, 293, 344.
4 - Idem, ibidem.

TOQUES SUTIS

ESTÍMULOS NA COLUNA COM SONS, SOPROS E IMAGENS MENTAIS

LOCAL DE APLICAÇÃO: Em toda a extensão da coluna, sobre as vértebras, com início na 5ª v. lombar e término na 7ª v. cervical.

POSIÇÃO

PACIENTE: Decúbito ventral; cabeça virada de lado; braços ao lado da cabeça; olhos fechados.

TERAPEUTA: Ao lado do paciente.

PROVIDÊNCIA: Uma toalha e cobertor à disposição para cobrir o paciente imediatamente após o trabalho.

APLICAÇÃO

Este trabalho consiste em 2 etapas que se devem acompanhar da imagem mental ou pensamento-forma que está descrito logo adiante.

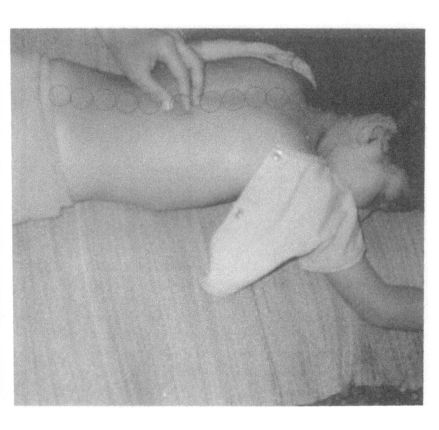

1ª PARTE:

Cada vértebra é envolvida por uma espécie de cápsula ao seu redor, feita com a polpa dos dedos da mão direita para aquecer e preparar o local. A pressão é suave porém bem determinada, permanecendo por 3 ciclos respiratórios do paciente. Na última expiração o toque é retirado com delicadeza e imediatamente se inicia a 2ª parte.

2ª PARTE:

O terapeuta faz uma espécie de funil com a mão direita, encostando a parte ulnar sobre o processo espinhoso e pelo outro lado vai emitir um sopro aquecido, de duração prolongada e equivalente a uma completa expiração.

Esse mesmo procedimento vai sendo feito sobre cada vértebra até a 7ª cervical.

*IMAGEM MENTAL OU PENSAMENTO-FORMA QUE
ACOMPANHA CADA PONTO TRABALHADO:*

São inesquecíveis as palavras que o dr. Sándor usou na construção da imagem, recomendando que esse pensamento acompanhasse cada vértebra que fosse trabalhada:

Deve-se primeiro preparar com cuidado um ninho no centro da vértebra, imaginando que está sendo feito com toda delicadeza.

Em seguida colocar um ovinho bem no fundo, feito de sopro aquecido, que ficará para ser chocado.

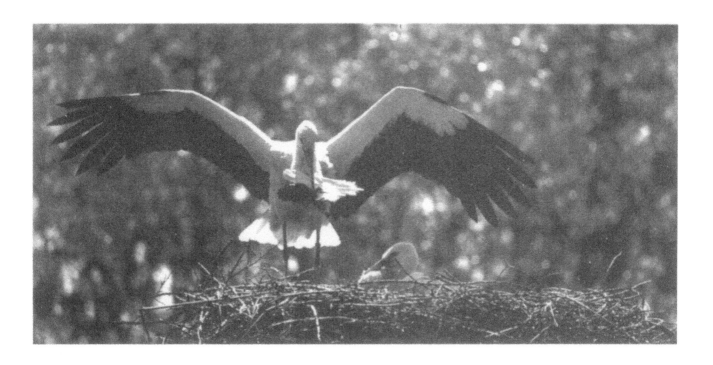

COMENTÁRIOS

Neste trabalho:

o sopro:[1] símbolo universal de um princípio de vida, ativa uma imagem do *Ovo Energético;*

o calor:[1] fonte de regeneração e renascimento, potencializa a imagem ativa; e

a concentração na imagem[1] cria condições para que o trabalho alcance níveis profundos de mobilização do corpo e da alma.

---

1 - Baseado em Jung, C.G., e Wilhelm, R., El secreto de la flor de oro, Paidós, Buenos Aires, 1977, p. 113.

TOQUES SUTIS

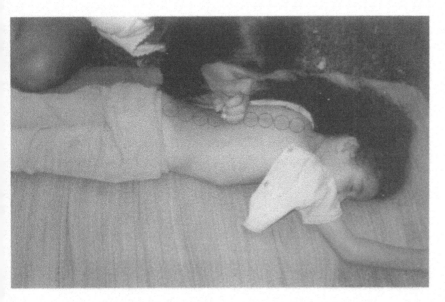

VARIAÇÃO: Aplicar sobre cada vértebra a estimulação com som *(Ah~... ah~...)* bem audível, emitido dentro do "funil" já descrito. Cada som vai corresponder a uma expiração longa.

1 sopro = 1 expiração = 1 emissão sonora

Sopro $\begin{bmatrix} \text{- prolongado} \\ \text{- consistente} \\ \text{- morno} \end{bmatrix}$ som

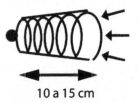

10 a 15 cm

COMENTÁRIOS

1 - Sobre o *pensamento-forma* e a força do *pensar dirigido*, Alice Bailey[1] comentou que o homem cria o *pensamento-forma* que é animado pela sua própria vitalidade e dirigido com sua vontade. A emissão do fluxo do pensamento-forma adquire seu impulso pela concentração em um foco bem definido, com alento ou presença da alma, acompanhado de um preparo com meditação e respiração ritmada.

2 - Ken Dychtwald em seu livro *Corpomente* se referiu à coluna vertebral dizendo:[2]

...ao longo desse conduto flui a mais poderosa de todas as energias, a energia Kundalini. Os hindus chamam esse conduto energético de Sushumna. Ao lado desse canal circulam dois outros Ida e Pingala. Esses fluxos se enrolam ao longo da coluna em sentido ascendente, cruzando-se em sete pontos, sete círculos de energia... a natureza psicossomática de cada chakra do corpo está relacionada a um ponto em particular ao longo da coluna, bem como a um nível específico de desenvolvimento psico-emocional...

3 - Também analisando todas as reações neurovegetativas, pode ser compreendido o profundo alcance destes toques.[3] A captação dos estímulos suaves pelos neurorreceptores da pele e pelo conduto das vértebras mobiliza reações das mais variadas formas, como salivação aumentada; lacrimejo; suor frio ou quente; amplitude respiratória; soltura das tensões abdominais; alterações térmicas e de pressão arterial, enfim, os trabalhos ao longo da coluna auxiliam na regulagem e manutenção da homeostase do meio interno.[4]

---

1 - Bailey, A., *El camino del discípulo*, 3ª ed., Buenos Aires, Editorial Kier, pp. 122, 123.
2 - Dychtwald, *Corpomente*, cit., p. 93.
3 - Observação feita em trabalhos freqüentes com o toque.
4 - Jacob e Francone, *Anatomia...*, cit., pp. 68, 80-102, 253-266.

TRABALHO NA REGIÃO DAS COSTAS

MOVIMENTOS CIRCULARES NAS COSTAS

POSIÇÃO

PACIENTE: Decúbito ventral; cabeça de lado; braços ao longo do corpo; olhos fechados.

TERAPEUTA: Ao lado do paciente posicionado de modo que possa trabalhar sobre a coluna.

1ª FORMA:

Pequenos círculos duplos ao longo da coluna.

APLICAÇÃO

LOCAL: Sobre a "crista das vértebras", com início logo acima do sacro, na 5ª v. lombar e término na base do pescoço, sobre a 7ª v. cervical.

APLICAÇÃO: Com a polpa dos dedos medianos (ou indicadores) de ambas as mãos, fazer círculos com média pressão sobre as vértebras girando o dedo da direita por cima e no sentido horário, e o da esquerda por baixo no sentido também horário, de modo que façam dois círculos semelhantes em direções opostas e se cruzando sobre o centro das vértebras. Repetir por 3 a 5 vezes esse círculo duplo sobre cada vértebra, deslocando ligeiramente a pele que fica sob a polpa dos dedos e sentindo deslizar a vértebra. O ritmo deve ser numa cadência *lenta sem exagero.* Mudar então o ponto sem perder o contato, escorregando os dois dedos para a vértebra imediatamente acima e repetir o procedimento até a 7ª v. cervical, sempre cuidando para circular as vértebras por cima e pelos lados.

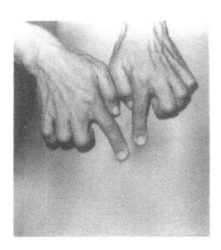

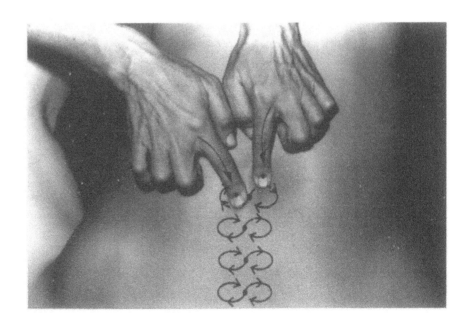

TOQUES SUTIS

VARIAÇÃO:

1. Usar a região da base dos polegares para fazer círculos de diâmetro maior, envolvendo as partes que ladeiam a coluna, atuando sobre os músculos eretores do tronco e cruzando sempre no centro das vértebras.

2. Com a base das palmas das mãos, fazer grandes círculos que vão desde o centro das vértebras até o ponto onde o corpo do paciente encosta no colchão.

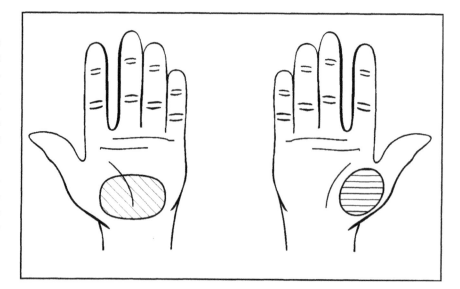

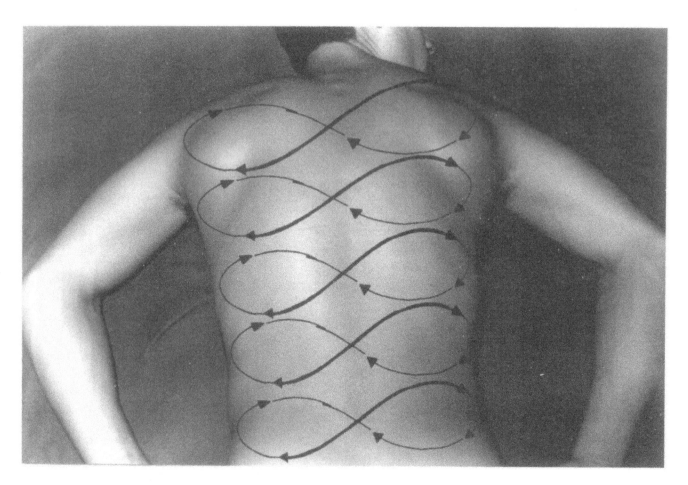

TRABALHO NA REGIÃO DAS COSTAS

2ª FORMA:
Dois corredores de pontos ladeando as vértebras.

APLICAÇÃO

LOCAL: Sobre os músculos eretores do tronco, encostando na coluna. Começar logo acima do sacro, na altura da 5ª v. lombar e término na 7ª v. cervical ou na base do pescoço.

APLICAÇÃO: Com a polpa dos dedos indicador e mediano, ir ladeando a coluna vertebral, marcando lentamente 2 corredores de pontos com pressão suficiente para se sentir com clareza as marcas deixadas no trajeto.

Manter esse estímulo por 3 respirações completas em cada ponto antes de deslocar para a região imediatamente acima, sempre escorregando os dedos para dar continuidade, formando "dois corredores pontos".

VARIAÇÃO: O trabalho de suaves círculos ao longo da coluna vertebral, pescoço e base da nuca pode ser adaptado em bebês, exercendo efeito calmante.

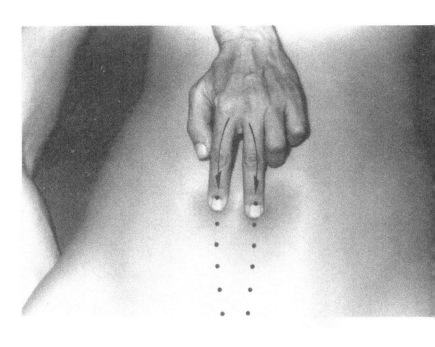

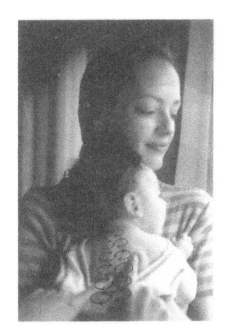

COMENTÁRIO

"É uma necessidade primitiva da criança ter um contato íntimo e quente com o corpo de outra pessoa ao adormecer."

Ana Freud

---

1 - Montagu, Tocar, cit., p. 323.

TOQUES SUTIS

FORTES ESTIMULAÇÕES *"TIPO MARTELO"* NA REGIÃO DA CINTURA

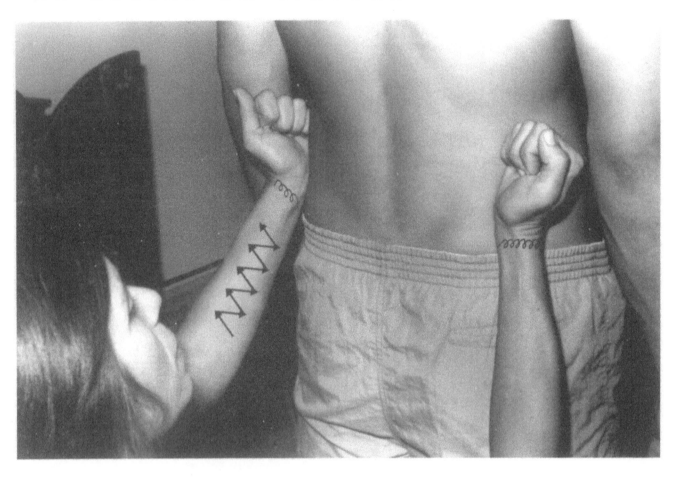

POSIÇÃO

PACIENTE: Em pé; pernas e braços soltos; postura ereta porém descontraída.

TERAPEUTA: Atrás do paciente, numa distância que favoreça a execução do trabalho.

APLICAÇÃO

LOCAL: Começando nos dois lados ao mesmo tempo, sobre a região lateral da parte superior da coxa, na altura da cabeça do fêmur. Ir subindo pelas laterais até chegar à cintura e continuar contornando essa área até o centro das costas. Voltar sem interrupção pelo mesmo trajeto.

NÚMERO DE SEQÜÊNCIAS APLICADAS: Repetir o trajeto por 4 a 5 vezes seguidamente, indo e voltando no mesmo circuito, sem parar o movimento.

ESTIMULAÇÃO: Batidas enérgicas e ritmadas, numa seqüência marcada e acelerada, que devem ser feitas com toque *"tipo martelo"*, batendo com as mãos fechadas.

TRABALHO NA REGIÃO DAS COSTAS

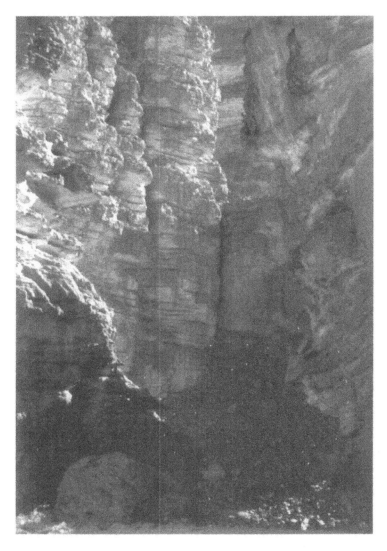

"Soltando blocos musculares enrijecidos."

COMENTÁRIOS

1 - O dr. Sándor sugeria o preparo do paciente com trabalho mais simples ou vigoroso antes dos toques sutis serem usados. A respeito disso Rosa Farah escreveu, lembrando que:[1]

Utilizando vários procedimentos, Sándor demonstrou muitas possibilidades de trabalharmos desse modo mais intensivo áreas mais ou menos extensas do corpo.

De forma geral a indicação dessas combinações de procedimentos é pertinente para aqueles casos em que observamos um certo enrijecimento muscular.

2 - Este trabalho mobiliza o fortalecimento energético da cintura pélvica, produzindo um aumento da circulação na área, aquecimento, soltura e consciência dos quadris.[2,3]

3 - [4]Pode-se esperar um alívio das tensões nessa região ao mesmo tempo que ocorre uma disposição para o agir. Os impactos revigoram o contato com o *"aqui e agora"*, de certa forma *"acordam"* a região dos quadris e das coxas e impulsionam a dinâmica de explorar o espaço ambiental.[5]

---

1 - Farah, Integração..., cit., p. 320.
2 - Jacob e Francone, Anatomia..., cit., pp. 16-18, 166, 256, 459.
3 - Observação feita em trabalhos freqüentes com o toque.
4 - Idem.
5 - Dychtwald, Corpomente..., cit., pp. 84-92.

TOQUES SUTIS

SOLTURA DAS ESCÁPULAS COM "ABRAÇO DE URSO"

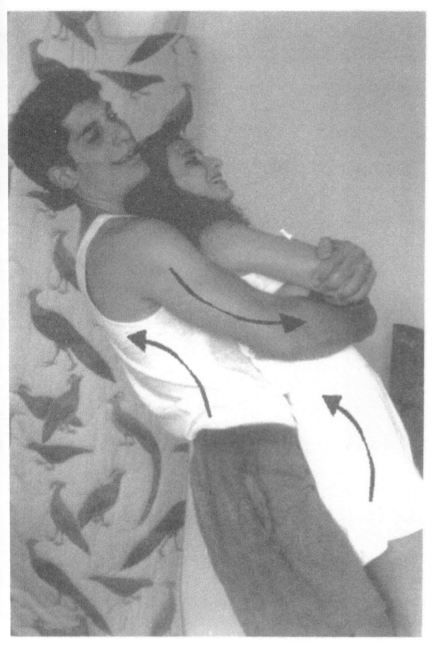

POSIÇÃO

PACIENTE: Em pé; com a mão direita segura seu ombro esquerdo e vice-versa, ou cruza os braços de modo apertado.

TERAPEUTA: Em pé atrás do paciente e bem próximo.

OBSERVAÇÃO: Este trabalho só é possível se o terapeuta for mais alto e mais forte do que o paciente.

PROVIDÊNCIA: Ao lado deixar um colchonete para a pessoa se soltar após o trabalho.

SUSPENSÃO: O terapeuta pega com a mão direita o cotovelo esquerdo do paciente e com a mão esquerda o cotovelo direito. Firma bem esse apoio e quando o paciente *inspirar* levanta-o pelos cotovelos inclinando seu corpo para trás e dobrando um pouco os joelhos. O paciente fica com os pés suspensos e suas costas deitadas no peito do terapeuta. A cabeça também acompanha pendendo para trás.

Na *expiração* a posição volta sem impacto ao normal, porém o paciente continua apoiado no terapeuta e, logo em seguida, numa outra inspiração é de novo alçado.

Se o paciente tiver uma respiração acelerada ou curta demais, o terapeuta permanece com ele *alçado* por 2 a 3 ciclos completos e só então o põe de volta na posição normal para logo em seguida "alçá-lo" de novo.

COMENTÁRIO

Em relação ao estado de ânimo jovial e ao riso, Nise da Silveira teceu comentário sobre Jung dizendo:[1]

...sua jovialidade era conhecida e comentava-se a riqueza da gama de seus risos, que ia desde o sutil sorriso do intelectual requintado à vasta gargalhada de um camponês sadio.

1 - Silveira, Jung..., cit., p. 26.

TRABALHO NA REGIÃO DAS COSTAS

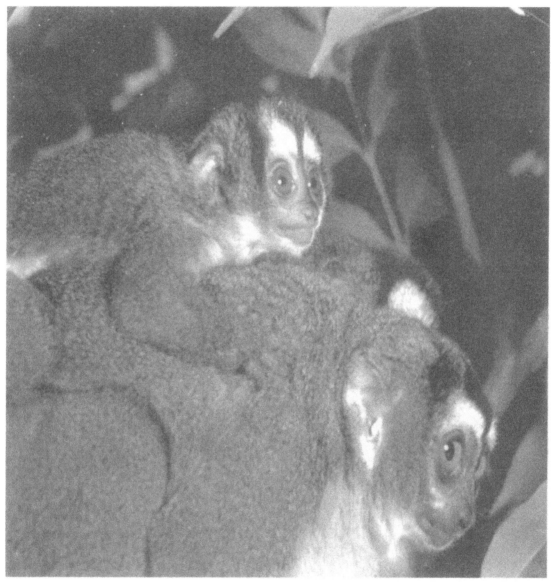

"...sentimento de ser protegido, carregado, cuidado."

COMENTÁRIOS

1 - ¹ Com os cotovelos sendo forçados para cima junto com os ombros, ao mesmo tempo que o peso do corpo faz uma tração para baixo, criam-se excelentes condições para a soltura dos ombros e das escápulas.²

Na parte da frente do corpo acompanha um estiramento da região peitoral e abdominal, soltando as tensões respiratórias e diafragmáticas.³

2 - Em geral este trabalho mobiliza o sentimento de ser protegido e cuidado. *carregado*. A pessoa costuma ficar em posição fetal ao se deitar no colchonete após a experiência de ser carregada como por brinquedo, ficando com as costas "nutridas" pelo contato com o peito e com o ventre de quem cuidou.

---

1 - Jacob e Francone, Anatomia..., cit., pp. 149, 150, 165-168.
2 - Observação feita em trabalhos freqüentes com o toque.
3 - Idem.

TOQUES SUTIS

SUSPENSÃO PELOS BRAÇOS EM POSIÇÃO DE *"VELA"* PARA AMPLIAR O ESPAÇO TORÁCICO

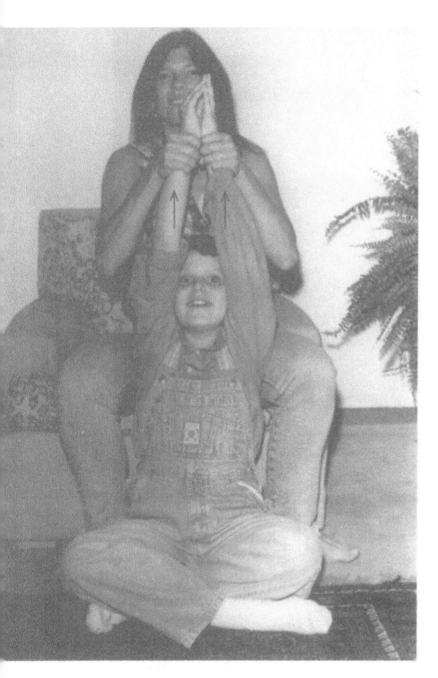

1ª FORMA:
SUSPENSÃO PELOS PULSOS COM OS BRAÇOS POSICIONADOS COMO VELA

POSIÇÃO

PACIENTE: Sentado no chão, braços levantados sobre a cabeça, em posição perpendicular ao chão e juntando a palma das mãos, em formato de *"uma vela"*.

TERAPEUTA: Sentado atrás do paciente, próximo o suficiente para que possa suspendê-lo pelos pulsos.

SUSPENSÃO: Segurando os pulsos unidos, puxar um pouco na direção vertical, estirando não só os braços mas toda a região lateral do tórax, afastando um pouco as nádegas do chão e afrouxando logo depois. Repetir 2 ou 3 vezes sem interrupção.

2ª FORMA:
SUSPENSÃO TIPO ALAVANCA PELAS AXILAS

POSIÇÃO

PACIENTE: Sentado no chão; braços soltos; pernas dobradas ou esticadas.

TERAPEUTA: Sentado em banqueta atrás do paciente, próximo o suficiente para que possa suspendê-lo encaixando as mãos embaixo das axilas, formando um suporte do tipo "ferradura". As pernas do terapeuta ficando dobradas e abertas permitem que o paciente fique bem próximo. O terapeuta pode apoiar seus cotovelos na coxa para facilitar a suspensão.

SUSPENSÃO: Quando o paciente *inspira* é suspenso um pouco, de modo que se distancie do chão por 1 a 2 cm. Na *expiração* é abaixado sem impacto, para logo em seguida, sem interrupção, ser repetido o procedimento por mais 2 a 3 vezes.

ORIENTAÇÃO APÓS O TRABALHO: "Soltar o corpo todo, ficando na posição que desejar".

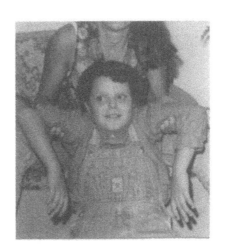

COMENTÁRIOS

1 - As suspensões se acompanham freqüentemente de risadas que são excelentes para o relaxamento da região diafragmática e para abrir a capacidade respiratória.[1]

Este trabalho não só atua na soltura dos músculos superficiais mas também dos mais profundos,[2] difíceis de serem alcançados.

2 - Nem sempre as tensões internas se acompanham de tensões na musculatura superficial. Lowen, comentando sobre uma paciente que apresentava funções orgânicas rebaixadas (respiração curta e fraca; falta de apetite...), apontou para o fato de que o seu corpo era desprovido de tônus, com os músculos superficiais flácidos, encobrindo músculos profundos muito contraídos.[3]

3 - Thérèse Bertherat em *O corpo tem suas razões* [4] também aponta para a freqüente ocorrência de músculos superficiais flácidos com músculos profundos em graus de tensões extremadas.

---

1 - Observação feita em trabalhos freqüentes com o toque.
2 - Jacob e Francone, Anatomia..., cit., p. 147-150, 164-168.
3 - Lowen, O corpo traído, 2ª ed., São Paulo, Summus, pp. 22, 23.
4 - Bertherat, O corpo..., cit.

TOQUES SUTIS

UMA VIVÊNCIA INFANTIL — "BRINQUEDO DE VOLTAR PARA DENTRO DA BARRIGA"

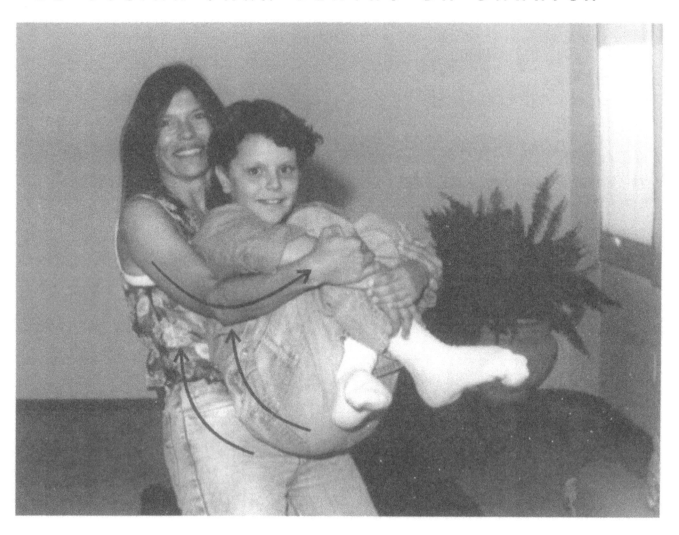

POSIÇÃO

PACIENTE: Sentado em mesa com as pernas encolhidas e os braços abraçando as pernas, deixando as costas voltadas para fora da mesa.

TERAPEUTA: Em pé e preparado para *carregar* o paciente como um *grande pacote*.

OBSERVAÇÃO. Este trabalho só pode ser feito se o paciente for menor e mais leve que o terapeuta, embora vergando e inclinando o corpo para trás fique muito maior a condição de carregar peso.

TRABALHO: O terapeuta abrindo os braços "*prende o volume*" encostando bem em sua barriga. Curva um pouco seu corpo para trás fazendo um balanço de apoio. Anda meio rápido carregando o "*pacote*" de lá para cá, balançando um pouco, "*brincando de carregar*", por em média 1' a 2'.

Coloca novamente o paciente sobre a mesa que deve estar com um colchonete, pedindo a ele que se solte como quiser.

TRABALHO NA REGIÃO DAS COSTAS

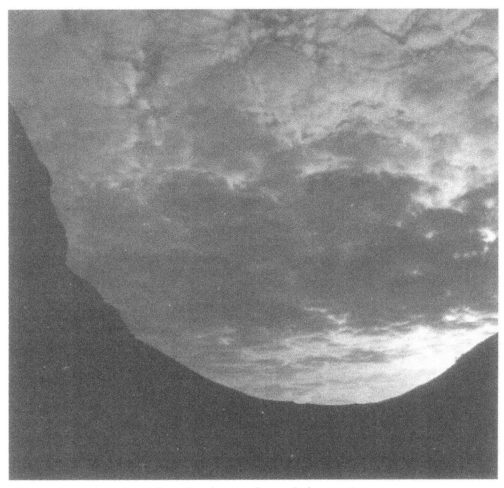

" ...voltando para dentro da barriga."

COMENTÁRIOS

1 - Sensações de alegria, brinquedo, confiança e proteção são mobilizadas, além de riso e descontração geral. Esta vivência incentiva as manifestações espontâneas através do corpo, a comunicação pela expressão dos gestos e pelas sensações.

O diálogo corpo a corpo substitui a comunicação por palavras, mobilizando uma relação de trocas mais instintivas, mais básicas ou primárias.

Por instantes o "chão" de quem está sendo cuidado passa a ser dentro da barriga de quem cuida, com suas costas se "nutrindo" energeticamente das forças centradas no ventre do colo protetor e do "amoroso" círculo criado pelos braços que o envolvem e sustentam.[1]

2 - O rebaixamento do pensar crítico e defensivo, assim como a liberação das amarras dos comportamentos fixos, são manifestações que costumam ser mobilizadas.[2]

3 - O dr. Gaiarsa, comentando sobre o Amor, Prazer e Alegria como sendo a expressão de uma só coisa, escreveu:[3]

...Grande característica do amor: muito riso, muita brincadeira, tudo engraçado.

...Grande marca de um bom amor: muito riso, meio bobo, se quiserem. Bobo para quem não o está sentindo; para quem o está vivendo, de bobo ele não tem nada.

É quase a própria felicidade, assim, brilhando.

Ou a própria alegria – e mais nada.

---

1 - Observação feita em trabalhos freqüentes com o toque.   2 - Idem.
3 - Gaiarsa, Amores..., cit., p. 53.

TOQUES SUTIS

TOQUE COM ALTERNÂNCIA DE POLARIDADES AO LONGO DA COLUNA VERTEBRAL

POSIÇÃO

PACIENTE: Deitado em decúbito ventral; cabeça virada para o lado; olhos fechados; braços ao longo do corpo.

TERAPEUTA: Ao lado do paciente, na altura da base da coluna. Durante a execução da seqüência a posição pode ir se adequando conforme a necessidade.

APLICAÇÃO

LOCAL DO TOQUE: Ao longo da coluna, com início na articulação lombossacral e término na 7ª vértebra cervical.

QUALIDADE DO TOQUE E FORMA DE APLICAÇÃO: Toque aplicado com a palma da mão direita sobre a coluna na linha horizontal e a mão esquerda na linha vertical se apoiando sobre a mão direita. Na expiração é feita leve pressão sobre o 1º ponto e na inspiração a pressão é sutilizada passando a ser aplicada no ponto da coluna imediatamente acima. No 2º ponto a mão debaixo vai ser a esquerda na posição horizontal e a mão direita vai se colocar na direção vertical sobre a esquerda. Seguir sem pressa, sempre alternando as mãos e mantendo uma continuidade no contato.

Se a respiração do paciente estiver acelerada pode-se manter o toque num mesmo ponto por 2 a 3 respirações completas para ajudar a regulação do ritmo respiratório.

ESQUEMATIZANDO O TOQUE:

1º toque - *Mão D* embaixo na horizontal; *Mão E* em cima na vertical.

2º toque - *Mão E* embaixo na horizontal; *Mão D* em cima na vertical.

3º toque - *Mão D* embaixo na horizontal; *Mão E* em cima na vertical etc.

VARIAÇÃO: O trabalho é o mesmo, apenas sendo acrescentado um estímulo vibratório nas expirações, acompanhando a leve pressão. O efeito torna-se estimulante no sentido de mobilizar ação *de acordar para um agir mais imediato.*

TRABALHO NA REGIÃO DAS COSTAS

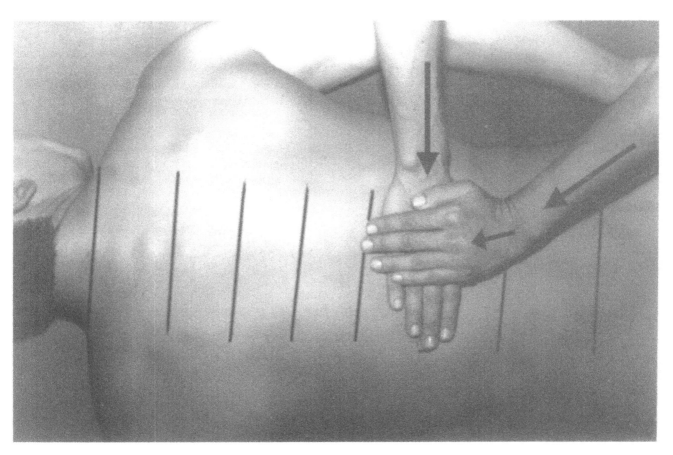

COMENTÁRIOS

1 - A pressão aplicada com as mãos cruzadas e alternando de pólos potencializa o efeito, mobilizando aquecimento e fortalecimento do fluxo energético.[1]

2 - Este trabalho acentua ligeiramente a ondulação respiratória, "*convidando*" a pessoa para soltar um pouco mais a saída do ar, pela ligeira pressão exercida na expiração, favorecendo maior inspiração.[2]

3 - A respeito da polarização feita ao longo da coluna, Mantak Chia comentou sobre a energia curativa dizendo:[3]

Do ponto mais inferior correspondente ao períneo, a energia move-se para o sacro e começa sua ascensão pelas costas até a coroa da cabeça e o ponto central da testa entre as sobrancelhas. O canal posterior contém duas bombas, uma junto ao sacro e outra no final da coluna na altura da 7ª v. cervical. A primeira bomba envia o fluido para a segunda que, por sua vez, bombeia para o cérebro. Abrir o canal posterior é como levar ar fresco para um quarto abafado. A coluna vertebral e a cabeça serão refrescadas e ativadas, a oxigenação aumentada e o sangue fluindo para o cérebro o tornarão mais alerta, mais vivo.

---

1 - *Comentário do dr. Sándor feito na apresentação deste toque.*
2 - *Observação feita em trabalhos freqüentes com o toque.*
3 - *Mantak Chia, A energia..., cit., p. 78.*

TOQUES SUTIS

VIBRAÇÃO NA COLUNA APLICADA COM O CALCANHAR

POSIÇÃO

PACIENTE: Deitado no chão em decúbito ventral sobre cobertor e toalha; olhos fechados; cabeça virada de lado; braços ao longo do corpo.

TERAPEUTA: Em pé ao lado da base da coluna do paciente e virado na direção da cabeça. Deve manter a perna esquerda firmemente apoiada no chão, com o joelho ligeiramente dobrado. Ir adaptando a posição conforme a necessidade.

APLICAÇÃO

LOCAL DO TRABALHO: Ao longo da coluna, tendo início na articulação lombossacral e término na 7ª v. cervical.

TOQUE DE PRESSÃO VIBRATÓRIA: A pressão com vibração é aplicada com o calcanhar direito e sempre na expiração do paciente, ajudando, assim, a limpeza dos pulmões ao forçar um pouco a saída do ar.

Ir subindo ponto a ponto, de 2 cm em 2 cm, até a 7ª v. cervical. Se a respiração estiver acelerada, deixar um intervalo de 1 a 2 ciclos respiratórios inteiros antes de mudar o ponto de pressão vibratória.

QUALIDADE DA VIBRAÇÃO: A vibração deve ser exercida com pressão média e aplicada *com decisão e segurança*.

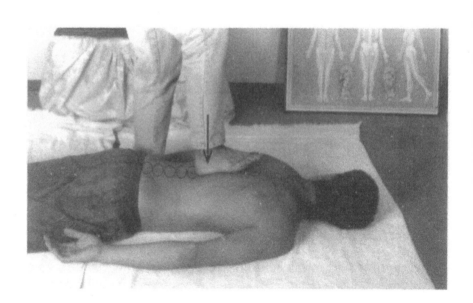

COMENTÁRIOS

1 - Este trabalho mobiliza muita energia e a vontade *"de agir"*. Aumentando o dinamismo do corpo, interfere nos fluxos do pensar que vai se manifestar nas ações.[1]

2 - A energia que vitaliza o corpo, além de ser curativa, também une a pessoa com outras pessoas e com a natureza.[2] A coluna como sendo um canal básico da circulação energética, com este contato vibratório, nutre-se não só da dinamização dos fluxos e do relaxamento, mas também em termos simbólicos é como se recebesse um pouco *"do chão do outro"*.

---

1 - Observação feita em trabalhos freqüentes com o toque.
2 - Mantak Chia, A energia..., cit., cap. I.

TRABALHANDO AS COSTAS COMO "MASSA DE PÃO"

POSIÇÃO

PACIENTE: Sentado no chão; braços soltos; costa eretas sem rigidez.

TERAPEUTA: Sentado atrás e afastado o suficiente para poder trabalhar toda a extensão das costas do paciente com os seus pés.

Aplicação da técnica de "amassar com os pés" toda a extensão das costas:

O terapeuta começa a amassar com pressão média-suave toda a região lombar, subindo e descendo várias vezes, sempre procurando trabalhar em todo o espaço das costas até a região dos ombros. Aumenta aos poucos a pressão conforme as tensões forem se soltando. A pessoa que está sendo trabalhada vai naturalmente vergando o corpo, e os ombros vão tombando em conjunto com o pescoço e a cabeça. Por fim, ela é orientada para se soltar por completo, deitando no chão.

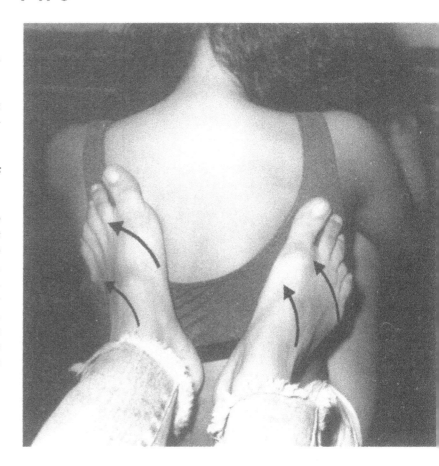

COMENTÁRIOS

1 - Costumam ser *"empilhadas"* nas costas tensões musculares que vão se formando não só pelo modo entortado de posicionar o corpo, mas também pelos sentimentos de medo, vergonha, inferioridade e de opressões em geral, os quais se expressam por posturas que transformam as costas num bloco enrijecido (Reich: – Couraça Muscular do Caráter).

2 - Conforme o dr. Gaiarsa comenta:[1]

Quase todos nós carregamos nos ombros o "peso" das responsabilidades, das preocupações, quase todos nós "fechamos" o peito na tola intenção de proteger o coração...

---

1 - Gaiarsa, Amores..., cit., p. 46.

TOQUES SUTIS

PRESSÃO COM PÉ, COTOVELO OU JOELHO AO LONGO DA COLUNA

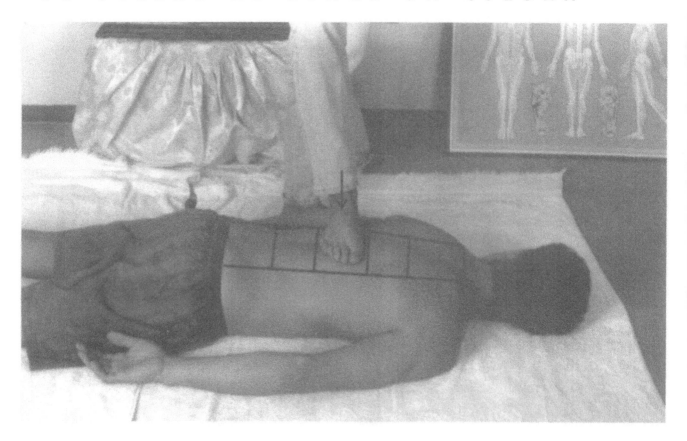

POSIÇÃO

PACIENTE: Sobre toalha em decúbito ventral; cabeça virada para o lado; olhos fechados; braços ao longo do corpo.

TERAPEUTA: Em pé ou ajoelhado ao lado do paciente e se posicionando na altura da articulação lombossacral.

APLICAÇÃO

COM O PÉ: Iniciar pressionando com a parte côncava da planta do pé a articulação lombossacral na expiração. Retirar o pé na inspiração e deslocar 1 degrau para cima. Pressionar então no 2º ponto e continuar assim até a 7ª v. cervical. Firmar bem o outro pé no chão e ir deslocando para cima conforme necessário.

COM O COTOVELO E JOELHO: Ajoelhado ao lado da coluna, pressionar ponto a ponto sempre na expiração, começando pela base e terminando antes do pescoço. Se for usado o joelho, colocar a mão em côncavo por baixo para evitar pressão exagerada. Esse cuidado também pode ser tomado nos trabalhos com o cotovelo.

COMENTÁRIO

A amplificação da respiração que vai sendo mobilizada pela pressão nas expirações promove um aumento da vitalização, revigorando todo o corpo.

"A respiração, na medida em que fornece o oxigênio para o processo metabólico, mantém literalmente a chama da vida." [1]

---

1 - Lowen, Prazer, cit., pp. 30, 195.

TRABALHO NA REGIÃO DAS COSTAS

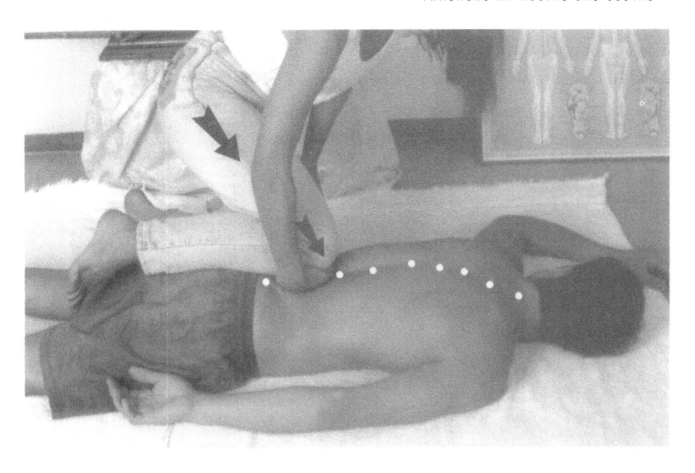

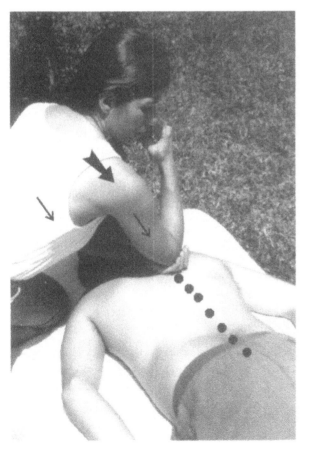

COMENTÁRIO

Este trabalho ajuda a recolocar as vértebras nos lugares, a reorganizar as distribuições dos espaços articulares, além de promover soltura dos músculos de sustentação do corpo e dinamização energética.

Acompanha uma descontração geral da parte visceral com marcante efeito sobre o funcionamento dos rins e da bexiga. [1,2]

---

1 - Jacob e Francone, Anatomia..., cit., pp. 255-256, 266.
2 - Observação feita em trabalhos freqüentes com o toque.

155

TOQUES SUTIS

ARPEJO ASCENDENTE AO LONGO DA COLUNA

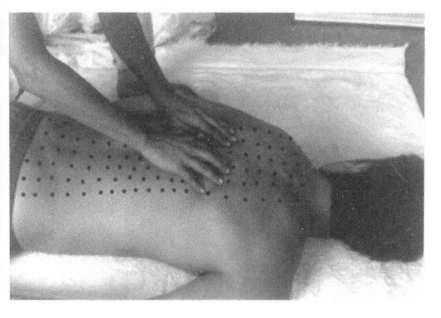

POSIÇÃO

PACIENTE: Decúbito ventral; cabeça de lado; braços ao longo do corpo; olhos fechados. No final do trabalho um pequeno rolo de toalha é colocado para o paciente apoiar a testa.

TERAPEUTA: Ao lado.

APLICAÇÃO

TOQUE DE ARPEJO: Os dedos de ambas as mãos se alinham em paralelo ao lado das vértebras, fazendo um tipo de varal, fletados e amolecidos. Os polegares não participam. Arpejar ao lado das vértebras e sobre as costelas, começando na base da coluna. O movimento é simétrico, partindo sempre do centro para os lados, marcando fileiras de pontos como "serpentinas que se movem". Por três inspirações os dedos arpejam sobre o mesmo trajeto, mudando na expiração para o ponto imediatamente acima. Os movimentos devem ser executados nas inspirações, ficando apenas levemente apoiados durante as expirações. Para iniciar o trabalho no pescoço, cobrem-se as costas e a testa é colocada sobre rolo de toalha. Continuar até a base da cabeça.

FINALIZAÇÃO

Retirar o rolo e orientar a pessoa para virar a cabeça de lado e se mover da forma que sentir vontade.

COMENTÁRIOS

1 - Neste trabalho[1] são mobilizados aspectos de: doçura, leveza, musicalidade e alívio. Mantak Chia,[2] falando sobre o corpo e a alma, faz referência ao *"corpo risonho"* e à irradiação que dele emana, que é considerada "poderosa fonte de cura". Há pessoas que geram "bem-estar" para quem fica ao lado. Estas pessoas costumam ter sentimentos alegres, alegria de viver.

2 - Montagu escreveu um tratado sobre as principais funções da pele em seu livro *Tocar*.[3] Entre elas, ressaltou a regulação da pressão, do fluxo sangüíneo e da temperatura como mediadoras das sensações, além de participarem da respiração do corpo. Este trabalho mobiliza em diferentes graduações respostas neurovegetativas.

---

1 - Observação feita em trabalhos freqüentes com o toque.
2 - Mantak Chia. A energia..., cit.
3 - Montagu, Tocar, cit., pp. 22-26.

PRESSÃO PALMAR SOBRE OS MÚSCULOS DE SUSTENTAÇÃO DAS COSTAS

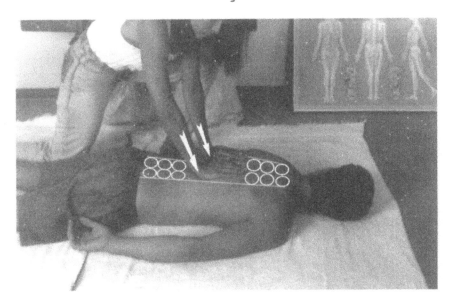

POSIÇÃO

PACIENTE: Deitado sobre cobertor e toalha no chão em decúbito ventral; rosto de lado; braços ao longo do corpo; olhos fechados.

TERAPEUTA: Ao lado, balanceando o peso do corpo com uma das pernas na posição ajoelhada e a outra dobrada. É importante um bom posicionamento, pois a pressão das mãos deve partir desse jogo corporal.

LOCAL DO TRABALHO: Ao longo e ao lado da coluna, com início na região lombar e término na base do pescoço.

O trabalho vai ser feito sobre os músculos eretores do tronco.

APLICAÇÃO

A pressão é exercida com a palma das mãos, de igual forma de ambos os lados.

Na expiração, bombar 3 vezes com decisão, ajudando na eliminação do ar e logo em seguida deslocar as mãos escorregando para a região imediatamente acima. Repetir o mesmo procedimento em toda a extensão.

VARIAÇÃO: Apenas pressionar levemente nas expirações. A delicada acentuação das expirações favorece um estado de calma, promovendo sensação de segurança e bem-estar.

COMENTÁRIOS

1 - Este é um trabalho bom para soltar costas enrijecidas por blocos de tensões musculares. É muito eficiente:[1,2]

- no reencaixe das vértebras
- na recolocação postural
- dinamizando e desobstruindo os circuitos energéticos
- ampliando a capacidade respiratória

2 - Conforme foi colocado pelo dr. Sándor,[3] no caso de tensões musculares cronificadas, convém ser feito um trabalho mais energético, *amaciando* e preparando o corpo da pessoa para toques mais sutis.

---

1 - Observação feita em trabalhos freqüentes com o toque.
2 - Jacob e Francone, Anatomia..., cit., pp. 17, 98, 255, 395, 400.
3 - Comentário do dr. Sándor feito na apresentação deste toque.

TOQUES SUTIS

ESTÍMULO DE SOM E SOPRO NOS OMBROS E NA BASE DO PESCOÇO

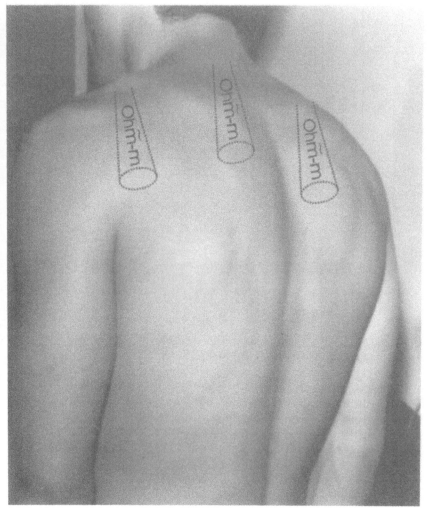

"...o som tem uma qualidade tátil..."
Montagu

POSIÇÃO

PACIENTE: Em pé ou sentado em banqueta; posição ereta sem rigidez; braços soltos; olhos fechados.

TERAPEUTA: Atrás e providenciando para ficar um pouco mais alto do que o paciente.

APLICAÇÃO

LOCAL: Ponto 1 e 2 sobre as "saboneteiras dos ombros".

Ponto 3 no centro da base do pescoço (7ª v. cervical).

FORMA DE APLICAÇÃO: O sopro é emitido guardando uma distância de, em média, 10 a 15 cm, correspondendo cada sopro a uma expiração completa.

1 sopro = 1 expiração

Sopro
- prolongado
- consistente
- morno

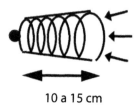

10 a 15 cm

COMENTÁRIOS

Entre o tato e o som há um relacionamento muito mais profundo do que temos consciência.[1] A versatilidade da pele é de tal monta que se torna capaz de responder às ondas sonoras da mesma forma como às da pressão.

---

1 - Montagu, Tocar, *cit.*, p. 293.

TRABALHO NA REGIÃO DAS COSTAS

1ª FORMA: SOPRO

Três sopros prolongados de jato marcante, sobre cada um dos pontos. O sopro morno é mais relaxante. O sopro frio anima e revigora de imediato.

2ª FORMA: SOM

Três sons prolongados em cada ponto. O som *(ohm̃-m)* é para ser emitido baixo, porém audível, e de intensidade profunda, sempre nas expirações.

3ª FORMA: CONTAGEM DE 1 A 10

Contar lentamente, com voz baixa porém bem audível, de 1 a 10 sobre cada um dos pontos. Cada número deve corresponder a uma expiração completa.

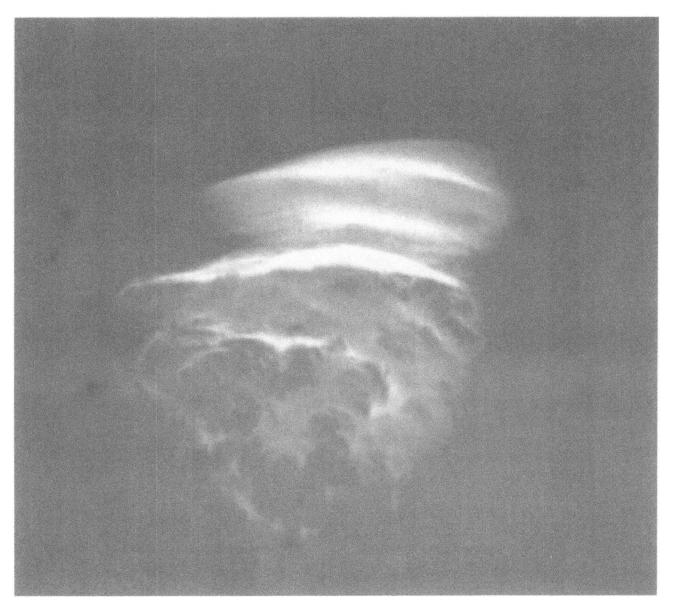

"...com a sutileza das ondas de sopro e de sons."

TOQUES SUTIS

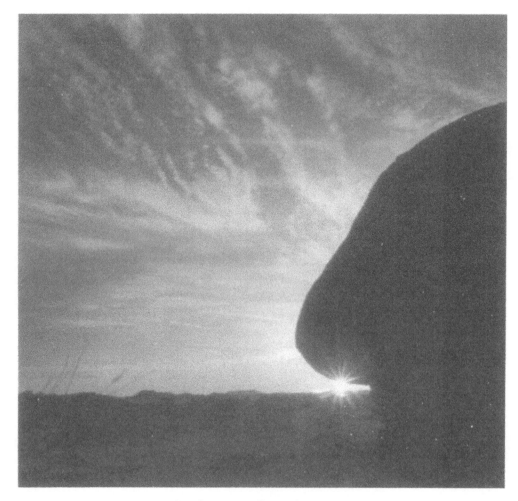

" ...a luz se manifestando na matéria."

COMENTÁRIOS

1 - A qualidade pouco habitual dos estímulos e o alto grau de captação dos neurorreceptores espalhados pela pele, principalmente sobre a base do pescoço, mobilizam o rebaixamento da consciência, favorecendo uma diminuição das defesas racionais.[1]

2 - Pode-se esperar soltura da coluna, do pescoço e da mandíbula. Os sons com suas vibrações e a temperatura morna do jato de ar mobilizam de modo geral o sistema nervoso autônomo, podendo acarretar além das reações neurovegetativas como:[2] salivação, sudorese ou ruborização, também a mobilização de níveis profundos da sensibilidade no sentido de uma tomada de consciência do campo de energia, que se manifesta mais intenso após o trabalho.[3]

3 - Alice Bailey[4] comentou sobre a luz e a energia do corpo dizendo:

La luz significa siempre dos cosas: la energía y su manifestación en la forma, porque la luz y matéria son términos sinónimos.

---

1 - Observação feita em trabalhos freqüentes com o toque.
3 - Observação feita em trabalhos freqüentes com o toque.
2 - Jacob e Francone, Anatomia..., cit., pp. 149, 260, 339, 389.
4 - Bailey, El camino..., cit., p. 80.

FORTE ESTIMULAÇÃO NO CONTORNO DAS "ASAS DAS COSTAS"

POSIÇÃO

PACIENTE: Deitado em decúbito, ventral ou em pé.

TERAPEUTA: Atrás do paciente.

APLICAÇÃO

LOCAL E NÚMERO DE SEQÜÊNCIAS: Margear as escápulas ou omoplatas em toda a extensão. Subir e descer sem parar, em média 5 vezes.

QUALIDADE DO TOQUE: Estimulação produzida por batidas decididas, com ritmo acentuado numa cadência marcante, dadas batendo com as mãos fechadas como "pilão". É uma seqüência de socar com decisão e rapidez, aplicada de igual forma de ambos os lados.

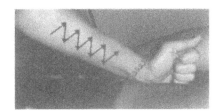

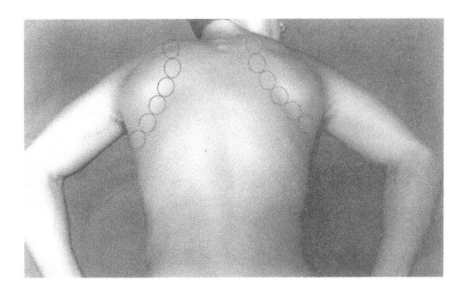

APÓS O TRABALHO NA POSIÇÃO EM PÉ: Orientar a pessoa para soltar o corpo da maneira que sentir mais vontade: balançar os braços, andar, sentar... Observar as sensações.

APÓS O TRABALHO NA POSIÇÃO DEITADA: Orientar a pessoa para se movimentar como desejar, observando as sensações.

COMENTÁRIO

Alívio imediato[1] do peso dos ombros e das costas. Em geral mobiliza um suspiro profundo. Nessa região[2] são projetadas as cargas que a vida vai trazendo e das quais é difícil se livrar. Na análise ou leitura das posturas, o reconhecimento dos pesos que se acumulam nessa parte do corpo são amplamente trabalhados no sentido de *submissão: falta de prumo e de coragem para viver: carregar um saco de pesos e obrigações nas costas...*

---

1 - *Observação feita em trabalhos freqüentes com o toque.*
2 - *Dychtwald,* Corpomente, *cit., pp. 165-169.*

TOQUES SUTIS

TOQUE NO ÂNGULO SUPERIOR E INFERIOR DAS OMOPLATAS

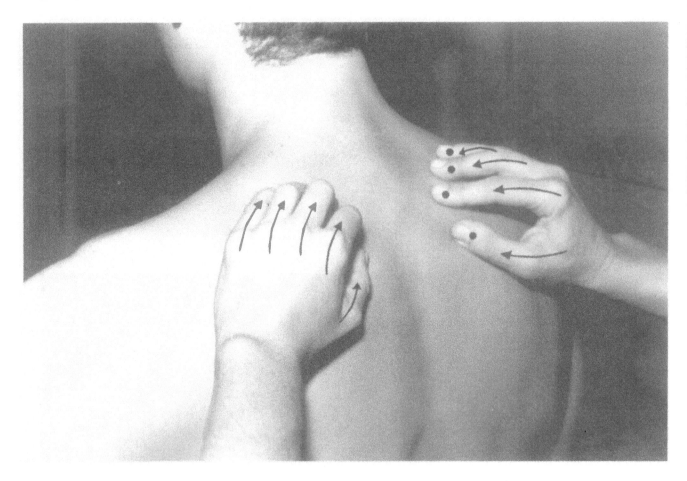

POSIÇÃO

PACIENTE: Sentado ou em pé; posiçao descontraída. Conforme a necessidade do paciente, a posição deitada também pode ser usada.

TERAPEUTA: Atrás.

PROVIDÊNCIAS: Avisar que durante o toque pode surgir a vontade de fazer pequenas variações posturais, e esses movimentos não devem ser bloqueados.

Almofadas ou colchonete podem ficar ao lado para a pessoa se soltar após o toque.

LOCAL DE APLICAÇÃO: Toque envolvendo o contorno do ângulo inferior e superior das "Asas das Costas" ou das omoplatas.

APLICAÇÃO: Com as mãos em forma de concha, tocar com suave pressão o ângulo superior e inferior das omoplatas.

TEMPO DE APLICAÇÃO: Permanecer em média 45". Retirar suavemente o toque e cobrir a região.

TRABALHO NA REGIÃO DAS COSTAS

VARIAÇÃO DA APLICAÇÃO. O toque também pode ser feito com a pressão de um só dedo bem na ponta dos ângulos. O toque é bilateral.

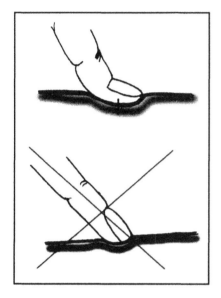

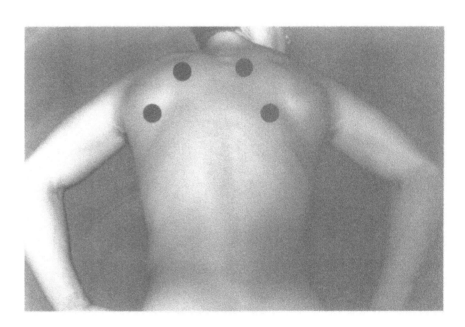

COMENTÁRIO

Os pontos tocados[1] são básicos na conscientização da origem dos movimentos dos braços, as chamadas *Asas*. Dessa região deve partir o início dos gestos e dos movimentos que terminam na ponta dos dedos. Como nos lembra Dychtwald:[2]

Ombros, braços, mãos e o alto das costas estão basicamente envolvidos nos aspectos do fazer e do expressar. Em relação ao caráter de uma pessoa, pela observação de sua forma e junção, podemos aprender bastante a respeito do modo como se coloca no mundo.

---

1 - *Observação feita em trabalhos freqüentes com o toque.*
2 - *Dychtwald,* Corpomente, *cit., p. 163.*

TOQUES SUTIS

TRABALHO NA REGIÃO PEITORAL

CÍRCULOS SUAVES AO REDOR DO PEITO

POSIÇÃO

Decúbito dorsal; braços para cima; peito descoberto; olhos fechados.

TOQUE: Fazer círculos extremamente suaves com os dedos indicadores e medianos de ambas as mãos ao redor dos mamilos, começando com círculos menores e aumentando até alcançar a dimensão de todo o tórax.

Os círculos da direita giram em sentido horário e os da esquerda, no sentido anti-horário, sempre se cruzando ao centro.

O número de círculos pode variar, em geral se repetindo no mínimo 3 vezes em cada dimensão.

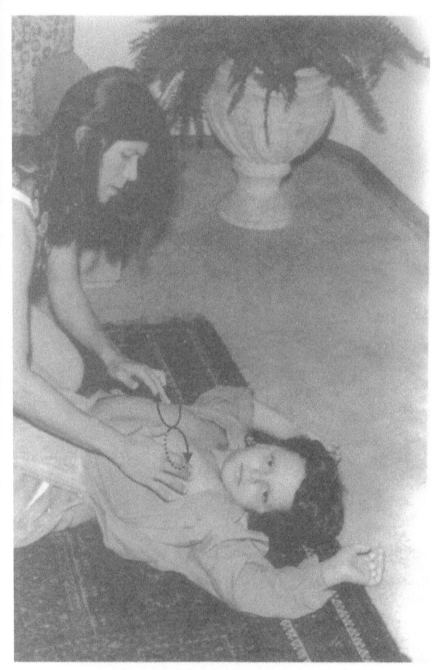

A "qualidade tátil da visão"[1] aprofunda a intensidade do contato e complementa o encontro pelo tato.

---

1 - Montagu, Tocar, cit., p. 297.

TRABALHO NA REGIÃO PEITORAL

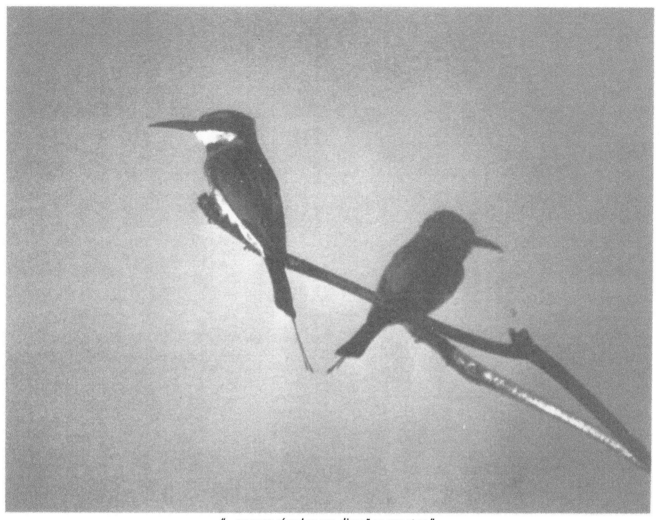

"...suaves círculos em direções opostas."

COMENTÁRIOS

1 - As crianças possuem uma condição muito especial para vivenciar as diferentes possibilidades de *"sentir o corpo"*. Quanto maiores forem as chances de experiências sensoriais desenvolvidas por contato, maior vai ser a autoconfiança, o "não-medo" de explorar o espaço a seu redor. Os adultos com suas *"crianças internas"* também podem vivenciar muitas sensações que ficaram adormecidas.[1]

2 - A área cardíaca[2] é centro de amor, de doação e também de receptividade: centro de emanação e de irradiação sem fim, é ainda bem vazio, perfeito para tal atração.

3 - Na parte central do peito está localizado o ponto de repercussão cardíaca, centro de amor, de rejuvenescimento e de alegria.[3] Os trabalhos próximos dos pontos de repercussão cardíaca devem ser feitos com muita delicadeza, podendo provocar uma alteração ao nível da aceleração nos batimentos cardíacos e mobilizações emocionais.[4]

1 - Observação feita em trabalhos freqüentes com o toque.
2 - Baseado em Souzenelle, De l'Arbre..., cit., p. 142.
3 - Mantak Chia. A energia..., cit., pp. 66-114.
4 - Baseado em Souzenelle, De l'Arbre..., cit., p. 142.

TOQUES SUTIS

TRABALHO COM "ÉCHARPE" PARA SOLTAR A RESPIRAÇÃO, AS TENSÕES PEITORAIS E DOS OMBROS

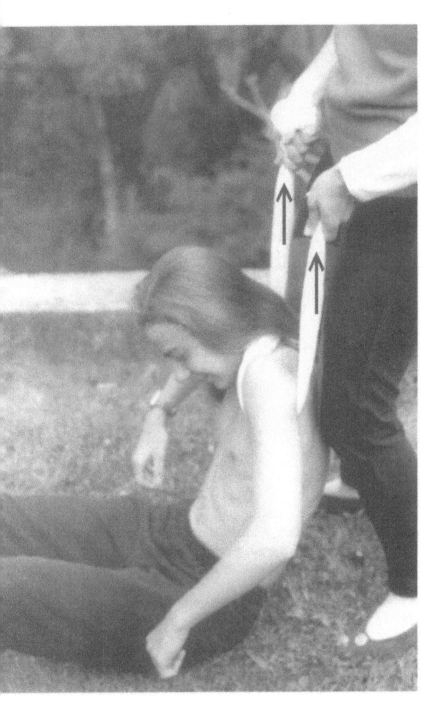

APLICAÇÃO

O paciente senta-se no chão com as pernas dobradas em posição bem cômoda e as mãos apoiadas sobre as coxas. É melhor que os olhos fiquem fechados. O terapeuta passa uma tira larga de um grande lenço ou de tecido leve, como uma *écharpe*, pelo pescoço e pela frente, dando a volta por baixo dos braços, deixando as duas pontas longas para trás.

Vai ficar em pé bem atrás do paciente e com cuidado começa a levantar as duas partes da *écharpe* de modo igual, suspendendo aos poucos os ombros, parando logo que for observado o deslocamento e soltando muito lentamente. Repetir a manobra por 5 a 6 vezes, sendo que a suspensão vai sendo aumentada gradativamente, começando com um deslocar bem pequeno dos ombros, e, conforme o relaxamento começar a atuar, as trações podem ir sendo um pouco maiores e até bem maiores.

Após terminar o trabalho o paciente se solta sobre um cobertor ou toalha no chão e fica um pouco com os olhos fechados observando as sensações.

TRABALHO NA REGIÃO PEITORAL

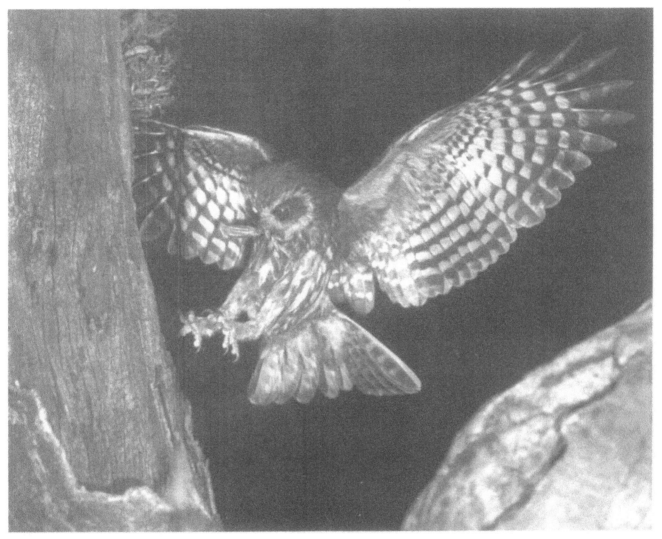

" Contrair a musculatura dos ombros é a nossa primeira reação defensiva contra qualquer espécie de agressão ou perigo, seja ele físico ou psíquico. "

COMENTÁRIOS

1 - Por volta de 1966,[1] o dr. Gaiarsa idealizou um trabalho corporal de suspensão por argolas enfiadas pelos braços até os ombros. Os efeitos desse trabalho se assemelham ao da suspensão por *écharpe* criado pelo dr. Sándor. Sobre este trabalho de suspensão pelos ombros, o dr. Gaiarsa relatou o caso de uma paciente que tinha essa região meio presa e suspensa, apresentando respiração difícil. Após a cuidadosa e lenta suspensão e soltura, registrou o comentário que foi feito:

Vivo como se alguém me suspendesse; eu faço força para manter os pés no chão. Depois canso; fico suspensa de novo; aí percebo e então relaxo. Daí a pouco estou igual.

2 - Este trabalho favorece a tomada de consciência e soltura de ombros suspensos e encolhidos.

---

1 - Gaiarsa, Psicologia..., cit., pp. 27, 196.

TOQUES SUTIS

TOQUE NO ESTERNO

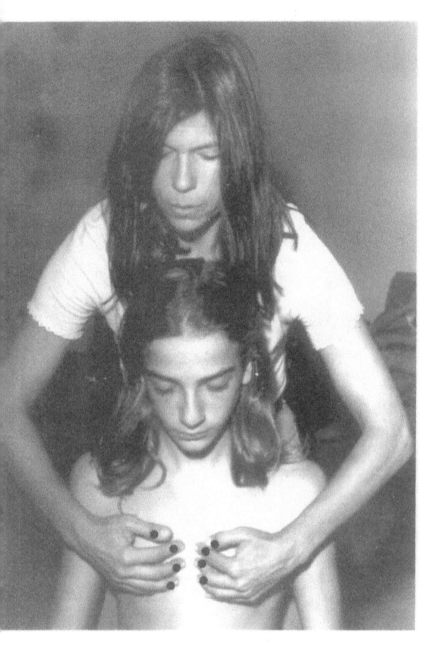

POSIÇÃO ADAPTADA

O trabalho pode ser feito no chão, ficando o terapeuta com suas costas próximas de uma parede com almofada, de modo que possa também recostar para trás quando o paciente se soltar. Ele vai se apoiar naturalmente no peito do terapeuta. Uma almofada fina colocada sobre seu tórax deve ser previamente providenciada para que o paciente possa se soltar sobre ela sem constrangimento.

POSIÇÃO ORIGINAL

PACIENTE: Sentado em banqueta; pernas e braços soltos.

TERAPEUTA: Sentado atrás e bem próximo do paciente, com os joelhos abertos. Sobre o peito uma almofada fina para que o paciente possa se soltar após o toque e encontre apoio no terapeuta, porém ficando encostado na almofada.

APLICAÇÃO

ORIENTAÇÃO: Avisar que durante o trabalho pode surgir vontade de começar a se curvar, a se soltar e, isso ocorrendo, ele pode ir se curvando muito lentamente, até o momento que precisar se soltar por completo, o que pode fazer sem receio.

LOCAL DO TOQUE: Iniciar embaixo na frente da caixa torácica (na apófise xifóide) e ir subindo ao longo do esterno até seu término na base da garganta (sobre o ma-núbrio).

FORMA DE APLICAÇÃO DO TOQUE: O terapeuta abre seus braços formando um "arco" que envolve a pessoa, porém sem encostar nela. Apenas vai tocá-la nos pontos do trabalho. O percurso se inicia logo acima da boca do estômago, tocando a base do centro da caixa torácica com os dedos das duas mãos em paralelo.

A qualidade da pressão é suave. Por 3 respirações completas o toque é mantido, mudando em seguida para uma posição imediatamente acima, de modo que os dedos mínimos ocupem os pontos onde estavam os dedos indicadores. Ir seguindo o mesmo procedimento até alcançar seu término.

Colocar então todos os dedos, com suavidade, ao redor do centro da borda superior da caixa torácica (do manúbrio). Os 8 dedos ficam lado a lado. Manter por 3 respirações completas. Caso a pessoa já não tenha se soltado por completo antes, o que costuma ocorrer, orientá-la para que se solte para trás sem se preocupar com seu peso.

COMENTÁRIOS

1 - Este toque costuma mobilizar núcleos da infância, sentimento de proteção e amparo materno.[1]

2 - Na parte central do peito está localizado o ponto de repercussão cardíaca.[2] A concentração de toques suaves nessa região leva a grande armazenamento de força e energia, que vão alimentar a luz e o amor que habitam no coração.[3]

3 - Na região abaixo do esterno se localiza o timo,[4] glândula do sistema imunológico que durante a puberdade alcança seu maior tamanho para depois diminuir de dimensão até desaparecer na idade adulta. Há toda uma interligação do timo com o campo das reações emotivas. Muitas vezes está associado com uma hipersensibilidade.

4 - Este trabalho[5] mobiliza uma expansão da caixa torácica pela estimulação de soltura de toda uma rede muscular. A respiração se amplia e, como o ar é alimento, ocorre uma natural ligação com o símbolo materno.[6]

---

1 - Observação feita em trabalhos freqüentes com o toque.
2 - Mantak Chia. A energia..., cit., pp. 66, 94, 111, 114.
3 Idem, ibidem.
4 - Idem, ibidem.
5 - Observação feita em trabalhos freqüentes com o toque.
6 - Lowen, Prazer, cit., p. 195.

TOQUES SUTIS

TOQUE RÁPIDO
E MUITO LEVE NOS MAMILOS

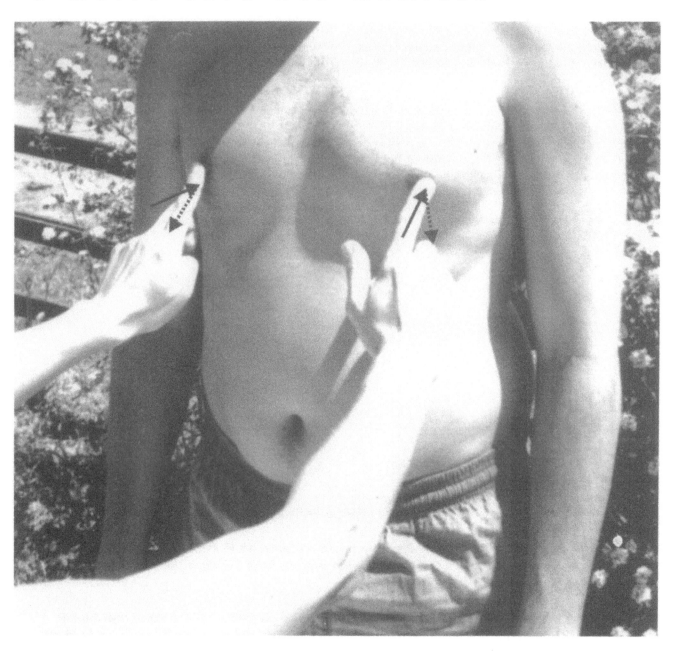

OBSERVAÇÃO: Os seios costumam ser uma parte do corpo de resguardo entre as mulheres, o que limita a aplicação deste toque. Porém pode ser usado em homens com tranqüilidade. É um toque que só deve ser aplicado em pacientes já com vivências de trabalhos corporais.

POSIÇÃO

PACIENTE: Em pé; braços soltos; olhos fechados.

TERAPEUTA: Na frente do paciente.

APLICAÇÃO

O toque é bilateral e simultâneo. A aplicação é feita com a polpa dos dedos medianos da seguinte forma: aproximar os dedos dos mamilos guardando distância média de 1 cm. Focalizar bem os pontos e aplicar um toque rápido e leve. O toque pode ser repetido mais 1 ou 2 vezes, dependendo do grau de sensibilidade de quem o recebe.

APÓS O TOQUE: Orientar a pessoa para que solte seu corpo sobre um colchonete deixado ao lado, devendo ser coberto logo em seguida.

COMENTÁRIOS

1 - Este toque costuma mobilizar sentimentos de regressão, acompanhando-se muitas vezes da vontade de chorar. Em geral a pessoa ao se deitar fica em posição encolhida ou fetal.[1]

2 - O fato de ser coberto logo ao se deitar pelo terapeuta dá um fechamento ao toque e a pessoa, sentindo-se cuidada e protegida, pode mergulhar com mais segurança nas vivências mobilizadas.[2]

3 - Pode-se esperar[3] reações nos ovários, nos testículos, na região umbilical, movimentos reflexos da boca e salivação. Os estímulos nos mamilos são captados pelos terminais nervosos e levados para a hipófise, onde se localiza a central dos hormônios ligados ao crescimento, ovulação, lactação e às contrações da musculatura uterina.[4]

---

1 - Observação feita em trabalhos freqüentes com o toque.
2 - Idem.
3 - Idem.
4 - Jacob e Francone. Anatomia..., cit., pp. 479, 483, 548.

TOQUES SUTIS

TOQUES QUE AUXILIAM A REGULAÇÃO DE HIPERTENSÃO POR ANSIEDADE

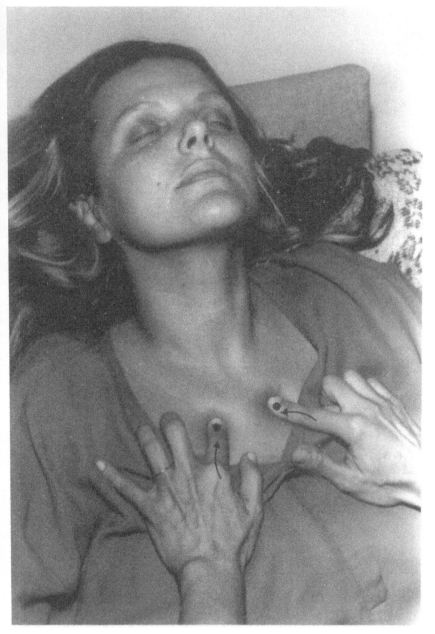

POSIÇÃO

PACIENTE: Sentado em posição ereta sem rigidez ou recostado; pernas e braços soltos; olhos fechados.

TERAPEUTA: Na frente do paciente.

1ª FORMA:

LOCAL DO TOQUE: Ponto entre a 1ª e a 2ª costela, junto ao esterno. Toque bilateral.

PREPARO DAS MÃOS. O toque é feito com os dedos indicadores.

APLICAÇÃO

Exercer pressão média de forma similar, tomando o cuidado de graduar a pressão, pois esses pontos são dolorosos. Permanecer por um tempo correspondente a 3 respirações completas e retirar a pressão com suavidade. O toque pode ser repetido 1 ou mais vezes, dependendo de cada caso.

2ª FORMA:

LOCAL: Sobre a carótida, junto à borda superior da clavícula. Toque bilateral.

APLICAÇÃO. É aplicada pressão suave mas bem determinada, de igual intensidade por um tempo médio de 15". Pode ser repetido. O toque é feito com a polpa dos dedos indicador e/ou mediano e anular juntos, sem tensionar as mãos.

3ª FORMA:

LOCAL: Sobre a base da nuca. O trabalho é bilateral.

POSIÇÃO: O terapeuta coloca-se atrás do paciente.

PREPARO DAS MÃOS: Deixar os dedos anular, indicador e mediano próximos uns dos outros, de modo que permaneçam ligeiramente fletados e sem tensionar.

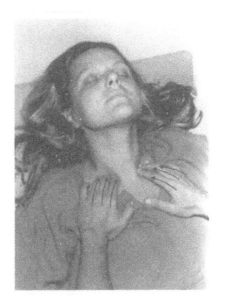

APLICAÇÕES: Com ambas as mãos fazer pequenos círculos com muita suavidade e velocidade média sobre as protuberâncias do occipital, de modo que os dedos se encontrem ao mesmo tempo na reentrância do centro, e, ao se afastarem, a mão direita sobe iniciando novo círculo no sentido horário enquanto a mão esquerda vai executar um círculo similar, em direção contrária. Repetir esse movimento por um tempo médio de 45".

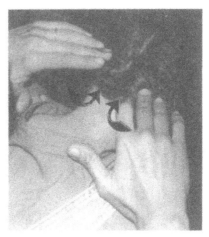

COMENTÁRIOS

1 - Este trabalho[1] mobiliza uma redução da força com que pulsam as artérias nesses pontos. A constatação desse fato pode ser imediatamente percebida pelas pontas dos dedos que podem captar a pulsação da carótida, sentindo a redução da intensidade do pulsar, além de comentários que costumam ser feitos, como:

me aliviou... me sinto melhor...

2 - Heyer, referindo-se à importância da sutileza no trabalho terapêutico, citou Jung em seu livro *Da minha oficina:*[2]

O enigma da vida e o espírito estão diante de nós nesse trabalho, como uma fechadura de segredo. O inaudito é que o tesouro na caixa forte altera-se, dependendo da metodologia pela qual nos aproximamos. Quebrando a fechadura, evapora-se.

Quanto maior a sutileza com que nós a tateamos, tanto mais combinações espantosas estão se propondo e, na mesma medida, tornar-se-ão mais simples.

---

1 - Observação feita em trabalhos freqüentes com o toque.
2 - Heyer, G. R., Da minha oficina, pp. 32-162. Tradução e adaptação para estudos críticos pelo dr. Sándor.

TOQUES SUTIS

TOQUE DE POLARIDADES

POSIÇÃO

PACIENTE: Decúbito dorsal; braços ao longo do corpo com as palmas das mãos voltadas para cima; olhos fechados.

TERAPEUTA: Ao lado.

APLICAÇÃO

As duas mãos vão trabalhar simultaneamente e de modo semelhante.

Fazer uma espécie de concha com cada mão, mantendo os dedos unidos sem tensionar. Os pulsos, cotovelos e ombros devem permanecer soltos, permitindo passagem do fluxo energético.

A qualidade do toque é de suave pressão, mas aplicado com *consistência e determinação*.

TEMPO DE DURAÇÃO: Em média 30" a 45" em cada par de pontos.

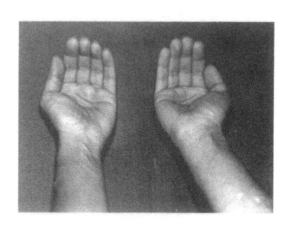

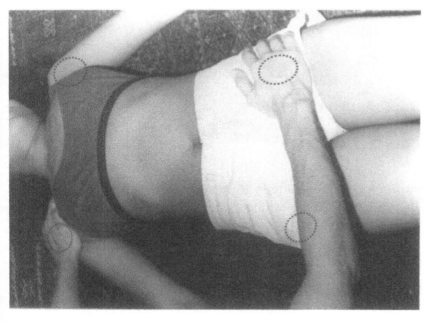

1ª FORMA:
POLARIZAÇÃO CRUZADA

1º toque: Mão D no ombro E do paciente

Mão E na ponta da bacia (espinha ilíaca) da D

2º toque: Mão E no ombro D do paciente

Mão D na ponta da bacia (espinha ilíaca) da E

2ª FORMA:
POLARIZAÇÃO COM TOQUE EM TODAS AS GRANDES ARTICULAÇÕES

OBSERVAÇÃO: O terapeuta, na 1ª parte, se coloca de um lado do paciente e, depois, do outro.

1º toque: Mão D no ombro E

Mão E na grande articulação E da perna com o tronco (coxofemoral)

2º toque: Mão D no cotovelo E

Mão E no joelho E

3º toque: Mão D no pulso E

Mão E no tornozelo E

Repetir a mesma seqüência do outro lado.

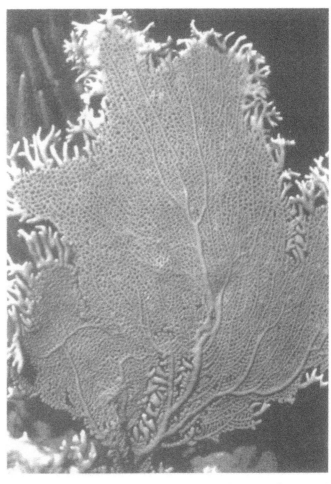

"...o corpo é como uma rede das mais complexas interligações."

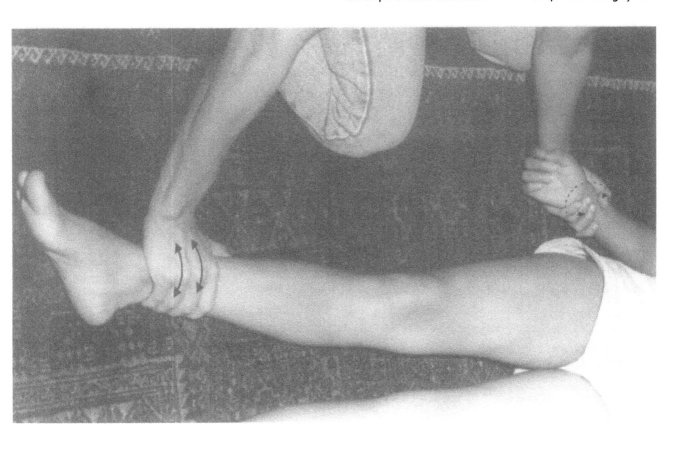

TOQUES SUTIS

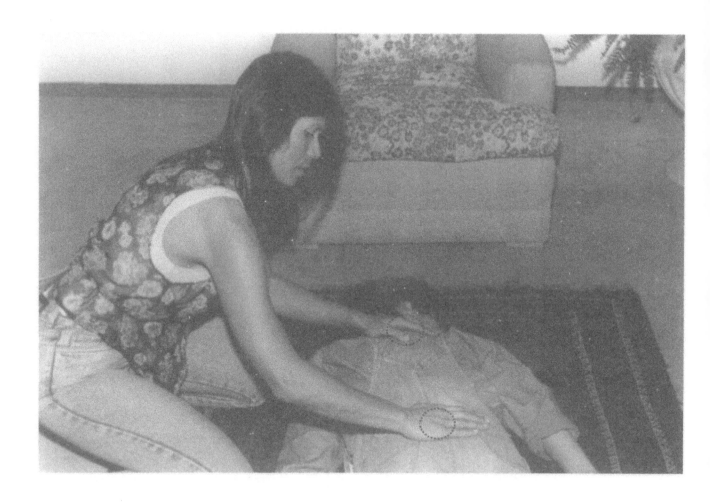

3ª FORMA:

POSIÇÃO DO PACIENTE: Decúbito ventral, a cabeça virada de lado, braços ao lado do corpo; olhos fechados.

LOCAL E FORMA DO TOQUE: Colocar as palmas das mãos nos pontos extremos da coluna vertebral, mantendo suave toque por 30" em média. A mão direita, tocando a região do sacro, favorece a subida energética e a esquerda estabelece o circuito sendo colocada sobre a base do pescoço (7ª v. c.).

COMENTÁRIO

O trabalho com regiões opostas do corpo mobiliza uma integração não só do campo energético, mas também de vivências provenientes de diferentes níveis.[1]

Certa vez fizeram para Jung o seguinte comentário:[2] *"Os opostos estão aí para serem vividos".*

E a sua resposta foi: "Exatamente... Temos de viver nos dois extremos, como a serpente: para cima e para baixo, para a direita e para a esquerda. Não é possível tomar o caminho da vida sem tomar ambos os lados dela, porque um lado apenas levaria a uma parada; se queremos viver temos de suportar os opostos, porque o caminho é duplo".

---

1 - Observação feita em trabalhos freqüentes com o toque.
2 - Jung, The vision..., *cit., p. 111.*

TRABALHO NA REGIÃO PEITORAL

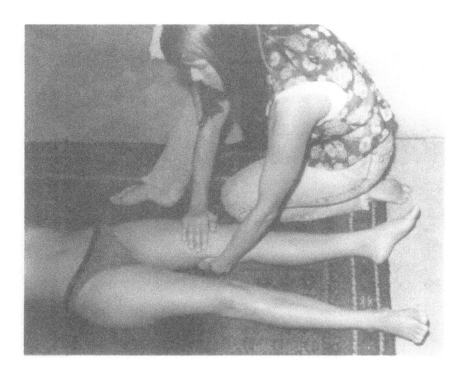

COMENTÁRIOS

1 - Por dentro e por fora do corpo circula um campo energético que, através do toque de polarização, pode ser redistribuído. Na década de 70, o eletrotécnico russo Kirlian registrou, por fotografias feitas em campos de alta freqüência, as linhas energéticas do corpo.[1]

2 - O dr. Sándor costumava enfatizar a importância de se trabalhar com os opostos, criando condições para uma redistribuição dos fluxos energéticos. Assim, em casos de enxaqueca, em quadros de bronquite ou de tensões acumuladas na parte superior do corpo, aconselhava os toques em regiões opostas, nos pés e nas pernas.

3 - A polarização pode ser aplicada em qualquer parte do corpo que apresentar necessidade de recuperação, como após uma cirurgia ou mesmo quando uma parte do corpo ficou por algum tempo imobilizada. É conhecido o fato de que o bloqueio do campo energético prejudica a recuperação.[2]

4 - Einstein publicou em 1905 a Teoria da Relatividade,[3] ligada à compreensão de que matéria e energia são intercambiáveis, sendo a matéria simplesmente a energia desacelerada. Assim sendo, *nossos corpos são energia e o trabalho no campo energético é curativo.*

---

1 - Langre, DO-IN, cit., p. 8.
2 - Observação feita em trabalhos freqüentes com o toque.
3 - Brennan, Mãos..., cit., p. 46.

TOQUES SUTIS

TOQUES NA CLAVÍCULA, NOS OMBROS E NO PEITO

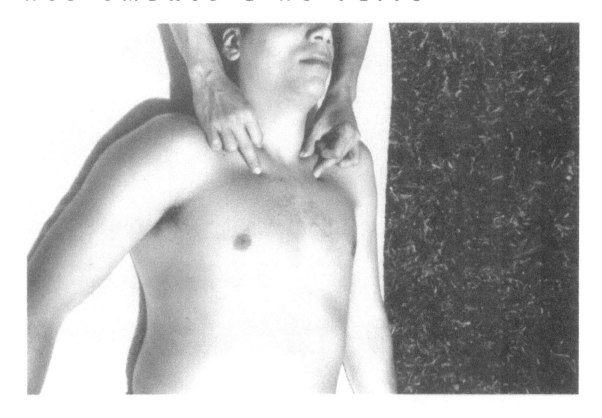

POSIÇÃO

PACIENTE: Deitado em decúbito dorsal; braços soltos; olhos fechados; posição descontraída.

TERAPEUTA: Na cabeceira.

VARIAÇÃO NA POSIÇÃO DE APLICAÇÃO

PACIENTE: Sentado; posição ereta sem tensionar; braços soltos com as mãos sobre os joelhos; olhos fechados.

ORIENTAÇÃO ANTES DOS TOQUES NA POSIÇÃO SENTADA: Avisar que durante o toque pode surgir vontade de fazer pequenas modificações posturais e que esses movimentos não devem ser inibidos.

Avisar também que após o toque é para soltar o corpo sobre o colchonete ou as almofadas que já devem estar ao seu lado.

1ª FORMA:
TOQUE COLAR DE PÉROLAS

POSIÇÃO DAS MÃOS: O terapeuta, com os dedos *polegar, mediano ou indicador* de ambas as mãos forma duas pinças suaves e vai tocar com a polpa dos dedos a clavícula em toda a sua extensão, começando no centro e na base do pescoço (na articulação esterno-clavicular) e terminando próximo do ombro (na articulação acromio-clavicular).

FORMA DE APLICAÇÃO: Com início na linha central da clavícula, ir contornando o pescoço, pontuando a borda superior e inferior da clavícula, com os dedos em pinça pressionando decididamente, porém com delicadeza. Permanecer por 3 respirações em cada ponto. Na 3ª expiração o toque é sutilizado e imediatamente tocados os pontos ao lado. Ir seguindo nesse ritmo, formando *dois colares paralelos de pontos de abertura*.

Em geral é feita uma média de 5 pares de toques de cada lado.

2ª FORMA:
TOQUE EM CÍRCULO SOBRE A PONTA DOS OMBROS

PREPARO: Com os 5 dedos das duas mãos formar duas espécies de cestas amolecidas, ficando os dedos ligeiramente fletados.

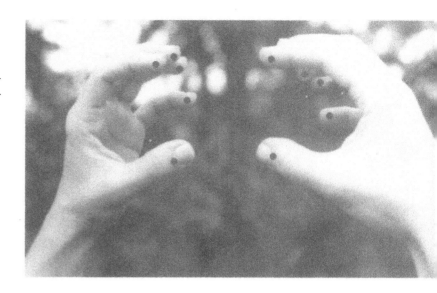

APLICAÇÃO

Encostar ao mesmo tempo a polpa de todos os dedos posicionados em círculo ladeando a ponta dos ombros (os acrômios). O toque deve ser com média pressão, aplicado decididamente, porém com delicadeza, passando "segurança" através do gesto. Permanecer por 45" em média. Pode ser repetido fazendo uma circunferência menor e bem no topo dos ombros.

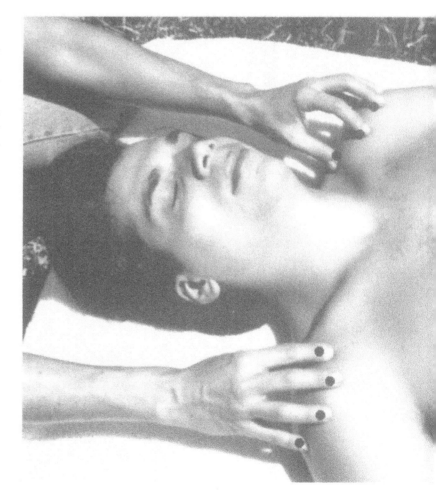

TOQUES SUTIS

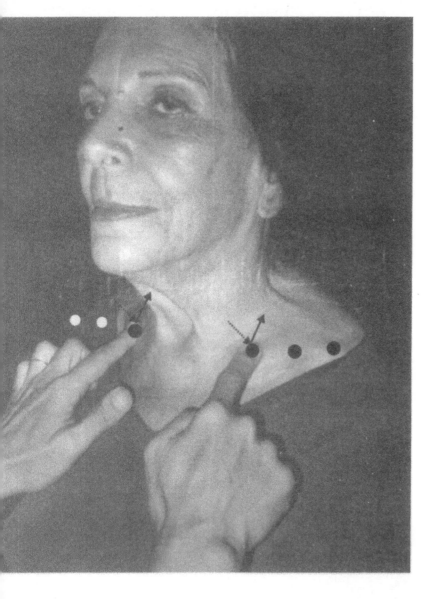

3ª FORMA:

TOQUES DE PERCUSSÃO ÓSSEA. Toque rápido e de média força em pontos da clavícula

São 3 os pontos:

1º - na porção mais proximal ou central da clavícula

2º - na porção intermediária

3º - na porção distal

POSIÇÃO

PACIENTE: Em pé; olhos fechados de preferência; braços soltos.

TERAPEUTA: Na frente.

TOQUE: Aplicar um impacto *muito rápido e decidido ao mesmo tempo*, com a polpa dos dedos indicadores ou medianos sobre os pontos citados. Os impactos devem ser simultâneos e de igual força. Primeiro aproximar os dedos e "mirar" bem os pontos para só então aplicar a rápida e marcante batida.

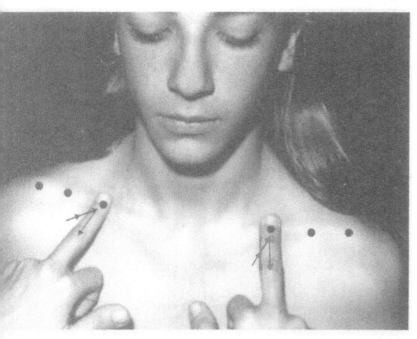

COMENTÁRIO

Cada dedo tem um potencial energético.[1] A qualidade do trabalho se altera, dependendo de como as mãos são usadas. Convém respeitar a vontade *das mãos* ou o gesto natural que brota no momento do toque.

1 - Glas, N., *As mãos revelam o homem*, Antroposófica, 1990, pp. 26-28.

4ª FORMA:
TOQUE TIPO SANDUÍCHE ENVOLVENDO A PARTE DE CIMA DO PEITO E DAS COSTAS

POSIÇÃO
PACIENTE: Em pé, posição descontraída.

TERAPEUTA: Posiciona-se ao lado do paciente.

APLICAÇÃO
Com as palmas de ambas as mãos abertas e os dedos juntos sem tensionar, colocar ao mesmo tempo sobre a região do topo das costas (7ª v. c.) e sobre a parte de cima do peito. É melhor fazer o toque do peito com a mão direita, para favorecer a direção do fluxo energético do peito para as costas.

O toque é de sutil pressão, com suave ondulação acompanhando a respiração, como leves ondas de água.

TEMPO: Em média 1'.

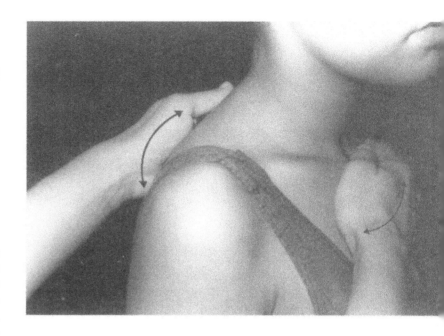

"...as bases psicofísicas e psiconeuroimunológicas do tato continuam sendo campos abertos e promissores para a realização de pesquisas futuras."

Montagu, Tocar, cit., p. 387.

COMENTÁRIOS

1 - O pescoço é a parte do corpo que costuma ficar "estrangulada" pelas emoções e desejos bloqueados, que a cabeça com suas críticas e suas razões não permite executar (visão bioenergética).[1]

Os toques sutis, que com delicadeza vão abrindo a base que une o tórax ao pescoço, assim como os toques de impacto que desmontam a postura organizada, favorecem a abertura e soltura com conscientização das tensões e das emoções retidas nessa área.[2] São conhecidos os nós na garganta com o choro retido e as raivas configuradas num pescoço de "cordas repuxadas acompanhado do pulsar marcante das carótidas" (Reich).

2 - Os trabalhos que favorecem o desbloqueio dessa região, em geral, se acompanham da soltura de muito conteúdo "não falado até então."

3 - O trabalho de impacto ou de batidas marcantes nos ossos se propaga de imediato por todo o esqueleto, atuando na soltura das grandes articulações que mantêm a postura.[3]

---

1 - Observação feita em trabalhos freqüentes com o toque.
2 - Idem.
3 - Idem.

TOQUES SUTIS

TRABALHO NA REGIÃO DOS BRAÇOS

TOQUE NAS PREGAS DAS AXILAS

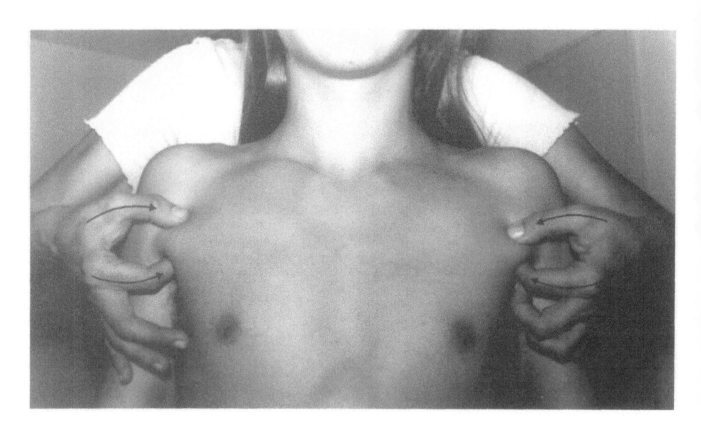

POSIÇÃO

PACIENTE: Em pé; posição descontraída; olhos fechados.

TERAPEUTA: Em pé, na frente ou atrás do paciente, dependendo do toque que será feito.

PROVIDÊNCIA: Almofadas ou cadeira devem ser oferecidas para que a pessoa se *solte* após o toque.

FORMA DE APLICAÇÃO

Toque de pinça na dobra anterior e/ou posterior das axilas.

Tocar a prega das axilas de ambos os lados com os dedos posicionados formando *pinças* que exercem pressão suave mas bem definida por 45" em média.

As pinças são formadas pelos dedos polegares se opondo ao *indicador ou indicador e mediano* unidos.

TRABALHO NA REGIÃO DOS BRAÇOS

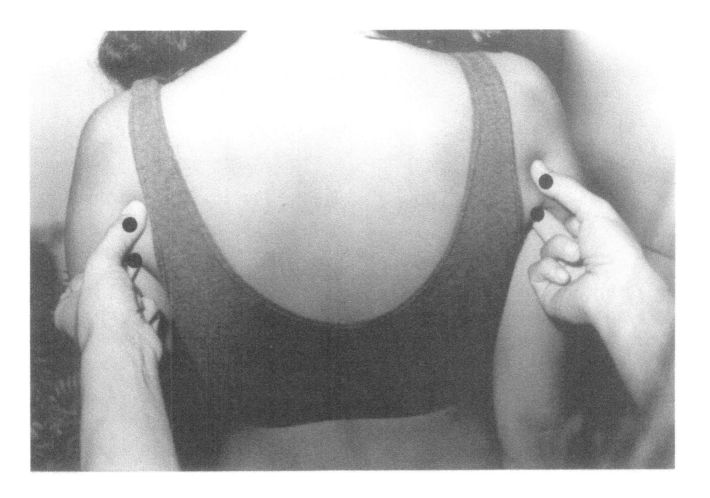

COMENTÁRIOS

1 - A pressão exercida durante o toque faz com que o estímulo atue mais facilmente nas camadas que estão abaixo da superfície da pele.[1]

Paul Schilder aponta para o fato de que a zona mais sensível da pele fica uns 2 cm abaixo da superfície e que aparentemente esta é a parte mais vital da percepção do corpo.

Faz referência ao toque de pressão atuando ao mesmo tempo na sensação, na percepção e na resposta motora, sendo que tanto a sensação quanto a resposta motora podem se situar num nível muito baixo, porém estarão sempre presentes.[2]

2 - O toque de pinça na parte posterior das axilas mobiliza soltura das escápulas e das costas,[3] promovendo sensações de aquecimento e de ondas energéticas ao longo da coluna, em variadas escalas de intensidade.[4]

O toque na prega da frente das axilas (no peitoral maior) repercute nos batimentos cardíacos e no fluxo respiratório,[5] mobilizando o afluxo de emoções e sentimentos.[6]

---

1 - Observação feita em trabalhos freqüentes com o toque.
3 - Jacob e Francone, Anatomia..., cit., pp. 147-150, 255.
5 - Jacob e Francone, Anatomia..., cit. pp. 153, 164, 349.

2 - Schilder, P., A imagem do corpo, São Paulo, Martins Fontes, 1981, pp. 77-84.
4 - Observação feita em trabalhos freqüentes com o toque.
6 - Observação feita em trabalhos freqüentes com o toque.

TOQUES SUTIS

ALTERNANDO AS POLARIDADES AO LONGO DOS BRAÇOS

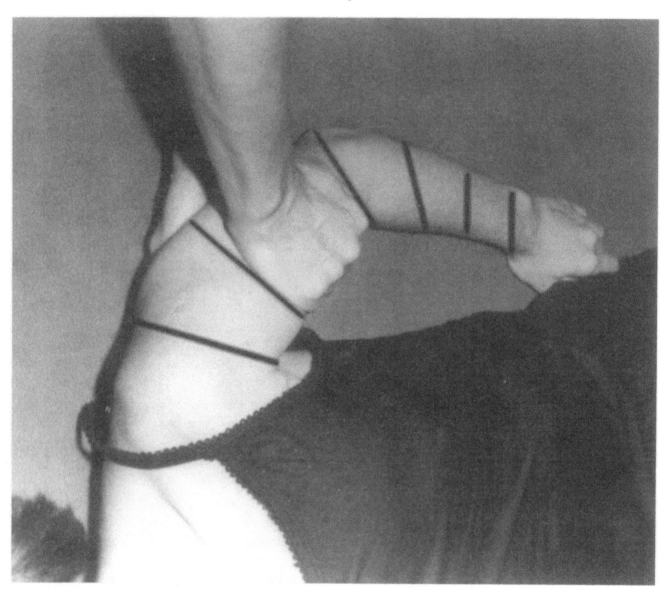

POSIÇÃO

PACIENTE: Deitado em decúbito dorsal; braços levantados. Outra possibilidade é deixar os braços ao lado do corpo.

TERAPEUTA: Ao lado do braço a ser trabalhado.

TOQUE.

1. O trabalho começa nos pulsos e termina na base das axilas, numa seqüência aplicada sem deixar intervalos. O toque é feito em cada segmento do braço, introduzindo primeiro a mão direita por baixo para envolver a região, junto com a mão esquerda que vai abranger por cima, fazendo como um *sanduíche* dessa parte. Com suave pressão, permanecer por 3 ciclos respiratórios do paciente, sendo que na última expiração, a posição das mãos é trocada para a região imediatamente acima.

TRABALHO NA REGIÃO DOS BRAÇOS

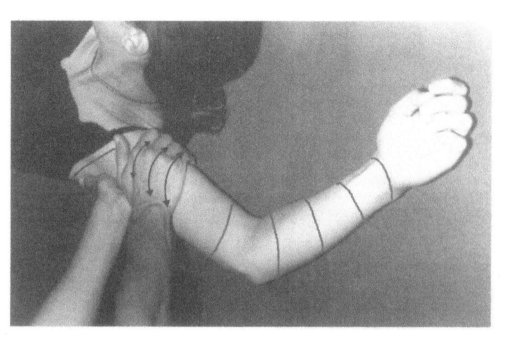

No 2º toque as mãos se invertem, ficando por baixo a esquerda. No 3º toque é a direita que vai por baixo. Seguir nessa alternância e nesse ritmo por todo o braço.

2. Repetir o mesmo trabalho no outro braço, deixando o que foi trabalhado coberto. Se o braço estiver levantado, abaixá-lo.

3. Após o término da sequencia nos dois braços, posicionar-se na cabeceira da cama e envolver a cápsula articular dos dois ombros, posicionando as mãos em formato de concha suave por 45" a 1' em média.

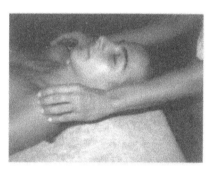

4. Um último toque é feito na sola dos pés, encostando as palmas das mãos com leveza, por 45" a 1' em média.

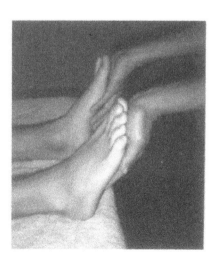

TOQUES SUTIS

COMENTÁRIOS

1 - É muito interessante observar o efeito deste toque alternando as polaridades ao longo do braço... Algumas pessoas relatam uma sensação de alternância claro-escuro-claro-escuro tanto na parte debaixo do braço como na de cima... Comentam dizendo que o braço ficou xadrez.[1]

2 - Brennan em *Mãos de Luz* comenta sobre o fluxo energético e a polarização que pode ser feita com as mãos dizendo:[2]

Para levar energia diretamente a uma área específica pode-se colocar as mãos de cada lado do bloqueio (de baixo para cima e da frente para trás) empurrando-a com a mão direita e puxando-a com a esquerda... A energia quase sempre se move em círculos no sentido anti-horário, unindo o curador e o paciente.

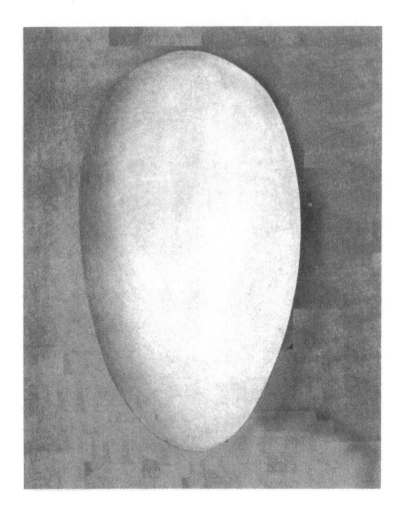

3 - O toque com a concha das mãos nos dois ombros cria condições para a passagem do fluxo energético em um grande círculo, que vai abranger todo o corpo, assim como o toque na sola dos pés, integrando as duas pessoas num *"ovo energético"* promotor de revitalização e equilíbrio.[3]

1 - Observação feita em pequeno grupo de estudo (1980).
2 - Brennan. Mãos..., cit.; pp. 291, 102.
3 - Idem, ibidem.

ESTIRAMENTO SUAVE DOS BRAÇOS

POSIÇÃO
Decúbito dorsal; braços ao longo do corpo; olhos fechados.

APLICAÇÃO
Trabalhar primeiro a seqüência completa num braço e depois no outro.

ESTIRAMENTO: As trações são feitas em 3 direções:

- 1ª para baixo, ficando o braço afastado do corpo 10° em média.
- 2ª abrindo em 90°, ficando o braço perpendicular ao corpo.
- 3ª abrindo em 135°, ficando o braço em diagonal ao corpo.

FORMA DE ESTICAR: Envolver o pulso com as duas mãos, segurando decididamente, mas com delicadeza.

Fazer leve tração sempre nas *inspirações*, soltando nas *expirações*.

Aplicar em média de 3 a 5 estiramentos suaves em cada direção.

FINALIZAÇÃO
Deixar o braço que foi trabalhado ao lado do corpo. Essa colocação é para ser feita vagarosamente e com delicadeza.

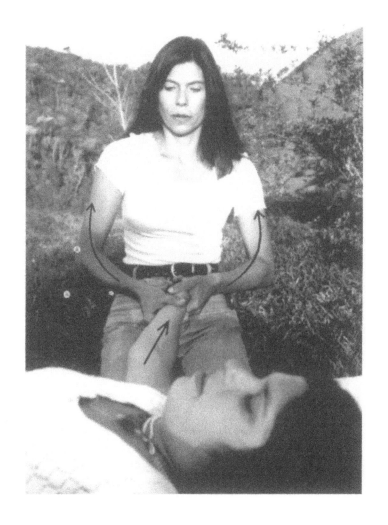

COMENTÁRIOS

1 - Dychtwald faz referência aos braços em seu livro *Corpomente*[1] dizendo:

Braços e mãos constituem os canais pelos quais são expressas muitas e muitas emoções altamente funcionais: são capazes de gerar e transmitir ações como bater, alisar, socar, agarrar, pegar, dar, sentir, autoproteger, auto-expandir.

2 - Comentário de Ichazo, fundador da escola Arica de Desenvolvimento Humano:[1]

O braço reflete nossa força. O cotovelo reflete a facilidade ou desajeitamento com que nos deslocamos no mundo. O antebraço é o meio que empregamos e as mãos são usadas para ir e pegar, para ir em busca de objetivos.

3 - O estiramento dos braços com abertura das articulações mobiliza o vir-à-tona das suas histórias: das marcas de vivências deixadas nas contraturas musculares, dos medos guardados nos encolhimentos, dos abraços não dados, dos gestos e dos atos barrados. Ao mesmo tempo o trabalho induz, com a expansão, uma abertura para a exploração de novos movimentos.[2]

---

1 - Dychtwald, Corpomente, cit., pp. 72, 173.
2 - Observação feita em trabalhos freqüentes com o toque.

TOQUES SUTIS

AUMENTO DA VITALIZAÇÃO E DA SENSIBILIDADE NOS BRAÇOS

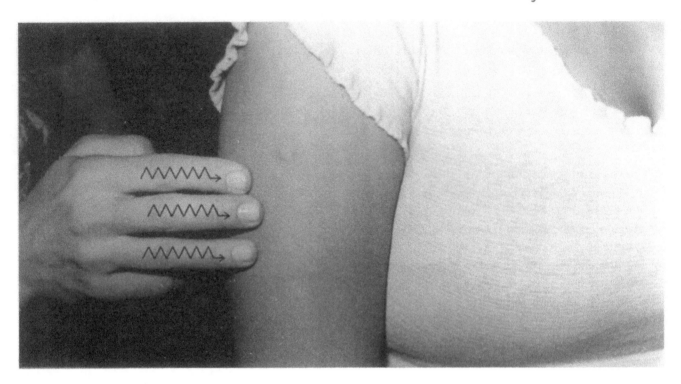

POSIÇÃO

PACIENTE: Em pé; braços ao longo do corpo; posição relaxada com olhos fechados.

TERAPEUTA: Em pé na frente ou atrás do paciente.

APLICAÇÃO

LOCAL: Toque bilateral vibratório a ser feito na área lateral e mediana do braço. Nesse ponto se localiza a região sensível do nervo axilar.

DESCRIÇÃO DO TOQUE: Com os dedos ligeiramente fletados, exercer com suave pressão uma vibração ininterrupta aplicada por 15" em média.

COMENTÁRIOS

1 - [1] O toque vibratório aumenta a sensibilidade da face lateral do braço que fica *mais desperta* e se propaga em toda a sua extensão, colaborando na conscientização e favorecendo a imagem corporal e a vitalização.[2]

2 - A conscientização e a vitalização dos braços têm repercussões no desenvolvimento pessoal do indivíduo e na natureza de suas relações com o meio ambiente. Flora Davis, no seu livro *Comunicação não verbal*,[3] cita pesquisas que foram feitas com os estilos gestuais e os comportamentos de medo, segurança, domínio e opressão.

Em seus estudos os braços encolhidos, com poucos movimentos e pouca força nos gestos, correspondem aos sentimentos de fraqueza, opressão e medo.

3 - Conforme comenta Dychtwald:[4]

...parece que a vitalidade energética nos braços e mãos depende da capacidade do organismo para expressar toda uma gama de sentimentos e ações.

---

1 Hoppenfeld, Propedêutica..., *cit., p. 31.*
2 - Observação feita em trabalhos freqüentes com o toque.
3 - Davis, F., A comunicação não-verbal, São Paulo, Summus, 1979.
4 - Dychtwald, Corpomente, *cit., pp. 172-173.*

TOQUES SUTIS

TOQUE PONTUAL
EM TODA A EXTENSÃO DO ANTEBRAÇO

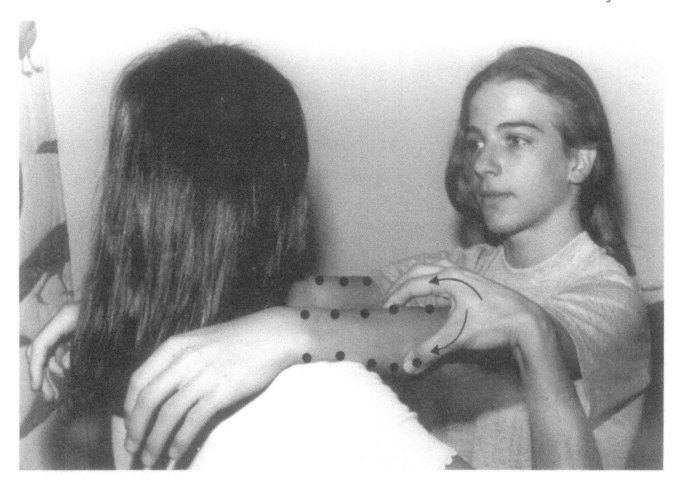

POSIÇÃO

PACIENTE E TERAPEUTA: Em pé, frente a frente. O paciente coloca seus braços esticados e apoiados nos ombros do terapeuta, deixando as mãos pendentes e os pulsos bem encaixados na altura das populares saboneteiras. Os olhos de preferência fechados, mas depende da vontade do paciente.

PROVIDÊNCIA: Almofadas ou um colchonete devem ficar ao lado, e o paciente deve ser avisado para se soltar como desejar após o toque.

FORMA DE APLICAÇÃO: Toque em *pinça* ao longo do antebraço.

Com ambas as mãos o terapeuta faz um arco em pinça sem tensionar, com os dedos polegar e indicador ou mediano. Vai tocar ponto a ponto, sem deixar lacunas, toda a região lateral do antebraço, do pulso até o cotovelo (toda a extensão dos ossos: rádio e ulna), com suave pressão por 3 respirações completas em cada ponto. Por fim colocar as mãos em concha, como que *encapsulando* os cotovelos. Aguardar também 3 ciclos respiratórios completos.

OBSERVAÇÃO: Durante a aplicação do toque, convém que o terapeuta sincronize sua respiração com a do paciente, promovendo maior integração no trabalho. A modulação conjunta da respiração vai ser sentida pelo paciente através do apoio que é feito nos ombros do terapeuta. Para dar continuidade ao trabalho, é importante não perder o contato com a pele do paciente no momento de mudar os pontos de toque.

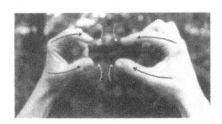

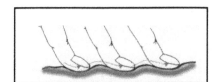

COMENTÁRIOS

1 - A conscientização do antebraço pela tomada de consciência dos ossos tem repercussões no desenvolvimento pessoal do indivíduo e na natureza de suas relações com o meio e com os outros. Ajuda a desenvolver os gestos de *"ir em busca de...; pegar o que se quer...; abraçar a vida..."*.[1]

2 - Flora Davis, em seu livro[2] *A comunicação não-verbal*, cita a pesquisa pioneira em relação aos estilos gestuais feita por David Efron na década de 1940.

Nesse trabalho, ele estudou os gestos de toda uma população oprimida de imigrantes judeus foragidos da guerra e de italianos. Ficou constatado que os imigrantes judeus mantinham o antebraço colado e encolhido junto ao peito e as mãos gesticulavam sempre próximas ao peito. Já os italianos tinham gestos com os braços abertos em movimentos amplos.

Em 1942 Murphy, comentando sobre essas pesquisas, escreve:

A gesticulação dos italianos parece ser a expressão de uma existência vivida em aldeias onde o espaço é livre, a estrutura familiar clara e definida...

Sob condições de perseguição econômica e social, o gesto do judeu europeu tende a ser um gesto de fuga...

O antebraço encolhido e colado ao peito ficou reconhecido como postura de opressão, de perseguição e de fuga.

---

1 - *Observação feita em trabalhos freqüentes com o toque.*
2 - *Davis,* A comunicação..., *cit., pp. 84-85.*

TOQUES SUTIS

TRABALHO COM AS MÃOS

CALATONIA DAS MÃOS

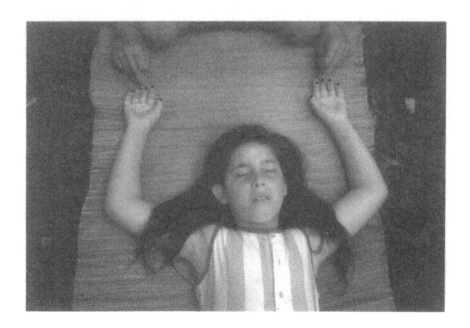

POSIÇÃO

PACIENTE: Em decúbito dorsal; braços para cima sem esticar o ângulo dos cotovelos, com a palma das mãos em "posição de repouso invertida". Olhos fechados de preferência.

TERAPEUTA: Sentado em frente das mãos.

APLICAÇÃO

1ª PARTE:

A ponta de todos os dedos de ambas as mãos vão ser tocadas simultaneamente com pressão muito suave, por baixo e por cima. A região da raiz das unhas vai ser tocada pelo dedo polegar do terapeuta. A outra área de contato, que é na região da polpa, deverá ser tocada pelo dedo correspondente do terapeuta. Assim, o dedo indicador será tocado pelo polegar e indicador, o mediano pelo polegar e mediano etc.

Tempo de duração em cada toque: em média 3'.

Qualidade do toque: a posição dos dedos para tocar é no formato de *"pinça muito suave"*, sempre encostando a polpa dos dedos.

O dr. Sándor deixou uma imagem de extrema delicadeza para expressar a qualidade dos toques na ponta dos dedos:

*COMO QUEM QUISESSE CARREGAR
UMA BOLHA DE SABÃO*

SEQÜÊNCIA:

- 1º toque: nos medianos
- 2º toque: nos indicadores
- 3º toque: nos anulares
- 4º toque: nos mínimos
- 5º toque: nos polegares. Neste toque o terapeuta deve usar os 5 dedos de cada mão, formando uma espécie de cápsula e, com extrema delicadeza, vai aplicar o toque envolvendo os pontos dos polegares, na altura das raízes das unhas.

2ª PARTE:

São 2 toques nas palmas das mãos, feitos com os dedos ligeiramente curvados e unidos (indicador, mediano e anular). O tempo médio é de 3' em cada toque:

1º ponto: tocar na base dos dedos do paciente, sobre as articulações mais proximas.

2º ponto: aplicação idêntica ao 1º ponto, tocando um pouco mais para dentro, no início da parte mais profunda do côncavo das mãos.

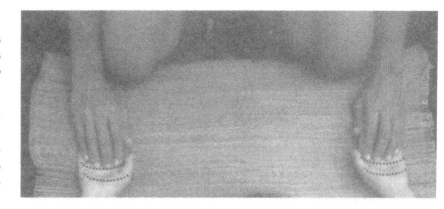

3ª PARTE:

As mãos do terapeuta com os dedos ligeiramente esticados vão servir de apoio para os pulsos do paciente, que ficarão ligeiramente levantados por um tempo médio de 3'.

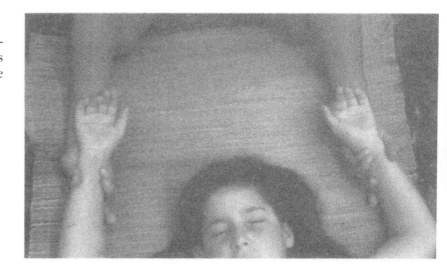

4ª PARTE:

Por fim um último toque, com o terapeuta colocando suas mãos sobre os pulsos do paciente, com os dedos tocando parte do antebraço.

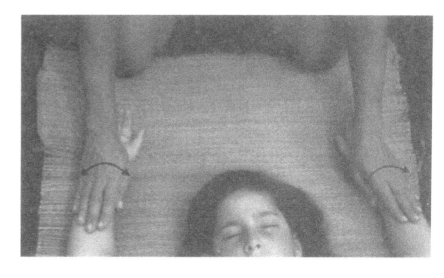

TOQUES SUTIS

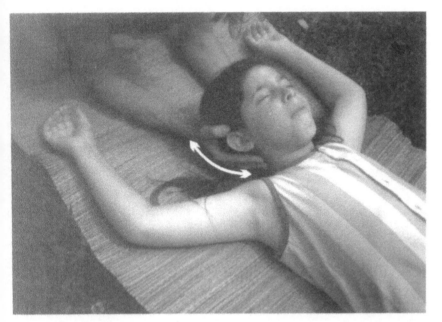

COMPLEMENTAÇÃO:

1 - Introduzir as palmas das mãos por baixo da cabeça com muita delicadeza, para que sirva de apoio, deixando os dedos tocando a base do crânio.[1]

2 - Encostar as palmas das mãos na sola dos pés, permanecendo por 15" a 30" em média, podendo o tempo do toque se prolongar.

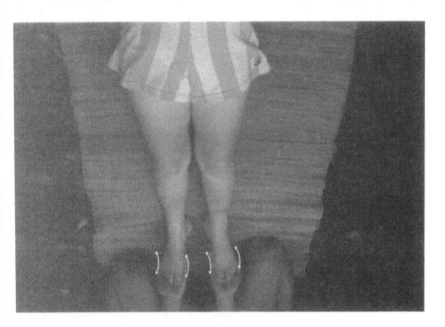

COMENTÁRIO

O dr. Sándor fez referência ao trabalho com crianças neste toque dizendo:[2]

Especialmente com crianças é útil o condicionamento da cabeça, segurando-a com ambas as mãos, de modo que os dedos medianos toquem a nuca na área da saída das artérias, veias e nervos occipitais.

Essa modalidade deve ser aplicada delicadamente. Ao retirar as mãos depois de 4-5 minutos cuida-se para não sacudir a cabeça do paciente, porque o relaxamento pode ser muito profundo, e qualquer estímulo mais energético causará constrangimento, angústia ou reações emotivas.

---

1 - Sándor, Técnicas..., cit., p. 98.
2 - Idem, ibidem.

TRABALHO COM AS MÃOS

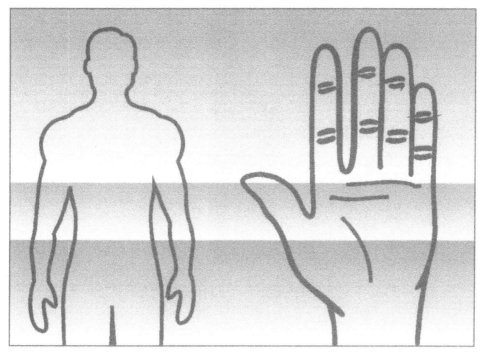

Correspondência da mão com as regiões do corpo.

COMENTÁRIOS

1 - A Calatonia nas mãos é uma das variações do trabalho básico que é feito com os pés. Rosa Farah em seu livro *Integração psicofísica*,[1] ao se referir aos toques suaves, lembra que são constituídos de estímulos não familiares às terminações nervosas presentes na área trabalhada. Assim, não existem em princípio respostas prontas, condicionadas pelo hábito. Os estímulos sutis atuarão em diferentes níveis do sistema nervoso, promovendo as mais variadas reações no organismo.

2 - As mãos, assim como os pés, possuem um complexo mapeamento reflexo dos órgãos vitais e das principais zonas do corpo.[2] Assim pode-se também entender o efeito profundo dos trabalhos da Calatonia.

3 - Aconselha-se a leitura original escrita pelo dr. Sándor no seu livro *Técnicas de Relaxamento*, já citado, onde ele aconselha este trabalho quando o paciente não está em condições para o trabalho com os pés.[3]

---

1 - Farah, Integração..., cit., pp. 332-345.
2 - Gordon Richard. *A cura pelas mãos*, Pensamento, São Paulo, 1980, p. 90.
3 - Sándor, Técnicas..., cit., cap. Calatonia.

TOQUES SUTIS

TOQUE SUTIL NO DEDO MÍNIMO

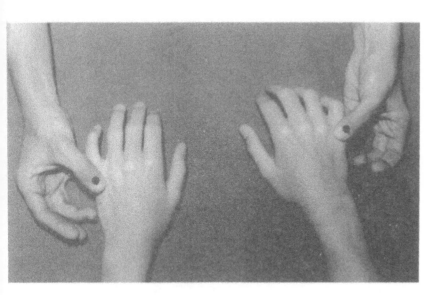

POSIÇÃO

PACIENTE: Deitado em decúbito ventral com os braços para cima, as palmas das mãos voltadas para baixo e a cabeça virada de lado ou sentado com as mãos apoiadas sobre as coxas com comodidade; olhos fechados.

TERAPEUTA: Sentado em uma banqueta na frente das mãos do paciente.

TOQUE: Estímulo na articulação da base do dedo mínimo.

COMO TOCAR: Com ambas as mãos, fazer uma espécie de *pinça suave* usando os dedos polegar e mínimo e tocar com delicadeza, ao mesmo tempo, por uns 2' a 3' com igual pressão.

COMENTÁRIOS

1 - Numa visão antroposófica, Norbert Glas,[1] falando sobre as mãos, comenta que o mundo dos sentimentos se manifesta predominantemente nos dedos *mínimo e anular*. A proximidade do mínimo com o anular (do ponto de vista anatômico seus tendões partem de um ventre muscular comum) indica a possibilidade de os comportamentos mais impulsivos serem transferidos para o âmbito de um afeto consciente, para o dedo anular que carrega o símbolo do amor conjugal. Faz a relação do dedo mínimo com *o que se desenrola no limite dos elementos impulsivo e sentimental*.

2 - Considerando os conhecimentos orientais, o dedo mínimo se relaciona com o meridiano do coração.[2]

3 - O simbolismo do dedo mínimo e sua relação com os sentimentos que habitam no coração é reconhecido na linguagem popular:[3]

Seu pequeno dedo lhe conta tudo.

Ainda:

Se alguém apertar a ponta do dedo mínimo de uma pessoa que dorme, ela fala o que sonha...

---

1 - Glas. As mãos..., *cit.*, pp. 29, 68-75.
2 - Langre, DO-IN, *cit.*, p. 59.
3 - Souzanelle, De l'Arbre..., *cit.*, p. 184.

CÍRCULOS NA PONTA DOS DEDOS

POSIÇÃO

Decúbito dorsal com os braços levantados e as palmas das mãos viradas para cima.

APLICAÇÃO DOS CÍRCULOS

Sobre a parte central da polpa dos dedos vão ser feitos pequenos círculos com a ponta dos dedos correspondentes. Assim, os dedos medianos serão tocados pelos medianos, os anulares pelos anulares etc.

Cada dedo vai receber em média 10 pequenos giros, sempre para fora e feitos com ligeiro deslocamento da pele no ponto de contato.

FINALIZAÇÃO: Círculos no ponto central das palmas das mãos.

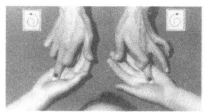

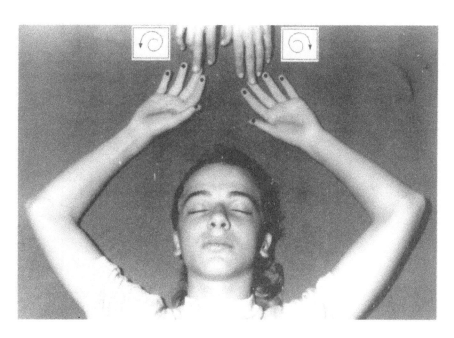

COMENTÁRIOS

1 - Sobre a sensibilidade e o alto grau de captação dos estímulos sutis pela pele, o antropólogo André Virel comentou:[1]

Nossa pele é um espelho dotado de propriedades ainda mais maravilhosas que as de um espelho mágico. O espelho original que envolve o ovo se divide e é imediatamente absorvido para dentro de si mesmo...

O espelho dividido, que é composto pela pele e pelo sistema nervoso, termina por conseguinte olhando para si próprio, por assim dizer, resultando um confronto que estimula um incessante movimento de imagem, bem como o surgimento daquilo que apropriadamente é chamado pensamento reflexivo.

2 - O dr. Sándor comentou que os toques calatônicos usam a sensibilidade cutânea, cuja complexidade de sensações mobilizadas nem pode ser descrita em palavras de modo adequado.[2]

---

1 - Montagu, Tocar, *cit.*, p. 23.
2 - Sándor, Técnicas..., *cit.*, p. 99.

TOQUES SUTIS

RESPIRAÇÃO NAS ARTICULAÇÕES POR MEIO DE SUAVES TRAÇÕES E GIROS SUTIS

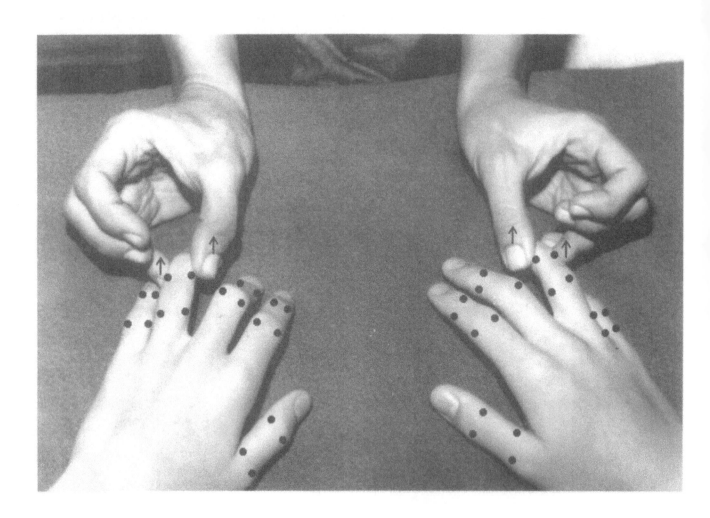

POSIÇÃO

PACIENTE: Deitado em decúbito ventral; braços para cima; olhos fechados; as palmas das mãos voltadas para baixo e a cabeça de lado.

TERAPEUTA: Sentado na frente das mãos.

APLICAÇÃO

1ª PARTE:
Conscientização dos dedos por estímulos de suave tração.

Formando uma pinça suave com o polegar e o dedo correspondente ao que vai receber o toque, exercer uma levíssima tração em cada falange dos dedos, primeiro nas proximais, em seguida nas medianas e por último nas distais. A suave tração pode ser precedida por delicadas flexões da articulação.

Fazer em cada segmento 3 leves trações, sempre durante as inspirações, soltando nas expirações. A pele no ponto de contato se desloca ligeiramente quando são feitas as trações.

FINALIZAÇÃO: Segurar em pinça com os dedos polegar e mediano ou indicador na região dos pulsos, pelas bordas laterais, e atuar da mesma forma.

2ª PARTE:

Aplicar em média 5 pequenos e suaves giros em cada articulação, acompanhando a cadência respiratória e usando o polegar com o dedo correspondente ao que recebe o toque.

O trabalho pode ser feito numa só mão.

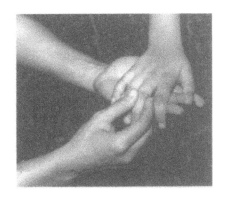

VARIAÇÃO DA 2ª PARTE:

O trabalho consiste em integrar uma imagem mental para auxiliar na conscientização e relaxamento das articulações que estão sendo trabalhadas.

Orientar a pessoa para mentalizar as pequenas articulações, imaginando que vão se alargando, ficando mais abertas. Em seguida continuar a imagem mental dizendo: "*Imaginar que cada articulação também respira*".

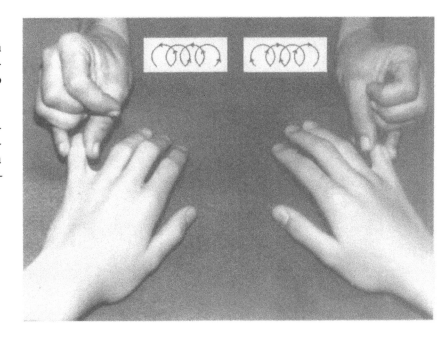

COMENTÁRIOS

1 - A *Respiração nas Articulações*, trabalho que integra toques sutis com atuação de imaginação ativa, é uma das variações apresentadas pelo dr. Sándor do seu *Método Calatônico Básico*. Este trabalho pode ser feito em qualquer articulação do corpo, podendo também ser um autotoque, com a pessoa apalpando e explorando delicadamente as suas articulações através de leves movimentos de flexão, extensão e giros.

2 - Segundo Gerda Alexander:[1]

...a tomada de consciência dos ossos proporciona ao indivíduo uma segurança interior e uma resistência que são da maior importância em nossa época de grande instabilidade. Ainda coloca que: *o desenvolvimento da consciência óssea e do relaxamento muscular é uma preparação de grande valia para diminuir tensões emocionais profundas...*

3 - Conforme o dr. Sándor escreveu:[2]

...o estímulo tátil possibilita uma síntese de várias particularidades perceptivas e aperceptivas, sintonizadas e sincronizadas numa configuração singular em cada indivíduo.

---

1 - Alexander, Eutonia, cit., pp. 37-38.
2 - Sándor, Técnicas..., cit., p. 99.

TOQUES SUTIS

TOQUE DE SOPRO
NOS ESPAÇOS INTERDIGITAIS

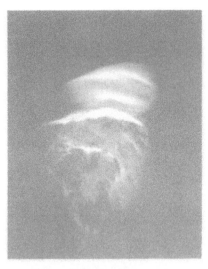

"...sensação de se encher de ar..."

POSIÇÃO

PACIENTE: Sentado em poltrona com as mãos apoiadas nos joelhos ou nos braços da cadeira, mantendo a coluna ereta sem rigidez.

Outra possibilidade é de se sentar no chão sobre almofada *em posição de paxá*, com as palmas das mãos apoiadas na altura dos joelhos ou coxas. Os dedos devem ficar abertos para facilitar o trabalho.

APLICAÇÃO

O trabalho pode ser aplicado por duas pessoas atuando da mesma forma ou então é feito primeiro de um lado e depois do outro.

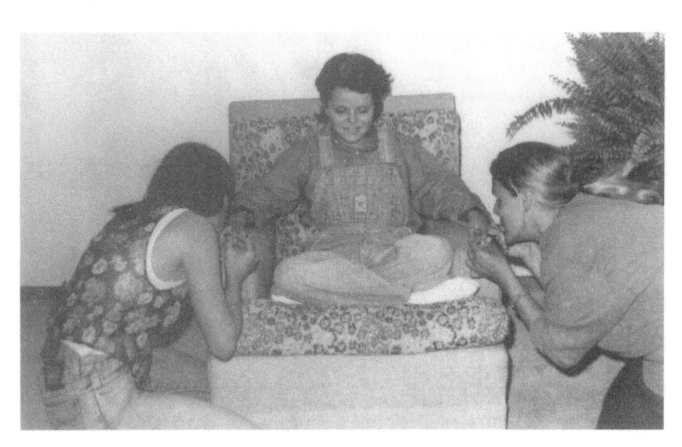

Assoprar 7 vezes nos espaços entre os dedos.

Cada sopro com jato forte e bem pontual deve corresponder a uma expiração completa.

Para inspirar, afastar o rosto da pessoa para não *sugar* o seu campo energético.

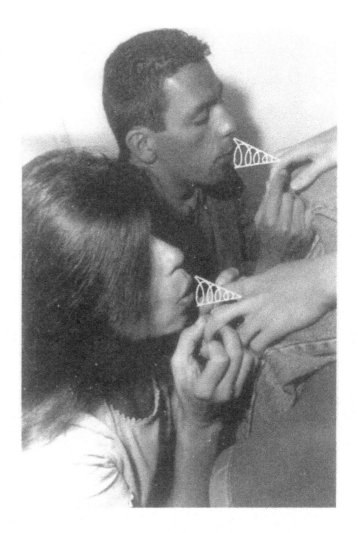

COMENTÁRIOS

1 - Este trabalho[1] provoca riso e idéias de brinquedo na medida em que os sopros vão mobilizando sensações com imagens engraçadas:

de ser uma bexiga de gás que está sendo enchida...

de ir ficando como um balão estufado...

2 - Segundo Norbert Glas, em seu livro *As mãos revelam o homem,* as condições respiratória e circulatória do corpo refletem-se muito especialmente na pele das mãos, na dor das unhas, na temperatura, nos dedos que podem se apresentar mais inchados ou desidratados e nas articulações. Existe uma relação direta entre as mãos e os órgãos da cavidade torácica. Sendo a sensibilidade muito alta nos espaços interdigitais, com grande número de neurorreceptores concentrados principalmente nessa região que é muito delicada, os sopros bem marcantes, vão ter grande repercussão na circulação e respiração.[2]

3 - O sopro quente é vasodilatador e relaxante. O sopro frio provoca vasoconstrição e *"acorda para o agir rápido"*.[3]

---

1 - Observação feita em trabalhos freqüentes com o toque.
3 - Observação feita em trabalhos freqüentes com o toque.

2 - Glas, As mãos..., cit., pp. 13-14.

TOQUES SUTIS

TRABALHO NA REGIÃO DO PESCOÇO

TOQUE DE SOPRO NO "POMO-DE-ADÃO"

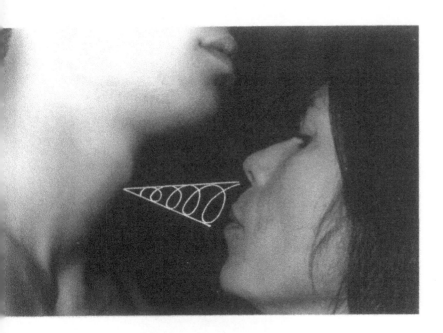

1 sopro = 1 expiração

Sopro
- prolongado
- consistente
- pontual

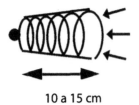

10 a 15 cm

POSIÇÃO

PACIENTE: Em pé; braços soltos; olhos fechados.

TERAPEUTA: Na frente do paciente, de modo que a sua boca fique na altura do pescoço.

APLICAÇÃO

LOCAL: No ponto mais proeminente da cartilagem da tireóide.

Distância da emissão do sopro: em média 15 cm.

EMISSÃO DO SOPRO: A força da emissão deve ser suficiente para que no ponto possa ser sentida uma certa *pressão exercida pelo jato de ar*.

NÚMERO DE SOPROS: Em média 7.

FINALIZAÇÃO: Terminando o toque, avisar a pessoa para que se solte conforme o *corpo for pedindo*, sem restringi-lo.

VARIAÇÃO: Atuação do magnetismo do olhar no pomo-de-adão.

POSIÇÃO: A mesma.

PROCEDIMENTO: Concentrar o olhar no ponto proeminente da cartilagem da tireóide, aumentando cada vez mais a concentração. Pode acompanhar a idéia "*de que o olhar entra pelo ponto*".

A distância da emissão do olhar concentrado pode variar muito, desde uma base de 50 cm.

TEMPO DE APLICAÇÃO: Em média 1' a 1' 30".

COMENTÁRIOS

1 - O trabalho com sopro nessa região[1] costuma repercutir na cadência da respiração e no ritmo do batimento cardíaco, auxiliando a regulação das acelerações do corpo e da mente. Em geral acompanham relatos de rebaixamento das ansiedades e dos medos.

2 - *A glândula tireóide ocupa a frente e os dois lados da traquéia, logo abaixo da caixa vocal, e está ligada ao pomo-de-adão.*[2]

A sensação de melhor disposição e de calma, que costuma advir como conseqüência dos trabalhos sutis que atuam na região da tireóide, pode ser entendida com base na fisiologia:[3] *O bem-estar geral depende da velocidade na qual nossos corpos vivem.*

A velocidade de praticamente todos os processos básicos do corpo é altamente regulada pela tireóide.

3 - Na visão oriental, Mantak Chia faz referência à tireóide dizendo:[4] *o centro de energia da tireóide é considerado um dos mais importantes do corpo porque controla o crescimento e o desenvolvimento mental. É o grande elo entre o cérebro e os órgãos de reprodução.*

A tireóide é uma glândula energética e sua secreção está relacionada com o ritmo da vida.

Uma produção muito pequena de hormônios tireoidais provoca morosidade. Quando é demasiada, há marcante apreensão, nervosismo...[5,6]

4 - O centro de forças localizado na frente da garganta[7] associa-se à participação na própria sobrevivência desde a hora do nascimento, quando se abre a respiração e a criança grita. O recém-nascido, para sobreviver, precisa sugar e engolir, participando e ativando todo o tempo esse chakra ou centro vital. No decorrer da vida, esse centro reflete sobre como a pessoa interage, manifestando o medo ou a coragem com que a vida é vivida, num fechamento maior que limita a própria entrada na existência ou numa abertura para participar do espaço em que vive, abrindo-se para a comunicação e podendo expressar os sentimentos do coração.

Sobre o medo e a coragem, nos ensina a experiência de Nelson Mandela:[8]

...Descobri que a coragem não era a ausência do medo, era o triunfo sobre o medo.

---

1 - *Observação feita em trabalhos freqüentes com o toque.*
2 - *Jacob e Francone, Anatomia..., cit., pp. 144, 248, 484.*
3 - *Idem, ibidem.*
4 - *Mantak Chia, A energia..., cit.*
5 - *Jacob e Francone, Anatomia..., cit., pp. 144, 248, 256, 484.*
6 - *Mantak Chia, A energia..., cit.*
7 - *Brennan, Mãos..., cit., pp. 127, 128.*
8 - *Mandela, N., Longo caminho para a liberdade, São Paulo, Siciliano, 1995, p. 506.*

TOQUES SUTIS

ESTIRAMENTO DO PESCOÇO

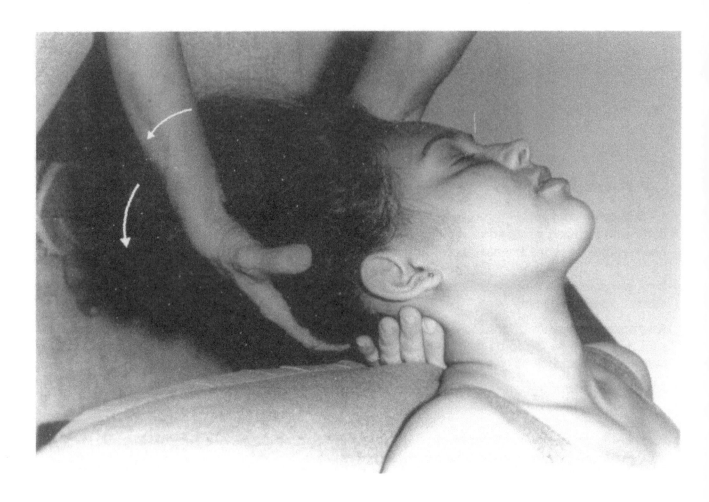

POSIÇÃO

PACIENTE: Em decúbito dorsal, ficando o pescoço e a cabeça para fora da cama, apoiados nas mãos do terapeuta.

TERAPEUTA: Posicionado na cabeceira da cama, sentado ou em pé, procurando se adequar com comodidade para segurar a cabeça do paciente.

ESTIRAMENTO DO PESCOÇO. Bem lentamente, ir descendo as mãos que servem de apoio para a cabeça de modo que vai esticando cada vez mais a parte da frente do pescoço, da garganta, de todas as estruturas relacionadas com a deglutição e a fala.

Aos poucos, a soltura vai acontecendo gradativamente até um ponto de limite. Começar então a subir as mãos bem devagar, trazendo a cabeça para o nível da cama. Pedir para a pessoa escorregar o corpo na cama, de modo que possa apoiar a cabeça e descansar.

TRABALHO NA REGIÃO DO PESCOÇO

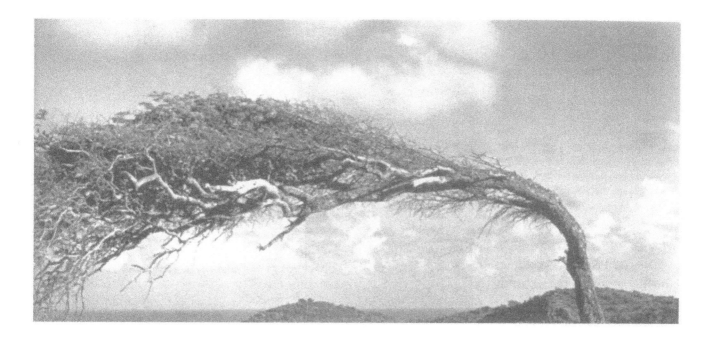

COMENTÁRIOS

1 - Ken Dychtwald, em seu livro *Corpomente*, se refere à região do pescoço dizendo:[1]

...a função psicossomática essencial do pescoço é a de mediador entre sentimentos, sensações, pensamentos, impulsos e reações. A sobrecarga de informações e de experiências registra-se sem sombra de dúvida como dor no pescoço. Quando a tensão se torna crônica o pescoço passa a ser rígido e duro, limitando os movimentos e os fluxos de impulsos, sentimentos e sensações que o atravessam.

2 - Após este trabalho[2] são freqüentes os relatos de:
- ampliação da respiração
- alívio de peso no peito
- deglutição facilitada
- musculatura da boca amolecida
- aumento de salivação

3 - A abertura da garganta mobiliza uma região do corpo que arquiva memórias muito antigas ligadas à entrada na vida, no meio aéreo, pelo grito.

O grito do homem[3] proferido em qualquer momento de sua vida será sempre um retorno ao seu estado mais arcaico, mais ontológico. Toda a sua vida será uma lenta elaboração deste grito que virá a ser linguagem e depois enfim silêncio no seio do qual é alcançado o Verbo.

---

1 - Dychtwald, Corpomente, cit., p. 187.
2 - Observação feita em trabalhos freqüentes com o toque.
3 - Souzenelle, De l'Arbre..., cit., p. 224.

TOQUES SUTIS

SOLTURA DO PESCOÇO E DA CABEÇA COM MOVIMENTOS DE "SACA-ROLHA"

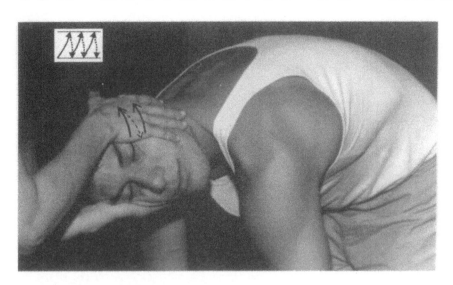

POSIÇÃO

PACIENTE: Em pé; pernas ligeiramente afastadas e dobradas; corpo "vergado" para a frente; braços pendentes.

TERAPEUTA: Na frente, posicionado para segurar e girar a cabeça.

APLICAÇÃO DO MOVIMENTO "SACA-ROLHA":
Segurar com firmeza a cabeça pelos lados e acima das orelhas. Encaixar bem as mãos e ir puxando ligeiramente a cabeça para a frente, girando ao mesmo tempo da direita para a esquerda e da esquerda para a direita como se estivesse girando e puxando a rolha de uma garrafa. Aplicar em média 6 giros completos. O efeito costuma ser muito forte e o paciente em geral *despenca* no colchonete, que já deve estar ao seu lado.

PROVIDÊNCIA: Avisar antes do trabalho que a reação costuma ser forte e que mesmo durante a aplicação, se houver muita vontade de se soltar no chão, o impulso não deve ser bloqueado.

COMENTÁRIOS

1 - Os movimentos de *saca-rolha* produzem a soltura da musculatura que envolve a respiração, mastigação e a deglutição, além de afrouxar os músculos de sustentação do pescoço e de elevação dos ombros.[1,2]

2 - A soltura da região do pescoço e do bloco audiovocal repercute numa liberação de tensões urogenitais. Existe uma ligação entre as barreiras feitas na garganta com problemas de ordem sexual e distúrbios das funções urinárias.[3]

3 - Este trabalho, numa visão bioenergética, é uma "Bomba de duas Funções: Energética e Relaxante". Lowen, comentando sobre o pescoço encolhido dentro de ombros levantados e suspensos no ar, nos lembra que:[4]

Nessa posição a pessoa fica pendurada como num cabide de roupa. Esta é uma postura de MEDO. Os músculos contraídos necessitam ser recarregados de energia para se soltarem. Para que isso ocorra, é necessário oxigênio e açúcar, ou seja, amplificação e soltura respiratória que fornecem o oxigênio para incentivar o processo metabólico.

4 - O dr. Gaiarsa, comentando a complexidade das tensões e do relaxamento, escreve:[5]

Tanto as tensões como os relaxamentos são estruturas em sentido próprio, extremamente complicadas do ponto de vista geométrico e mecânico, devido aos nossos 500.000 vetores/tensores, às duas centenas de peças móveis que compõem nosso esqueleto e dos vários bilhões de neurônios que integram o sistema de controle.

---

1 - Jacob e Francone, Anatomia..., cit., pp. 140, 144-145.
2 - Observação feita em trabalhos freqüentes com o toque.
3 - Souzenelle, De l'Arbre..., cit., p. 109.
4 - Lowen, Prazer, cit., pp. 50-52.
5 - Gaiarsa, Psicologia..., cit., p. 21.

TOQUES SUTIS

SOLTURA DE TENSÕES DA "DEGLUTIÇÃO E DA FALA"

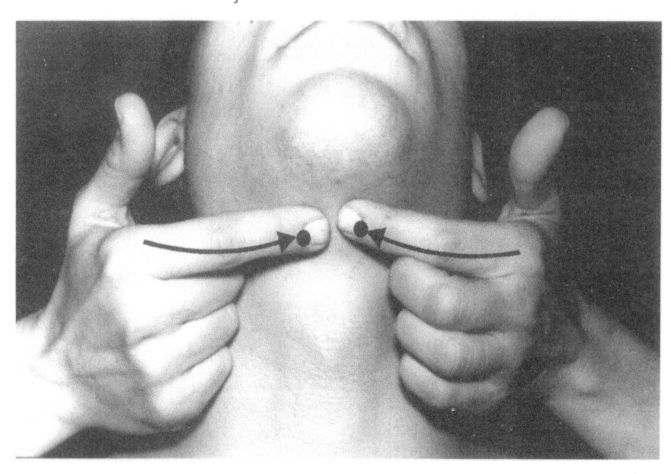

POSIÇÃO

PACIENTE: Em pé ou sentado; posição cômoda; olhos fechados.

LOCAL DE APLICAÇÃO E DESCRIÇÃO DO TOQUE:
O estímulo é dado na frente da parte superior do pescoço, bem sobre o ponto que se move na deglutição (sobre o "*osso hióide*").

Com os 2 dedos indicadores, pressionar bem de leve e ao mesmo tempo por 30" em média. Repetir o toque.

TRABALHO NA REGIÃO DO PESCOÇO

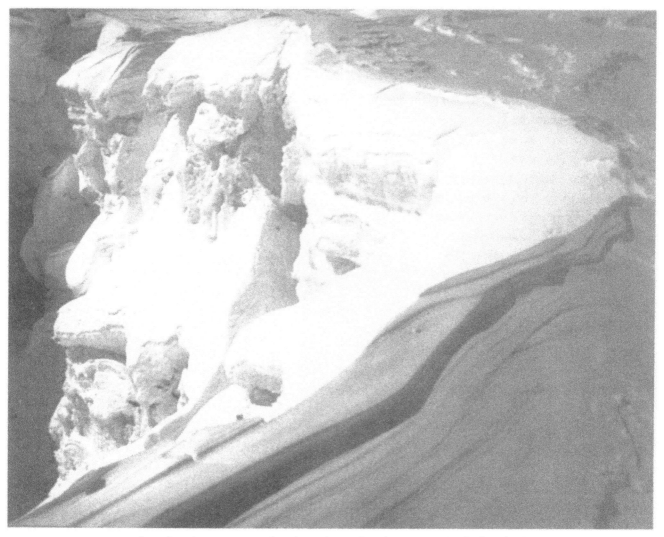

"... soltando as amarras do grito e do medo... de amores não declarados."

COMENTÁRIOS

1 - O "osso hióide"[1] centraliza grande parte da musculatura profunda relacionada com a deglutição e a fala. A sutileza do toque promove soltura do *"assoalho da garganta"*, alcançando uma musculatura que é difícil de ser mobilizada.

Pode-se esperar aumento da salivação; sensações de *"queixo mole"* e de *"alargamento da boca"*.[2]

2 - Na frente do pescoço se encontra o *centro da garganta*,[3] ponto ou chakra que, recebendo os benefícios de um trabalho sutil de abertura, repercute no estado afetivo-emocional.

3 - Alexander Lowen, em seu livro *Prazer*,[4] comenta sobre os impulsos que tiveram suas expressões bloqueadas por medo das conseqüências ou das medidas punitivas. Assim, manifestações de raiva ou revolta que explodiriam por meio de gritos, de palavras ou mordidas, manifestações de mágoa e rancor que viriam à tona por choro e soluços são bloqueadas, criando tensões para engolir e falar.

4 - Em casos de gagueira, o dr. Sándor aconselhava:[5]

...o trabalho com a face anterior do pescoço, especialmente em casos de gagueira...

---

1 - Jacob e Francone, Anatomia..., cit., p. 88, 144-146.
3 - Mantak Chia, A energia..., cit.
5 - Sándor, Técnicas..., cit., p. 96.

2 - Observação feita em trabalhos freqüentes com o toque
4 - Lowen, Prazer, cit., pp. 51-54.

TOQUES SUTIS

TOQUES NO ROSTO

TOQUE "PINGO DE MEL"

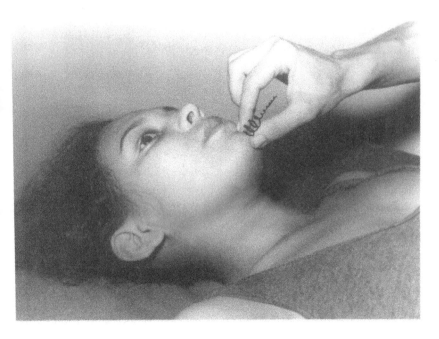

POSIÇÃO

PACIENTE: Deitado em decúbito dorsal com os braços ao longo do corpo e os olhos fechados de preferência.

APLICAÇÃO

TOQUE: O trabalho é feito com o polegar e o indicador da mão direita. O movimento é acompanhado pela imagem de uma gota de mel que vai ser pega por esses dois dedos e que se encontra na superfície da pele. A pressão sobre a pele do rosto deve ser muito delicada, de forma que os dedos mal toquem na pele. Já nos pontos da cabeça, a pressão é para ser suave, mas definindo bem cada ponto. A imagem de pegar a gota é seguida de um movimento rotatório entre esses dois dedos, como se fosse fazer um funil com movimento de "rosquear". O funil vai sendo feito, afastando-se da pele até uma distância de uns 5 cm. A sensação do rosquear dos dedos passa para a pessoa através do som produzido, que deve poder ser "escutado ou percebido" ligeiramente. Na cabeça, fios de cabelo também são rosqueados e levemente esticados, sem puxar.

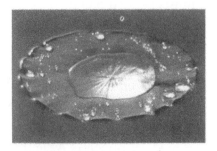

"Pegando gotas de mel..."

1ª PARTE

NA LINHA CENTRAL DO ROSTO E DA CABEÇA

    Centro do queixo

    Centro dos lábios

    Ponta do nariz

    Meio da testa

Na linha central da cabeça, aplicar 5 (cinco) pontos, até chegar próximo do apoio da cabeça no colchão.

2ª PARTE:

NA LINHA CENTRAL DO PEITO E DO VENTRE

Aplicar uma seqüência de 10 a 12 pontos na linha central do corpo, desde a base do pescoço, passando pelo centro do peito, e descendo pela linha do umbigo até o limite superior do osso púbico. A pressão é para ser suave mas bem definida e o rosquear audível. Pode-se usar mais dedos para aumentar o som.

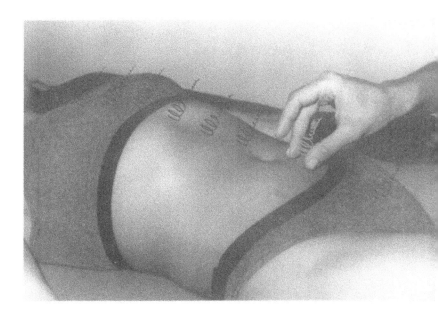

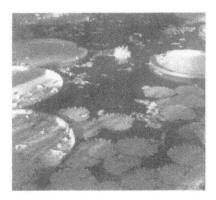

"Uma experiência de supremo prazer, um estado abençoado..."
Montagu

---

1 - Montagu, Tocar, *cit.*, p. 80.
2 - Mantak Chia, A energia..., *cit.*, p. 94.
3 - Montagu, Tocar, *cit.*, p. 80.
4 - Observação feita em trabalhos freqüentes com o toque.

TOQUES SUTIS

TOQUE NO QUEIXO E NA MANDÍBULA

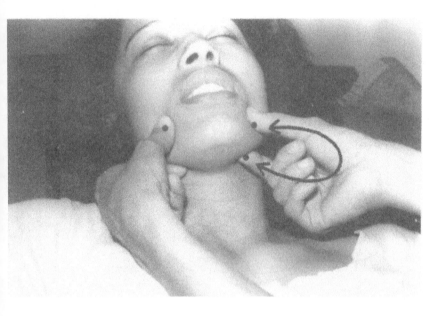

POSIÇÃO

PACIENTE: Em pé, deitado ou sentado, dependendo da posição que for mais conveniente. Olhos fechados, de preferência, em posição descontraída.

1ª FORMA:

TOQUE DE PINÇA NO QUEIXO

APLICAÇÃO: Pressionar o queixo com duas pinças formadas pelos dedos polegar e indicador. A parte superior do queixo vai ser suavemente pressionada e estirada um pouco para baixo.

TEMPO DE APLICAÇÃO. Em média 45".

2ª FORMA:

TOQUE ENVOLVENDO O QUEIXO EM TODA A SUA EXTENSÃO

APLICAÇÃO. Com a polpa de todos os dedos de ambas as mãos, fazer um círculo em volta do queixo formando uma espécie de cápsula que se encaixa quase sem tocar, como uma proteção de toda a zona. O tempo médio de aplicação é de 45".

TEMPO DE APLICAÇÃO. Em média 45"

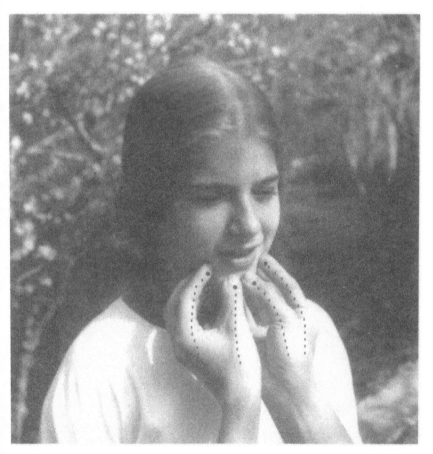

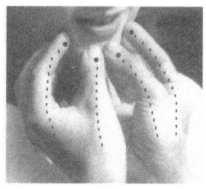

3ª FORMA:

TOQUE DE ESTIRAMENTO NA BASE DO QUEIXO

APLICAÇÃO. Exercer suave pressão na *prega* do queixo, usando o dedo indicador de ambas as mãos, colocados lado a lado e fazendo pinça suave com os polegares.

TEMPO DE APLICAÇÃO. Em média de 30" a 45".

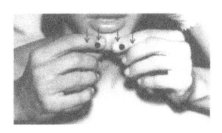
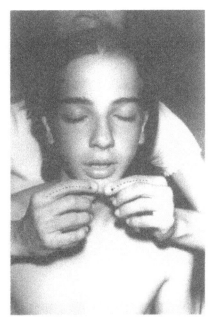
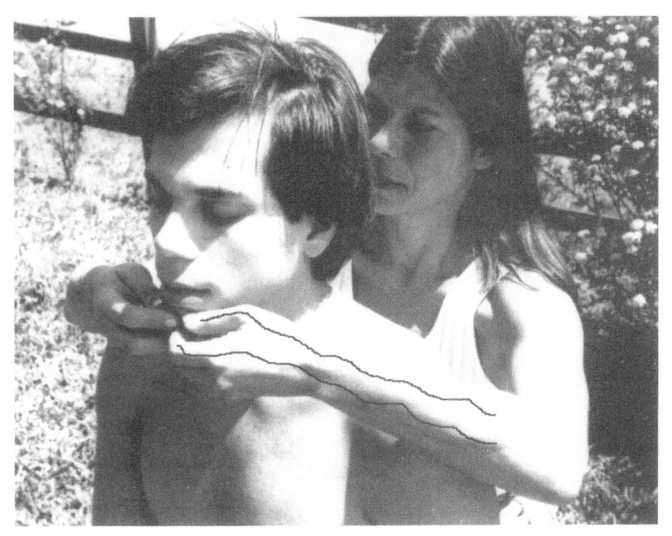

TOQUES SUTIS

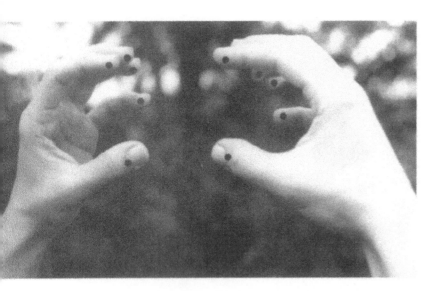

4ª FORMA:

TOQUE ENVOLVENDO A ARTICULAÇÃO MANDIBULAR

APLICAÇÃO. O toque é feito com os 5 dedos de cada mão tocando suavemente e em círculo a região da articulação do maxilar de ambos os lados.

DURAÇÃO: de 30" a 45".

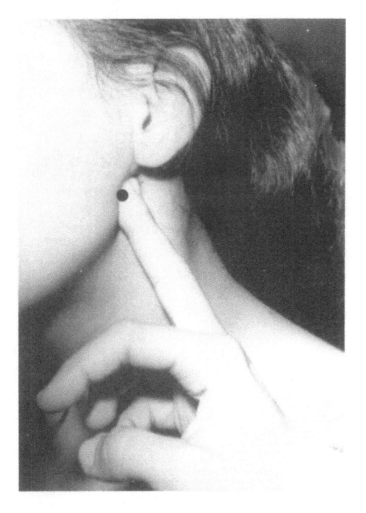

5ª FORMA:

TOQUE PARA DIMINUIR O RONCO

LOCAL DE APLICAÇÃO: Embaixo da orelha, numa ligeira depressão na arcada inferior da mandíbula, logo em seguida do ângulo mais acentuado.

APLICAÇÃO: Com a polpa do dedo indicador ou mediano, aplicar suave pressão com ou sem delicada vibração, em ambos os lados ao mesmo tempo e de igual forma, por em média 30".

6ª FORMA:

*TOQUE VIBRATÓRIO
NA ARTICULAÇÃO TEMPORO-MANDIBULAR*

LOCAL: Nas bochechas, junto do encaixe da articulação do maxilar inferior.

APLICAÇÃO: O toque de suave pressão acompanhado de vibração *consistente* vai ser aplicado com o dedo indicador sem tensionar. O toque é bilateral e num tempo médio de 30".

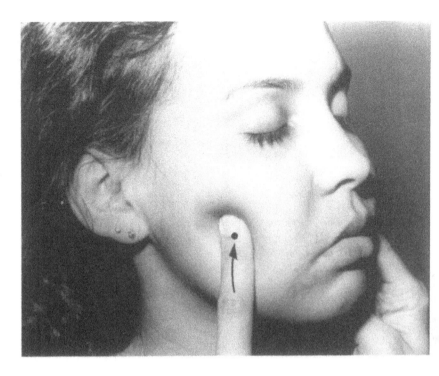

COMENTÁRIOS

1 - [1] Dychtwald, comentando sobre o queixo e a mandíbula em seu livro *Corpomente*, escreveu:

Tenho me surpreendido com a quantidade de experiências emocionais que fica retida na maxila, na garganta e na boca. É difícil de acreditar que uma região tão pequena do corpomente tenha tantas e tão amplas expressões, sentimentos e recordações.

2 - [2] William Schutz, autor do livro *Here comes everybody*, fez referências às tensões mandibulares dizendo:

A parte inferior da mandíbula é onde as lágrimas são retidas, no choro prematuramente retido... O próprio músculo da mandíbula (masseter) freqüentemente retém muita raiva devido a inibições no morder, quando jovem... Problemas dentários causados por trituração excessiva são em muitos casos atribuíveis a raiva reprimida. A posição do maxilar inferior é em grande parte determinada pela tensão do masseter...

3 - Segundo Lowen,[3] o maxilar tenso com boca "contida" se acompanha também de alterações na fala e na deglutição, na forma de respirar provocando *narinas dilatadas* etc.

4 - Após os toques de relaxamento do queixo costumam ser relatadas as sensações de *queixo caído* e de *expressão de bobo*.

5 - O semblante concentra num plano superior mostrando, numa outra linguagem, tudo o que o corpo já revelou dele mesmo...[4]

---

1 - Dychtwald, Corpomente, *cit., pp. 192, 193.*
2 - Schutz, W., Here comes everybody, *Nova York, Harper & Row, 1971, pp. 85, 86.*
3 - Lowen, Prazer, *cit., pp. 51-54.*
4 - Souzenelle, De l'Arbre..., *cit., p. 220.*

TOQUES SUTIS

TOQUE AO REDOR DA BOCA

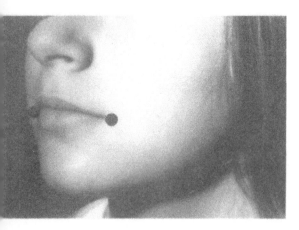

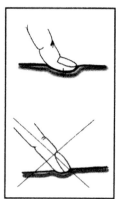

1º TOQUE:

PRESSÃO NOS CANTOS DA BOCA

APLICAÇÃO: Com a polpa dos dedos medianos ou indicadores de ambas as mãos aplicar ao mesmo tempo um toque de média pressão nos cantos da boca (sobre o músculo orbicular dos lábios), imprimindo um levíssimo movimento para trás. Permanecer sem alterar a pressão por um tempo médio de 20" a 30" e retirar muito devagar a pressão, parando uns 10" a 15", mantendo só com o contato pele a pele, antes de retirar os dedos por completo.

2º TOQUE:

ESTÍMULOS VIBRATÓRIOS NOS CANTOS DA BOCA

APLICAÇÃO: Com a polpa dos dedos indicadores aplicar vibração ininterrupta e com suave pressão puxando levemente para trás os cantos da boca. A aplicação deve ser simultânea e igual em ambos os lados, por 15" a 20" em média.

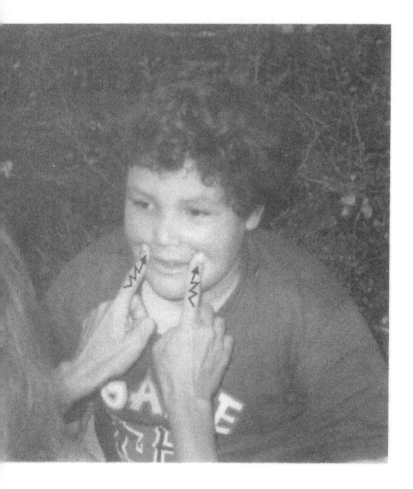

3º TOQUE:

ESTÍMULO DE SOPRO NOS CANTOS DA BOCA

A aplicação pode ser feita alternadamente, 5 vezes em cada ponto, ou primeiro de um lado e depois do outro. O sopro é para ser emitido numa distância média de 10 cm, correspondendo a uma expiração completa. Convém lembrar da importância de afastar o rosto para inspirar.

1 sopro = 1 expiração

Sopro
- prolongado
- consistente
- morno

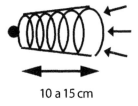

10 a 15 cm

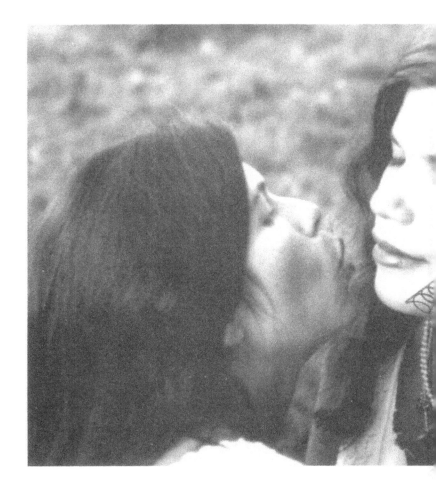

4º TOQUE:

PEQUENOS CÍRCULOS AO REDOR DA BOCA

Com os 2 dedos indicadores, ir pontuando ao redor dos lábios, começando por cima, ao mesmo tempo que um leve movimento circular vai sendo impresso pela polpa dos dedos. Em geral pode ser feita uma média de 5 giros ou mínimos círculos lentos sobre cada ponto. Pode ocorrer um ligeiro deslocamento da pele no ponto que recebe os giros.

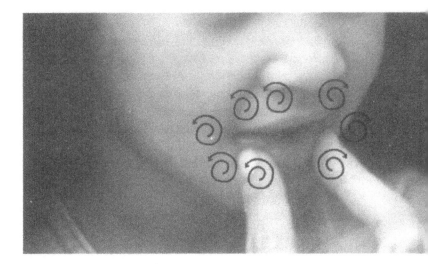

COMENTÁRIOS

1 - O dr. Gaiarsa nos lembra o quanto o controle das expressões do rosto escapa do policiamento e das tentativas que as pessoas fazem para esconder os sentimentos:[1]

A máscara das tensões e dos bloqueios é palpável.

Ainda:

Quem vê cara vê coração.
Orgulho; nojo; pouco caso; choro contido... essas mensagens estão ali... na boca.

2 - Todo o sistema digestivo é influenciado pelas condições de soltura ou tensões existentes na boca. Conforme Francone, o sistema digestivo consiste de um longo tubo passando pelo estômago e vísceras, que começa nos lábios e termina no ânus, incluindo as glândulas salivares, fígado, vesícula biliar e pâncreas, todas esvaziando suas secreções no tubo digestivo. Tudo começa no processo de mastigação, no que se passa na boca e na forma como decorre, incluindo o estado do *humor* que vai influenciar todo o funcionamento da digestão.[2]

3 - Os medos de mostrar os sentimentos através da fala, do grito, das explosões com palavras violentas ou mesmo de transmitir muita suavidade num discurso amoroso criam visíveis barreiras musculares na região que ladeia a boca e nos lábios (lábios crispados, apertados formando um fio de linha, acinzentados por constrição vascular...).[3]

4 - Falando sobre o bloqueio das expressões, o dr. Gaiarsa escreveu:[4]

As inibições se ligam às vozes interiores sufocadas, à música dos afetos que contemos...

---

1 - Gaiarsa, J.A., O espelho mágico, Um fenômeno social chamado corpo e alma, São Paulo, Summus, p. 33.
2 - Jacob e Francone, Anatomia..., cit., cap. 13.
3 - Observação feita em trabalhos freqüentes com o toque.
4 - Gaiarsa, J.A., Respiração e imaginação, Taika, 1971, pp. 5, 174.

TOQUE NOS DENTES CANINOS

POSIÇÃO BÁSICA

PACIENTE: Em pé; braços ao longo do corpo; olhos fechados; boca um pouco aberta.

TERAPEUTA: Em pé, de frente para o paciente, distante o suficiente para estender os braços e com os dois indicadores poder tocar os caninos.

1ª FORMA:

VIBRAÇÃO NOS DENTES CANINOS

TOQUE: O terapeuta vai tocar com a polpa dos dedos medianos ou indicadores a ponta dos dentes caninos vibrando ininterruptamente, porém tomando cuidado para não pressionar. O toque vibratório é suave e de duração média de 15".

OBSERVAÇÃO: Os caninos devem ter nervos. Caso não tenham, escolher outro par de dentes na arcada superior.

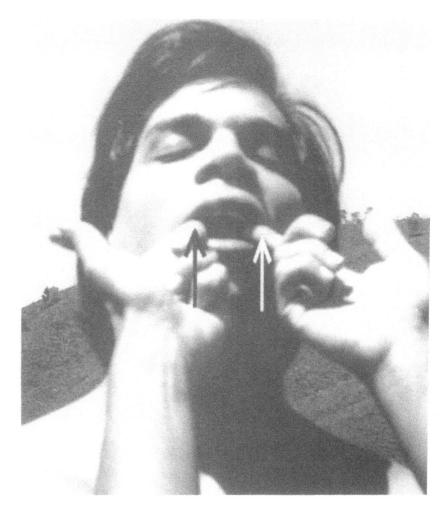

COMENTÁRIOS

1 - A estimulação dos caninos produz efeito de soltura das glândulas salivares, aumentando a salivação. Atua no músculo canino[1] responsável pela expressão primitiva de *arreganhar os dentes*. Este toque ajuda a desmontar a expressão de *quem não gosta* ou também de enjôo ou estranheza.

2 - Costuma manifestar-se um relaxamento que se propaga levando o efeito de soltura para os ombros e as costas. Por vezes pode ser observado um rubor em decorrência de um sutil aumento da irrigação sangüínea periférica do rosto e um acaloramento generalizado.

2ª FORMA:

TOQUE RÁPIDO E SUTIL NOS DENTES CANINOS

OBSERVAÇÕES: O toque pode ser feito com a polpa dos dedos mínimos ou indicadores. Caso os dentes caninos não tenham mais nervos, escolher outros dois correspondentes na arcada superior.

APLICAÇÃO: Introduzir os 2 dedos mínimos na boca entreaberta do paciente de forma que o centro da polpa dos dedos fique bem embaixo da ponta dos caninos.

Com *rapidez e sutileza* dar uma batidinha *ao mesmo tempo* e retirar os dedos ou aplicar também, logo em seguida, o mesmo toque nos dentes correspondentes aos caninos na arcada inferior.

---

1 - Jacob e Francone, Anatomia..., *cit.*, pp. 141, 245.

TOQUES SUTIS

TOQUES NAS FACES

TOQUE NAS MAÇÃS DO ROSTO

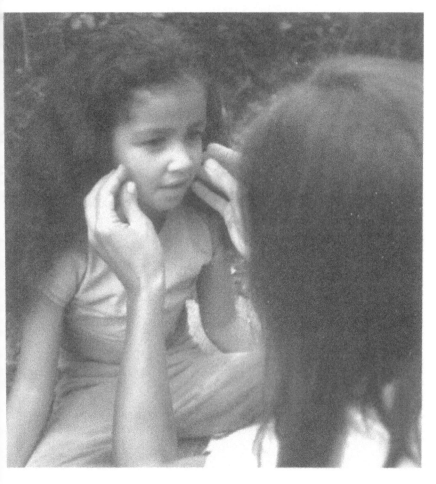

POSIÇÃO

PACIENTE: Sentado; braços soltos e posição ereta sem rigidez; olhos fechados de preferência.

TERAPEUTA: Sentado na frente do paciente, a uma distância suficiente para poder tocar suas faces, mantendo os cotovelos semi-esticados e sem tensionar os braços e os ombros.

VARIAÇÃO DA POSIÇÃO: O toque também pode ser feito com o terapeuta em pé e atrás do paciente.

LOCAL DE APLICAÇÃO: Ao redor da protuberância do osso zigomático.

APLICAÇÃO

O terapeuta toca suavemente com a polpa dos dedos nas duas faces do paciente, aplicando um círculo de 5 pontos ao redor das *maçãs do rosto* ou das protuberâncias dos ossos zigomáticos.

Este toque é feito com as mãos posicionadas em formato de *concha ou cesta com os dedos amolecidos*, tocando os polegares na parte inferior e os outros dedos em cima e ao lado do osso zigomático. O toque permanece em média por 1'.

COMENTÁRIO

Para exaltar a suavidade que pode ser expressa pelas maçãs do rosto, já foi escrito:[1]

Suas faces são como um perfume de aromas... como um canteiro de plantas perfumadas.

---

1 - Souzenelle, De l'Arbre..., cit., p. 246.

TOQUES NAS FACES

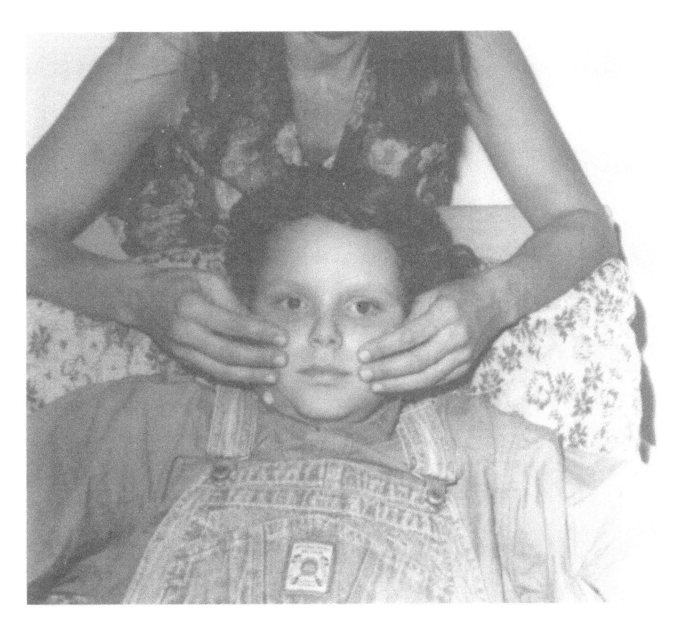

COMENTÁRIOS

1 - O toque com os dedos formando uma cesta amolecida ao redor das maçãs do rosto mobiliza um aumento da irrigação sangüínea periférica,[1] trazendo um rubor para as faces e uma expressão mais leve.[2]

2 - A soltura das bochechas e a ocorrência de uma maior salivação[1] são bem marcantes com o toque, assim como pode muitas vezes ser observada a suavização da expressão da boca, ficando os lábios mais soltos.[3]

---

1 - Jacob e Francone, Anatomia..., cit., pp. 86-90, 245, 246, 339.
2 - Observação feita em trabalhos freqüentes com o toque.
3 - Idem.

TOQUES SUTIS

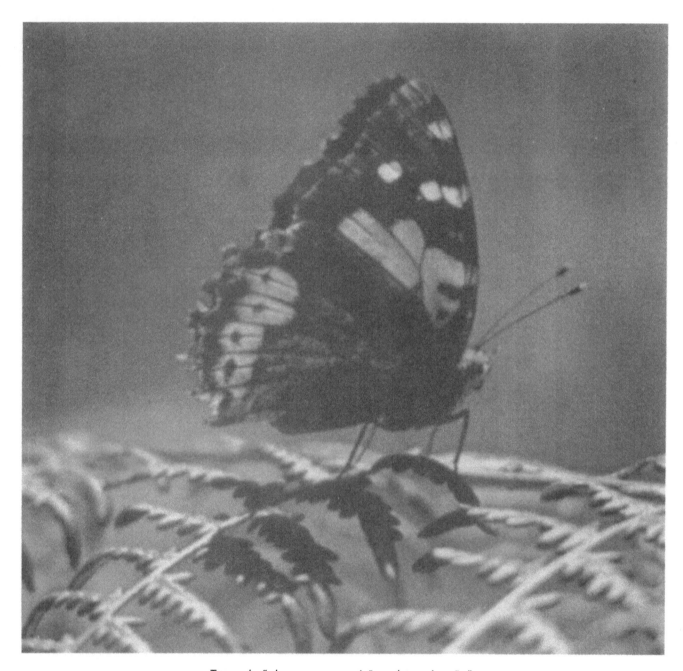

Toque de: "...leveza com precisão e determinação".
Italo Calvino

COMENTÁRIO

O dr. Gaiarsa, comentando sobre a sensibilidade do corpo, refere-se ao fato de que, conforme o modo com que é feito o toque, são despertos diferentes momentos psicológicos: de ternura... de confiança ou desconfiança... de amor...[1]

---

1 - Gaiarsa, J.A., Sexo..., São Paulo, Ágora, 1985, p. 67.

TOQUES NAS FACES

TOQUE RÁPIDO E SUTIL NO CENTRO DAS MAÇÃS DO ROSTO

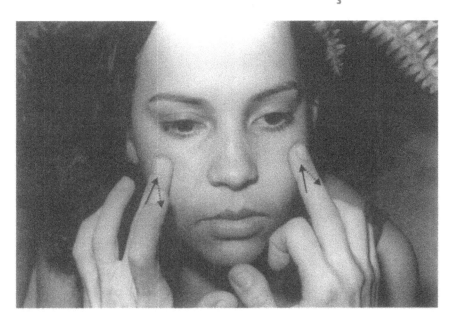

LOCAL DE APLICAÇÃO: No centro da protuberância do osso zigomático.

OBSERVAÇÃO: Este toque é para ser aplicado só em pacientes que já tenham uma sensibilidade bem desenvolvida para trabalhos corporais. Aplicar de preferência com os olhos fechados.

TOQUE: Aproximar os 2 dedos médios da saliência das maçãs do rosto e *ao mesmo tempo, com sutileza e rapidez, bater de leve.* O estímulo pode ser repetido mais 1 ou 2 vezes, dependendo do grau de sensibilidade de quem recebe o toque.

ORIENTAÇÃO APÓS O TOQUE: Observar as pequenas sensações despertadas no corpo, entregando-se às alterações posturais que forem se propondo. Ficando de olhos fechados, essas observações são mais fáceis de serem registradas. Sentar, andar ou deitar depois, respeitando a vontade.

COMENTÁRIO

Os toques de rápido impacto nas saliências ósseas dos zigomáticos aumentam a consciência da estrutura, mobilizando de imediato um estado de prontidão e logo após uma rápida desmontagem, que repercute em todo o corpo.[1]

---
1 - Observação feita em trabalhos freqüentes com o toque.

TOQUES SUTIS

TOQUES NO NARIZ

TOQUE SUTIL E RÁPIDO NA PONTA DO NARIZ

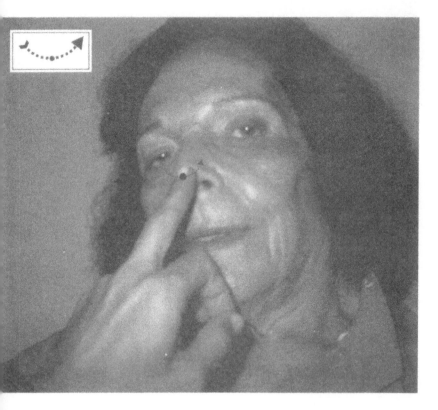

POSIÇÃO

Em pé; posição descontraída; braços soltos; olhos fechados de preferência.

APLICAÇÃO

Aproximar o dedo indicador ou mediano cerca de 1 cm da ponta do nariz e bater *com extrema sutileza e rapidez* como se fosse tirar farinha ou cisco da ponta do nariz. Pode-se repetir logo em seguida, mais 2 ou 3 vezes, dependendo do grau de sensibilidade de quem é tocado.

OBSERVAÇÃO: Em geral, após o toque, a pessoa sente vontade e mesmo necessidade de sentar ou de deitar.

COMENTÁRIOS

1 - O toque na ponta do nariz mobiliza uma atenção para as noções de direção, como ocorre com trabalhos em outras *pontas* do corpo. Também a ponta do nariz, assim como todas as formas que terminam em ponta, tem um parentesco simbólico com o morfológico: penetração, saída, força, decisão e agressão.[1]

Sendo assim, as reações ao toque podem ser das mais variadas.

2 - Este toque altera a organização do equilíbrio de forma muito sutil. Sua atuação é bem profunda, alcançando com a sutileza níveis que são inacessíveis aos trabalhos menos delicados.[2]

3 - Sempre que se cria condições para que ocorra uma reorganização do equilíbrio corporal, o organismo como um todo se beneficia.[3]

---

1 - Cirlot, Dicionário..., cit., p. 471.
2 - Observação feita em trabalhos freqüentes com o toque.
3 - Idem.

TOQUE MARCANDO O EIXO CENTRAL DO NARIZ

POSIÇÃO

Em pé; braços soltos; posição ereta sem rigidez.

APLICAÇÃO

Com a polpa do dedo indicador da mão direita ir aplicando bem lentamente uma seqüência de *suaves pontos* ao longo da linha média do nariz, começando na sua ponta e com término na depressão que antecede a rampa da testa. Imediatamente após a aplicação do último ponto, começar a aplicar a mesma seqüência com a polpa do indicador da mão esquerda, e, sem interrupção, pode-se repetir a dupla aplicação mais uma vez.

TEMPO DE APLICAÇÃO: Em média 1' a 1' 30".

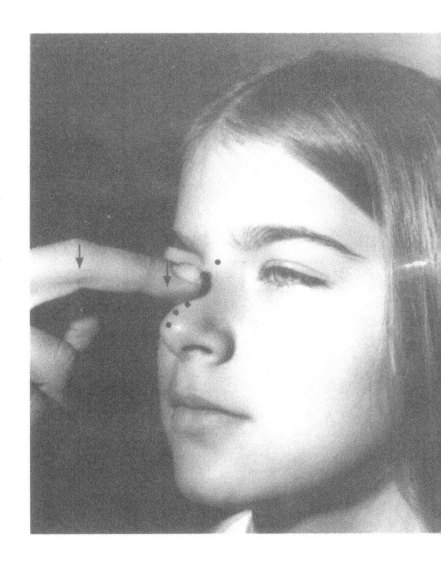

COMENTÁRIOS

1 - O estímulo de pontuar com precisão a linha mediana do nariz costuma repercutir não só na organização do esquema corporal como também reflete nos sentimentos de segurança e de autoconfiança. É de conhecimento popular dizer: – Senhor de seu próprio nariz – para a pessoa que dirige seus passos conforme sua vontade.[1]

2 - O nariz, em termos simbólicos e na correlação entre as zonas do corpo, corresponde à coluna vertebral do rosto, e o trabalho sobre ele, além de se relacionar com as noções de eixo corporal, também atua no nível energético, repercutindo nos fluxos do sistema nervoso que circulam ao longo da coluna vertebral.[2,3]

---

1 - Cascudo L. C., Dicionário do folclore brasileiro, *Belo Horizonte, 1984.*
2 - Observação feita em trabalhos freqüentes com o toque.
3 - Langre, DO-IN..., *cit., p. 30.*

TOQUES SUTIS

PEQUENOS CÍRCULOS NA BORDA SUPERIOR DA CAVIDADE NASAL

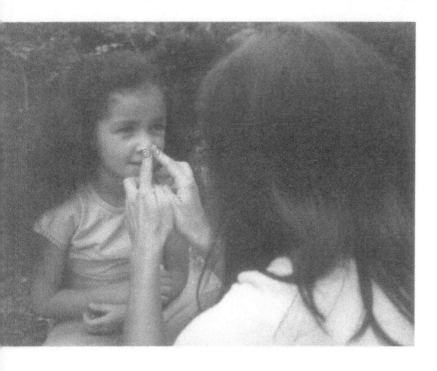

POSIÇÃO
Em pé ou sentado; posição descontraída; braços soltos.

APLICAÇÃO
TOQUE: Com os dois dedos indicadores, o terapeuta aplica na borda superior da cavidade nasal pequenos círculos com suave toque. Com o dedo indicador direito o círculo gira no sentido horário e com o indicador esquerdo gira no sentido anti-horário, por 15" a 20".

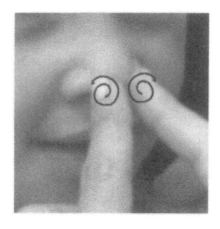

OBSERVAÇÃO. O toque tem efeito mais profundo quando a pessoa fica em pé e de olhos fechados.

PROVIDÊNCIA: Deixar ao lado um colchonete para a pessoa se soltar após o toque.

ATENÇÃO
Quando os círculos giram ao contrário, o da direita no sentido anti-horário e o da esquerda no sentido horário, o efeito é totalmente diferente.

Os movimentos circulares voltados para o centro do corpo mobilizam sensações mais relacionadas à contenção ou retração, de certa forma introversão.

Os movimentos circulares voltados para fora do corpo se ligam à mobilização de expansão.

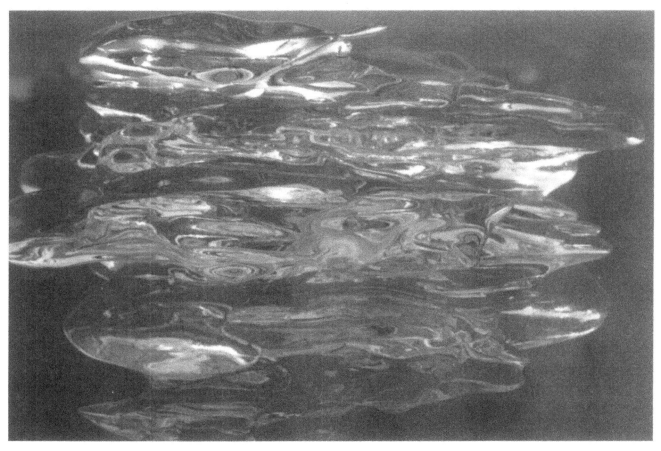

" ...é um campo ainda pouco explorado, o da plasticidade sensorial."
Dr. Sándor

COMENTÁRIOS

1 - Na reflexologia, o nariz é considerado uma área que tem representações das principais funções do corpo.

Com maior ou menor intensidade, este toque repercute[1] na noção de equilíbrio. Podem ser mobilizadas reações das mais diversas:

- riso
- suspiro
- sensação de alargamento
- sensação de arejamento
- abertura

2 - Auxilia ampliando e acentuando a conscientização da organização do corpo no espaço.[2]

3 - O dr. Sándor, comentando sobre o amplo e profundo alcance dos toques sutis, escreveu:[3]

É um campo ainda pouco explorado, o da plasticidade sensorial. A origem ectodérmica comum com o sistema nervoso explica a possibilidade de uma fenomenologia ampla...

---

1 - Observação feita em trabalhos freqüentes com o toque.
2 - Idem.
3 - Sándor, Técnicas..., cit., pp. 99, 100.

TOQUES SUTIS

ESTÍMULO ENERGÉTICO NA CAVIDADE NASAL

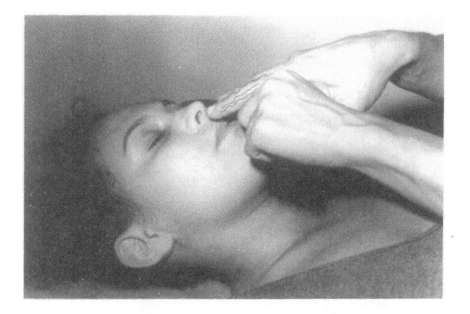

POSIÇÃO

Deitado em decúbito dorsal; braços soltos; olhos fechados.

APLICAÇÃO

Esticar os dois dedos indicadores e aproximá-los ao mesmo tempo das duas cavidades nasais, chegando o mais perto possível sem encostar. O toque energético fica favorecido se for aplicado sem tensionar os ombros e os cotovelos, mantendo os pulsos sem dobrar. Cada vez que a pessoa inspira, o campo energético dos dedos penetra nas narinas.

TEMPO DE APLICAÇÃO: Em média 30" a 45".

COMENTÁRIO

O nariz já foi associado à *"flor do ser"*,[1] que se abre como o lírio branco em duas partes, destilando e exalando perfumes. O perfume foi sempre inconscientemente procurado: *"incapaz de exalar ele mesmo, o homem o empresta das flores e usa suas essências"*.

Auxilia em casos de congestão nasal ou de dificuldades respiratórias, como quadros alérgicos ou de tensões somatizadas em respiração curta.[2,3]

---

1 - Souzenelle, De l'Arbre..., cit., p. 246.
2 - Observação feita em trabalhos freqüentes com o toque.
3 - Jacob e Francone, Anatomia..., cit., pp. 387-390.

TOQUE DE PRESSÃO COM OU SEM VIBRAÇÃO AO LADO DAS ASAS DO NARIZ

POSIÇÃO

Sentado ou deitado; braços soltos; posição descontraída; olhos fechados.

LOCAL DO TOQUE: Bem ao lado das *asas do nariz*, acima da raiz do dente canino.

TOQUE: O terapeuta aplica pressão com ou sem vibração decidida, com os dedos indicadores por 30" em média. O toque pode ser repetido logo em seguida.

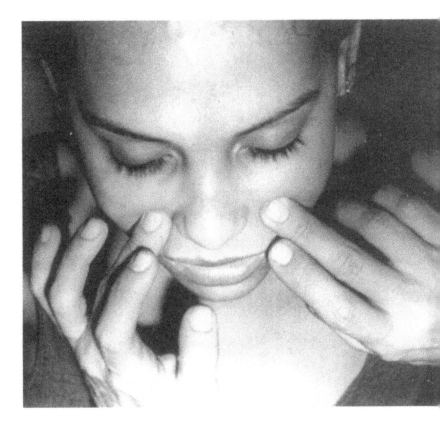

COMENTÁRIOS

1 - Ajuda de imediato a aumentar a entrada de ar nas queixas de rinite alérgica, de tecido esponjoso no nariz ou de congestionamento por resfriado.[1,2]

2 - Este toque ajuda a desmontar as expressões fixas ou as máscaras faciais.
Sobre as expressões do rosto e o seu simbolismo, já foi escrito por Cirlot em seu *Dicionário dos símbolos:*[3]

Em si o rosto simboliza o aparecimento do anímico no corpo, a manifestação da vida espiritual... as infinitas flutuações dos estados de ânimo refletem-se nele...

---

1 - Jacob e Francone, Anatomia..., cit., pp. 387-390.
2 - Observação feita em trabalhos freqüentes com o toque.
3 - Cirlot, Dicionário..., cit., p. 504.

TOQUES SUTIS

TOQUE DE PONTUAÇÃO NOS DOIS LADOS DO NARIZ

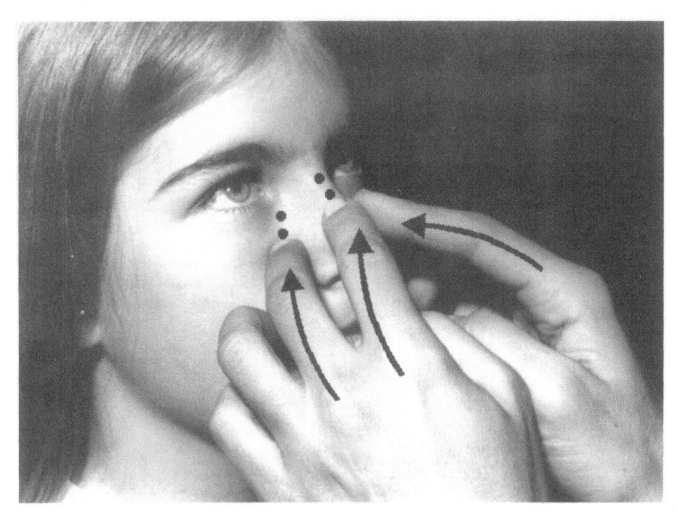

POSIÇÃO

Deitado ou em pé; braços soltos; posição descontraída; olhos fechados.

APLICAÇÃO

Com os dedos medianos e indicadores, começar a pontuar o nariz pelos lados e por cima com suave pressão, em toda a sua extensão.

O toque é para ser feito em cadência lenta.

APÓS O TOQUE EM PÉ: Orienta-se a pessoa a andar ou se sentar, respeitando os movimentos que surgem naturalmente.

TOQUES NO NARIZ

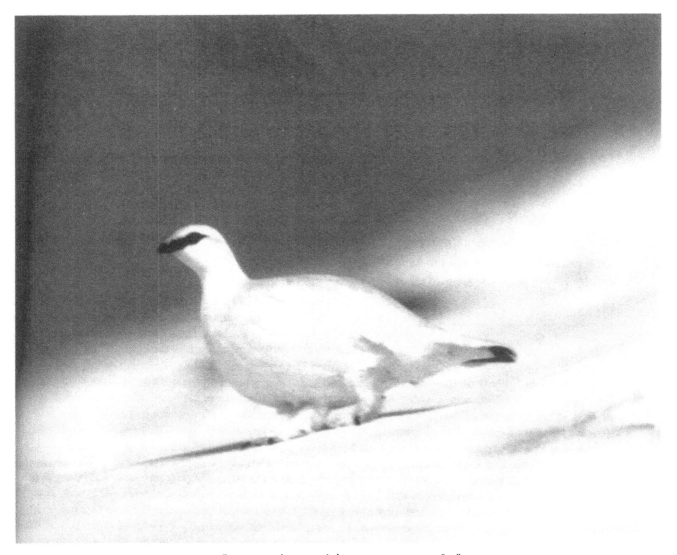

"...marcando o caminho com suave pressão."

COMENTÁRIO

O nariz evoca odor e leva as narinas a palpitar ao menor perfume.

Com o nariz se fareja, se pressente, se revelam as simpatias e as antipatias. Ele orienta os desejos e as palavras, guia a marcha das pernas. [1,2]

Os trabalhos de pressão suave no nariz e nas regiões vizinhas aliviam o congestionamento nasal e dos seios paranasais, melhorando os quadros de sinusite e, de modo geral, colaboram na ampliação da respiração. [3,4]

---

1 - Cirlot, Dicionário..., *cit., pp. 89, 151.*
2 - Chevalier, Dictionnaire..., *cit.*
3 - Jacob e Francone, Anatomia..., *cit., cap. 12, pp. 86-90.*
4 - *Observação feita em trabalhos freqüentes com o toque.*

TOQUES SUTIS

TOQUES NA REGIÃO DA ORELHA

ESTÍMULO DE SOPRO ATRÁS DA ORELHA

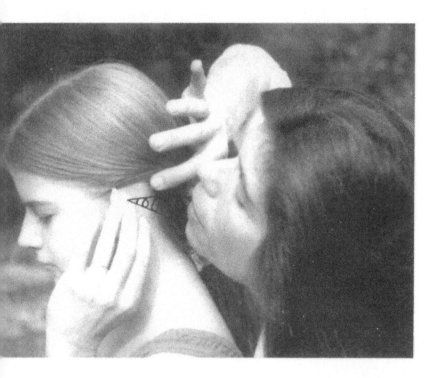

POSIÇÃO

Em pé ou sentado; braços ao longo do corpo; olhos fechados.

TOQUE DE SOPRO: Com distância média de 10 cm, emitir jato de sopro morno e *bem focado* atrás da concha da orelha, no ponto de junção com o crânio. Para facilitar, dobrar um pouco a concha da orelha com a mão.

OBSERVAÇÃO: O trabalho pode ser aplicado nas duas orelhas, o que produz efeito de uma simetria agradável, e ser repetido de 2 a 3 vezes em cada ponto.

1 sopro = 1 expiração

Sopro
- prolongado
- consistente
- morno

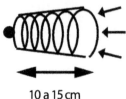

10 a 15 cm

COMENTÁRIOS

1 - O estímulo do sopro morno nessa região vai atuar no equilíbrio do corpo, afrouxando a sua organização e criando condições para uma reacomodação mais afinada ou adequada para as necessidades do momento.[1]

2 - Este trabalho, na medida em que mobiliza ramificações nervosas (do nervo vago), costuma repercutir no nível diafragmático e no plexo esofágico.[2]

3 - *O sopro lembra o vento que em muitas mitologias está associado à idéia da criação.*[3]

Este estímulo pode mobilizar rebaixamento dos controles racionais e vivências primitivas.

---

1 - Observação feita em trabalhos freqüentes com o toque.
2 - Jacob e Francone, Anatomia..., *cit., pp. 141, 217, 289.*
3 - Cirlot, Dicionário..., *cit., p. 89.*

SUAVE PRESSÃO ATRÁS DA ORELHA

LOCAL DA APLICAÇÃO: Na parte de trás da orelha, no ponto de junção da aba do crânio.

QUALIDADE DE TOQUE: O toque é de suave pressão aplicado com a polpa dos dedos mediano e indicador, por 1' em média.

OBSERVAÇÃO: A aplicação pode ser simultânea ou de um lado por vez.

VARIAÇÃO: Delicada vibração pode acompanhar o suave toque.

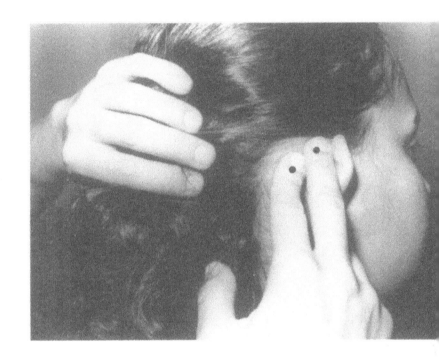

COMENTÁRIO

O potencial da audição, além de depender das condições neurofisiológicas,[1] também é uma resultante do campo psicossomático. Segundo as colocações de Dychtwald,[2] a audição é tanto uma atividade psicossocial quanto uma função exclusivamente fisiológica.

São suas as palavras:

As pessoas ouvem tanto quanto desejam ouvir...

A dificuldade auditiva provavelmente será acompanhada por uma tensão em diversas regiões neuromusculares que circundam as orelhas e nessa altura é desligado o potencial para escutar o que as pessoas têm a dizer...

---

1 - Dychtwald, Corpomente, *cit.*, pp. 215-217
2 - Idem, ibidem.

TOQUES SUTIS

CÍRCULO FORMADO POR PONTOS AO REDOR DA ORELHA

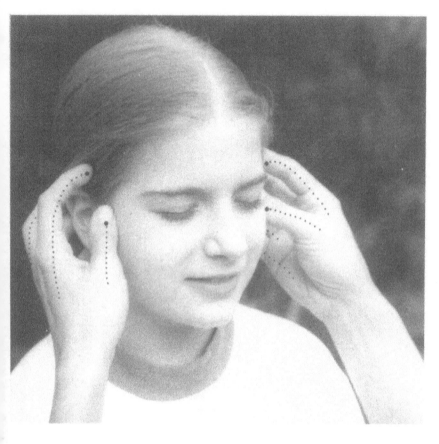

POSIÇÃO

Em pé; posição descontraída; olhos fechados.

QUALIDADE DE TOQUE: Com as mãos posicionadas como *conchas ou cestas mantendo os dedos ligeiramente curvados e amolecidos,* tocar com suave pressão todos os dedos ao redor das orelhas, na região que se avizinha.

TEMPO DE APLICAÇÃO. 45" em média.

COMENTÁRIOS

1 - Os trabalhos na região ao redor das orelhas vão atuar no equilíbrio e na organização espacial,[1] não só do corpo mas também podem repercutir nos conteúdos arquivados na mente.

Sobre esse aspecto o dr. Sándor, referindo-se ao toque sutil, comentou:[2]

Possibilita também uma aproximação em escala extensa a campos extra-racionais da psique (aos conteúdos uma vez já conscientes e aqueles que nunca o foram...)

2 - Memórias auditivas antigas,[3] conteúdos de escuta "bloqueados" podem vir à tona com o trabalho.

---

1 - Jacob e Francone, Anatomia..., cit., pp. 217, 246, 289.
2 - Sándor, Técnicas..., cit., p. 100.
3 - Observação feita em trabalhos freqüentes com o toque.

TOQUE NO ÂNGULO INFERIOR E SUPERIOR DA ORELHA

Pressionar suavemente com os dedos polegar e indicador, ou com o dedo que o terapeuta sentir que se propõe no momento, o ângulo inferior ou superior da orelha. A pressão é feita sobre a pele que liga o lobo e a aba da orelha com o rosto, numa aplicação bilateral e simultânea.

TEMPO: Duração de 15" a 30" em média.

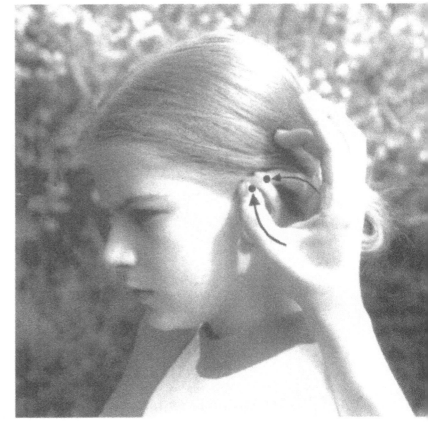

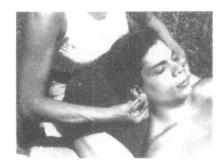

COMENTÁRIOS

1 - Os toques entre o lobo da orelha e a pele do rosto vão atuar na soltura mandibular e no aumento da salivação. Como a mandíbula serve de referência para *segurar* toda uma mímica facial com os sentimentos que estão por trás, a sua soltura vai atuar relaxando não só a região, mas se propaga pelo corpo todo, com ressonância na carga afetiva e nas emoções. [1,2]

2 - Os toques no ângulo superior da orelha mobilizam reações no equilíbrio do corpo, soltando organizações posturais que permaneceram cronificadas e "esquecidas", criando condições para novas distribuições mais adequadas ao momento.[3]

3 - Permitir que a intuição possa vir à tona, não fixando qual o dedo que junto com o polegar vai trabalhar, é uma das propostas do toque.[4] Cada dedo tem um potencial energético particular[5] que pode colaborar se puder ser aproveitado.

---

1 - Kendall, Músculos..., cit., pp. 270, 271.
2 - Dychtwald, Corpomente, cit., pp. 215-217.
3 - Observação feita em trabalhos freqüentes com o toque.
4 - Idem.
5 - Papus, ABC Illustré d'Occultisme, 8ª ed. Editions Dangles, p. 382.

TOQUES SUTIS

TOQUE RÁPIDO E SUTIL NA ABA DA ORELHA

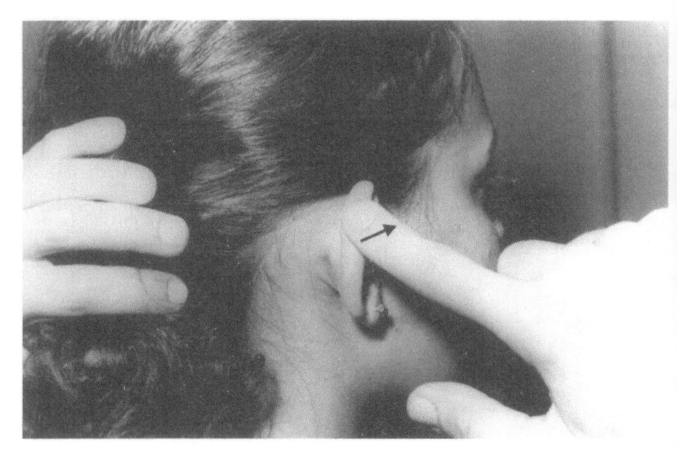

POSIÇÃO

Em pé, braços soltos; olhos fechados, posição descontraída.

LOCAL: Na parte média da aba da orelha.

TOQUE: Com o dedo indicador, aproximar cerca de 1 cm do ponto do toque e bater *com extrema sutileza e rapidez*. Pode se repetir mais 1 ou 2 vezes.

VARIAÇÃO: Aplicar vibração com os dedos indicador, mediano e anular juntos, na parte média da aba da orelha, por 15" a 30".

COMENTÁRIOS

1 - É pela localização dos sons incluindo as vibrações as mais sutis,[1] que nem chegam a alcançar o nível consciente, ficando registradas apenas nas camadas mais profundas, que o ser se organiza em ordem espaço-temporal.[2]

2 - Os toques de rápido impacto e vibratórios na borda superior da aba das orelhas vão atuar em ramificações nervosas produzindo repercussões no nível diafragmático e no plexo esofágico,[3] podendo acarretar enjôo e outras reações neurovegetativas. Atuam mobilizando por vezes não só reações viscerais mas vivências regressivas.[4]

---

1 - Observação feita em trabalhos freqüentes com o toque.
2 - Souzenelle, De l'Arbre..., *cit., p. 224.*
3 - Jacob e Francone, Anatomia..., *cit., pp. 246, 289.*
4 - Observação feita em trabalhos freqüentes com o toque.

EMISSÃO SONORA FAZENDO VIBRAR A MEMBRANA TIMPÂNICA

POSIÇÃO

Sentar em posição ereta sem rigidez com os braços soltos, olhos fechados, deixando a cabeça abaixada com o queixo próximo do peito. Girar a cabeça para o lado devagar em conjunto com a emissão de sons. Aos poucos, vai se propondo uma sensação de sutil vibração no tímpano.

SOM: Com a boca fechada emitir sons *(uhm... uhm...uhm...)* bem anasalados, soltando o som pelo "céu da boca e nariz". Repetir várias vezes (de 6 a 8 vezes) a emissão sempre durante a expiração, de modo prolongado e experimentando sons bem altos, médios e baixos, variando as graduações em cada emissão.

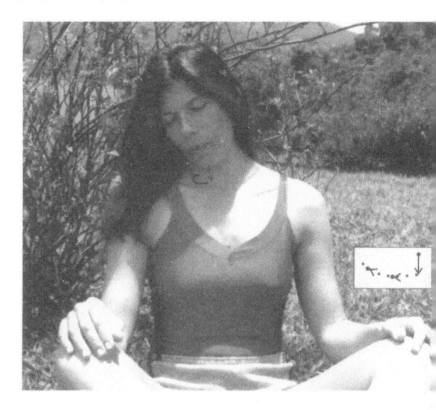

COMENTÁRIOS

1 - Esse trabalho repercute fazendo vibrar dentro do ouvido a membrana timpânica[1,2] que, de certo modo, pela movimentação vibratória, *coça a região,* auxiliando em processos inflamatórios da área que provocam coceira.

2 - As caixas de ressonância da voz, principalmente os seios frontais e paranasais, podem ser bem percebidas durante as emissões sonoras.

3 - O uso consciente e mais ativado dessas caixas de ressonância desenvolve um potencial de voz mais profundo, evitando o timbre excessivamente gutural.[3]

---

1 - Jacob e Francone, Anatomia...*, cit., pp. 246, 387-390.*
2 - Observação feita em trabalhos freqüentes com o toque.
3 - Idem.

TOQUES SUTIS

EFEITO DE SONS EMITIDOS ATRÁS DA ORELHA

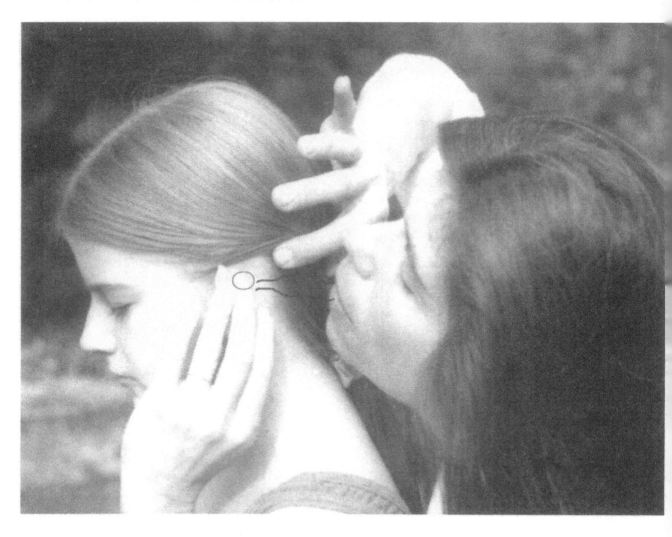

POSIÇÃO

Em pé ou sentado; braços soltos; posição ereta sem rigidez.

APLICAÇÃO

O trabalho é feito atrás da rampa de uma das orelhas. Aproximar a boca do local de aplicação guardando distância média de 10 cm.

Com uma das mãos dobrar um pouco a "aba" da orelha para facilitar a aplicação.

1º tipo de som: Bolinhas de saliva

Para emitir o som bolinhas de saliva, põe-se a língua com muita rapidez para fora e para dentro sem interrupção, como um camaleão.

TEMPO DE APLICAÇÃO: Em média 5".

TOQUES NA REGIÃO DA ORELHA

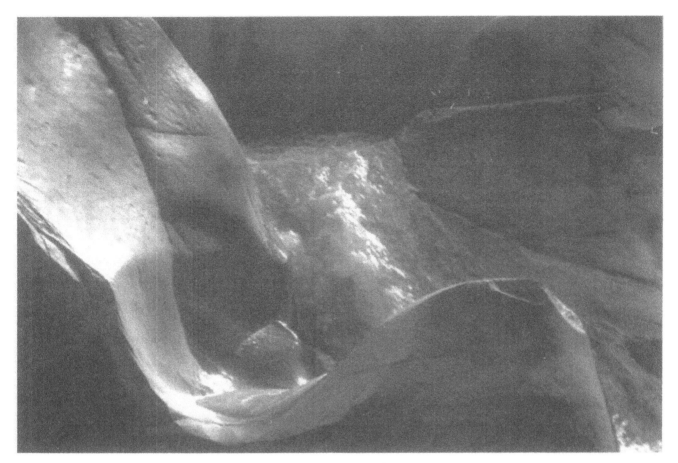

"...fronteira móvel"

2º tipo de som: Castanholas

O som é feito com o bater dos dentes bem rápido, de forma decidida e forte por 3" a 5" em média. O som lembra castanholas ou caveira batendo os dentes.

3º tipo de som: Fungar forte

O som é feito com o ar entrando e saindo pelo nariz com bastante força e de modo rápido. O som deve ser bem audível e mobilizar movimentação do ar atrás da orelha, chegando a provocar ligeira movimentação no cabelo.

O tempo médio de emissão é de 5" em média.

COMENTÁRIO

O barulho das bolhas de saliva penetra no conducto ósseo podendo mobilizar vivências regressivas, atuando no nível primitivo.[1]

O efeito da batida dos dentes como castanhola costuma ser intenso se espalhando por ressonância em todos os ossos do corpo. Pode ser esperado aumento da consciência do esqueleto e soltura das articulações.[2]

A *"fronteira móvel"* entre o nível consciente e inconsciente em geral se manifesta com este trabalho que costuma mobilizar um estado alterado de consciência, trazendo vivências primitivas, instintivas, ativando imagens mentais.[3]

---

1 - *Observação feita em trabalhos freqüentes com o toque.*
2 - *Idem.* 3 - *Idem.*

TOQUES SUTIS

TOQUES NA REGIÃO OCULAR
SUAVE PRESSÃO SOBRE O GLOBO OCULAR

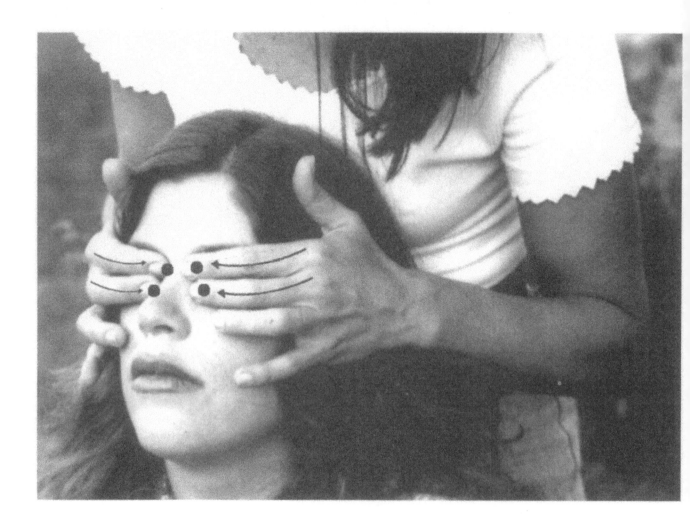

POSIÇÃO
Os toques podem ser aplicados com a pessoa deitada ou sentada.

Usando os dedos mediano e anular ou indicador, aplicar suave pressão sobre toda a região do globo ocular. O toque bilateral deve ser aplicado de igual forma em tempo médio de 10", podendo ser reaplicado.

As pontas dos dedos vai pressionar o canto superior e interno dos olhos, próximo do ângulo com o nariz. Os dedos vão se acomodar sobre toda a região do globo ocular, exercendo suave pressão em toda a curvatura dos olhos.

TOQUES NA REGIÃO OCULAR

TOQUE PARA ELIMINAR AS OLHEIRAS

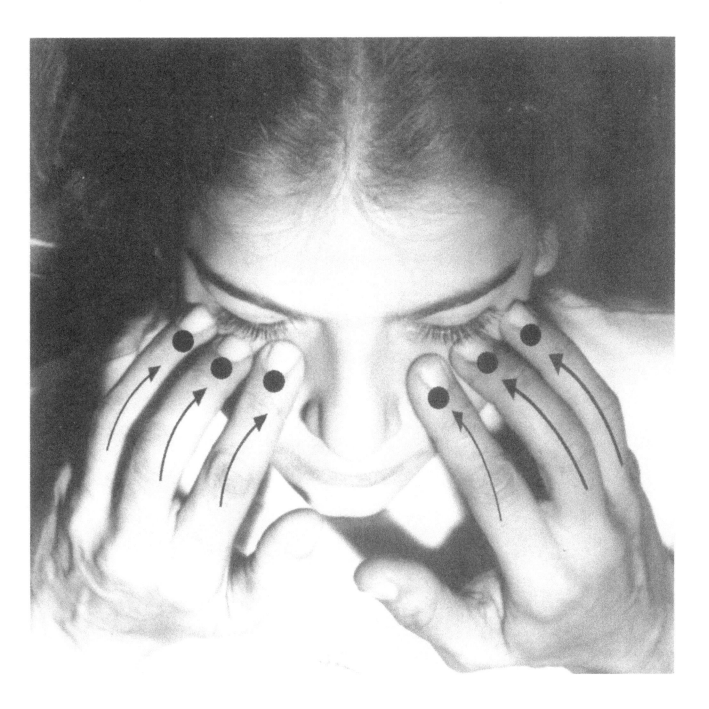

APLICAÇÃO
Pressionar com suavidade a região das olheiras (borda inferior do músculo orbicular dos olhos).

O toque é feito com a polpa de todos os dedos formando um semicírculo (sem usar os polegares), que vai encaixar embaixo dos olhos, mantendo pressão suave e constante por um tempo médio de 15" a 20". O trabalho é bilateral e deve ser aplicado de idêntica forma. Pode ser repetido conforme a necessidade.

TOQUES SUTIS

TOQUE PARA SOLTAR A EXPRESSÃO DE PREOCUPAÇÃO

APLICAÇÃO

1ª PARTE:

Para soltar a ruga vertical que costuma se formar entre as sobrancelhas, exercer média pressão nesse ponto com os dedos polegares colocados lado a lado, por 15" em média.

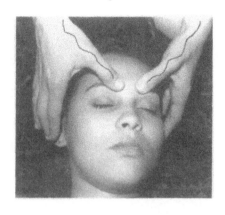

2ª PARTE:

Com todos os dedos (menos os polegares) formar dois semicírculos e pressionar de leve toda a testa a partir do ponto entre as sobrancelhas, subindo ponto a ponto até a região próxima da raiz dos cabelos. As polpas dos dedos podem ir imprimindo ao mesmo tempo suaves movimentos circulares. Em seguida exercer suave pressão na região das têmporas com a polpa dos dedos indicador e mediano posicionadas lado a lado. O tempo desse toque é em média de 1'30".

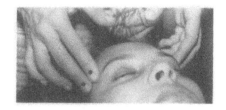

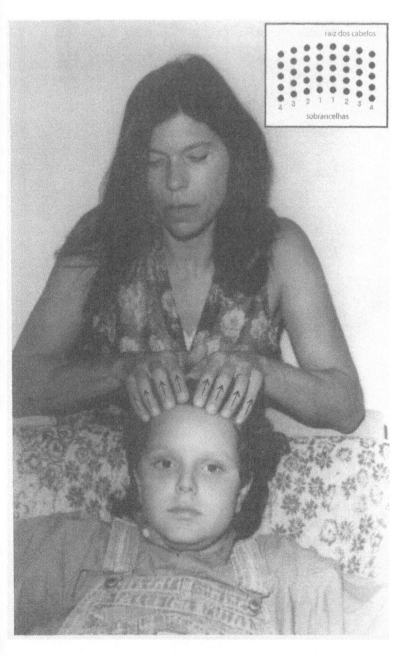

TOQUES NA REGIÃO OCULAR

COMENTÁRIOS

1 - Os toques na região dos olhos e áreas vizinhas ajudam a aliviar dores de cabeça, stress com tonturas e atordoamento, além de soltar as tensões localizadas, aliviando o cansaço.[1]

2 - Estes trabalhos atuam ajudando a desmanchar expressões fixas, como de espanto ou indagação, otimismo com riso fixo, *carrancuda* e *do olhar desconfiado* entre outras, dado que todas as expressões se interligam na rede muscular.[2,3]

3 - Baker, referindo-se à couraça muscular dessa região, escreve: consiste numa contração e imobilização da maior parte de todos os músculos que rodeiam os olhos, pálpebras, testa e glândulas lacrimais, bem como os músculos profundos localizados na base do occipital.[4]

4 - É popular a associação dos olhos como sendo *as janelas da alma*.

5 - Comentando sobre o uso dos olhos, Gaiarsa nos lembra que existem duas qualidades básicas na forma de se olhar:[5]

1º. a Visão Central — *o olhar direcionado e apertado num foco pequeno que é bom para ver detalhes. Uma série de contrações musculares podem ser encontradas junto com esta qualidade de olhar.*

2º. a Visão Periférica — *que capta muito melhor a atmosfera de um ambiente ou a soma de intenções que atuam simultaneamente. Com esta qualidade de olhar, a expressão dos olhos e da região que o circunda é de abertura, de ar e de expansão. Os músculos descontraídos não forçam a direção do olhar. É o olhar que capta a expressão do conjunto de informações simultâneas.*

6 - Após os trabalhos de toques sutis e do relaxamento na região dos olhos, muda a qualidade do olhar *bravo, compenetrado, tenso, preso*, para um olhar que se aproxima mais de uma visão periférica ou abrangente (que *abraça o meio ambiente que a cerca*). *Esta organização de visão repercute intensamente em toda a organização psicológica.*[6]

---

[1] - *Observação feita em trabalhos freqüentes com o toque.*
[2] - *Kendall,* Músculos..., *cit., cap. VII.*
[3] - *Observação feita em trabalhos freqüentes com o toque.*
[4] - *Dychtwald,* Corpomente, *cit., p. 217.*
[5] - *Gaiarsa,* Psicologia..., *cit., pp. 45, 79.*
[6] - *Idem, ibidem.*

243

TOQUES SUTIS

TOQUES NA CABEÇA

PONTUAÇÃO NO COURO CABELUDO ACOMPANHADA DE IMAGEM MENTAL

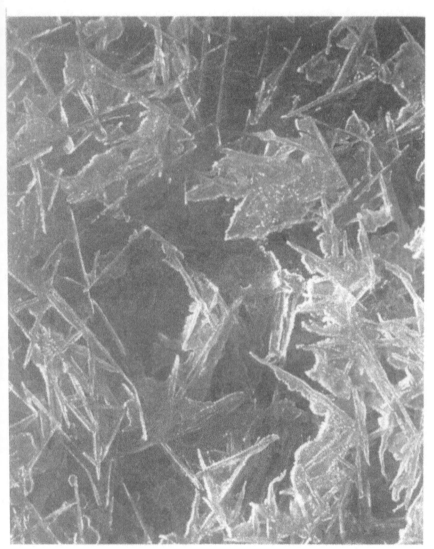

*"dissolvendo tensões...
arejando a mente"*

POSIÇÃO

PACIENTE: Deitado em decúbito dorsal; braços soltos ao longo do corpo; olhos fechados.

TERAPEUTA: Sentado na cabeceira ou ao lado.

FORMA DE APLICAÇÃO: O toque será feito por pontos em toda a cabeça, aplicados em linhas paralelas nos dois lados ao mesmo tempo. As linhas começam na raiz dos cabelos, indo terminar na região limitada pelo colchão.

IMAGEM QUE ACOMPANHA A APLICAÇÃO:
Imaginar que será retirado de cada ponto tocado um papelzinho que está levemente preso e que, ao ser retirado, permitirá um arejamento do ponto.

O toque é feito encostando os dedos e imprimindo leves movimentos circulatórios *como que para deslocar o papelzinho e removê-lo, fazendo com que saia grudado na polpa do dedo.* A duração em cada ponto é de 10" em média.

SEQÜÊNCIA DAS LINHAS NO TRABALHO: Iniciar bem no meio da cabeça, começando a aplicação com os dois dedos indicadores lado a lado.

Ir trabalhando sempre em linhas paralelas, podendo se calcular em média mais 3 para cada lado, deixando a última para a região logo acima da orelha. Procurar tocar em toda a extensão até o limite com o colchão. Será necessário, para alcançar alguns pontos onde o espaço é pequeno, virar a palma das mãos para cima.

FINALIZAÇÃO

Fazer leve tração dos tornozelos e tocar muito suave na planta dos pés com as palmas das mãos, permanecendo por um tempo médio de 30" a 45".

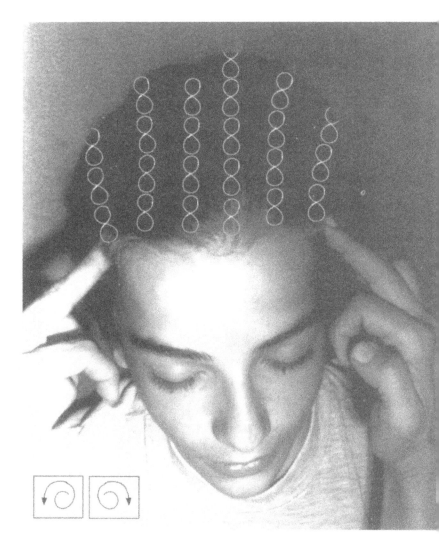

COMENTÁRIOS

1 - [1] O dr. Gaiarsa refere-se ao corpo como um verdadeiro mosaico de sensações/emoções as mais variadas, que podem ser percebidas quando alguém toca o corpo do outro com concentração e cuidado.

2 - Este trabalho[2] mobiliza um rebaixamento do nível de consciência, fazendo com que a pessoa mergulhe num estado de expansão que vai favorecer um reequilíbrio do corpo e da mente.

3 - Os toques delicados em pontos da cabeça costumam mobilizar:
- frescor
- alívio
- paz

4 - O peso da cabeça ou mesmo dores como enxaquecas, assim como as tensões da musculatura do rosto, as expressões faciais mais fixas se desmancham com este trabalho. A mandíbula se solta, podendo ser constatado aumento da salivação e da irrigação sangüínea periférica do rosto. Uma melhora da acuidade visual também ocorre.[3,4]

---

1 - Gaiarsa, Sexo..., cit., p. 67.
3 - Jacob e Francone, Anatomia..., cit., pp. 87, 141, 255, 339.
2 - Observação feita em trabalhos freqüentes com o toque.
4 - Observação feita em trabalhos freqüentes com o toque.

TOQUES SUTIS

TOQUE NO TOPO DA CABEÇA

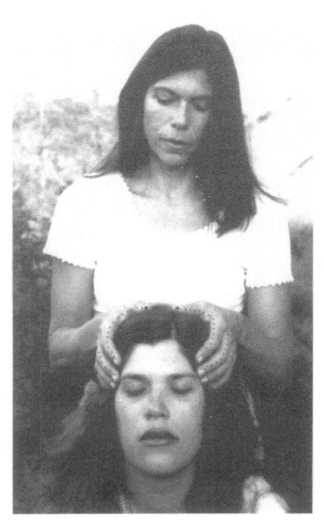
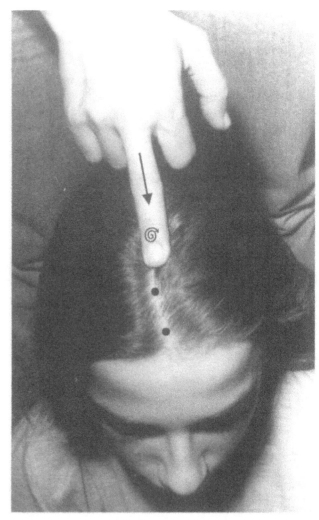

POSIÇÃO

PACIENTE: Sentado; posição ereta sem rigidez; braços soltos; olhos fechados.

TERAPEUTA: Em pé, atrás do paciente.

TOQUE: Posicionar as mãos em formato de dois semicírculos, juntando os polegares na região "da moleira" ou topo da cabeça. Os outros dedos levemente unidos se dirigem para as têmporas. O trabalho é para ser aplicado com extrema delicadeza, e com duração média de 10".

VARIAÇÃO. Com a ponta do dedo indicador fazer em média seis círculos lentamente e com extrema suavidade em 3 pontos no topo da cabeça:

1º no início da raiz dos cabelos;

2º dois dedos para trás em média;

3º sobre a região da "moleira".

TOQUES NA CABEÇA

COMENTÁRIOS

1 - O toque atua no mais alto centro de forças da camada energética do corpo, no ponto que corresponde ao *chakra coronário*.[1] Em geral, pode-se perceber que a fisionomia adquire *brilho*.

2 - O trabalho sobre a coroa da cabeça está vinculado à mente mais elevada e à integração da nossa constituição espiritual e física.[2]

3 - Este trabalho[3] mobiliza um rebaixamento do nível de consciência, fazendo com que a pessoa mergulhe num estado de expansão que vai favorecer o reequilíbrio do corpo e da mente.

---

1 - Mantak Chia, A energia..., cit., pp. 79, 101, 102.
2 - Brennan, Mãos..., cit., p. 70.
3 - Observação feita em trabalhos freqüentes com o toque.

TOQUES SUTIS

MOVIMENTOS DE PEQUENOS E GRANDES GIROS NA NUCA

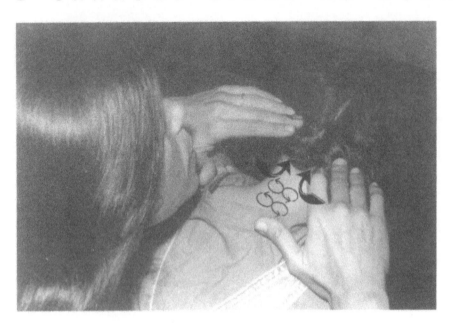

POSIÇÃO

PACIENTE: Em decúbito ventral; braços ao longo do corpo; cabeça apoiada em rolo de toalha na testa.

TERAPEUTA: Ao lado e na altura do pescoço.

SEQÜÊNCIA: Com a polpa dos dedos médios ou indicadores, fazer círculos duplos em sentidos invertidos, sobre as vértebras do pescoço e na base do crânio, na nuca. Aplicar sobre cada vértebra e na região dos mastóides uma série de 6 a 10 círculos. Sem interrupção, iniciar a descida repetindo o procedimento até a base do pescoço (7ª v. c) e voltando a subir e descer mais uma vez.

PRESSÃO E RITMO NA EXECUÇÃO DOS CÍRCULOS: Os círculos são aplicados lentamente e com pressão suficiente para ir deslocando um pouco a pele no local dos círculos.

Após o trabalho na posição deitada, retirar o rolo de toalha e sugerir que a pessoa fique na posição em que se sentir mais à vontade.

VARIAÇÃO DA POSIÇÃO

PACIENTE: Sentado em posição ereta sem rigidez; pernas esticadas e braços soltos.

Após o trabalho na posição sentada, orientar o paciente dizendo: *"Deixar a cabeça se soltar por completo... deixar os ombros também se curvarem... os braços se soltarem... podendo se deitar sobre as almofadas se desejar".*

TRABALHO INTEGRANDO SONS:
O mesmo trabalho pode ser feito acompanhado de estímulo de sons.

EMISSÃO DO SOM: O som é de um murmúrio audível, emitido na direção da nuca e distante, em média, de 10 a 15 cm. O murmúrio pode ser feito apenas com o som *"Hum...um"* ou contando uma "historinha simples".

TOQUES NA CABEÇA

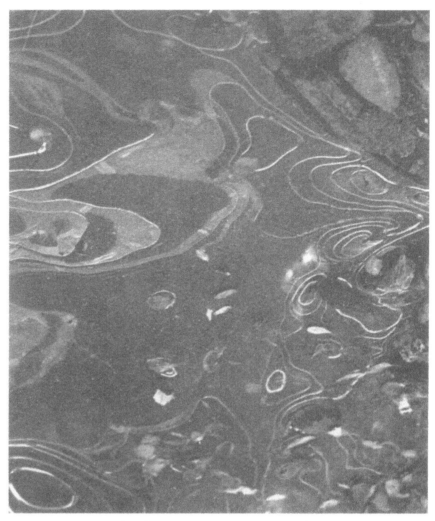

"Soltando as tensões e as cargas pesadas..."

COMENTÁRIOS

1 - Auxilia relaxando as pressões na cabeça e dores como enxaquecas, soltando também a respiração, a rigidez muscular da área do pescoço, dos ombros e da mandíbula.[1]

2 - É conhecido o gesto das mães de massagear levemente a parte detrás da cabeça de uma criança, na região da nuca, muitas vezes se fazendo acompanhar do "cantarolar materno". Este gesto lembra o toque, com os movimentos rítmicos e a ondulação da voz.[2]

3 - [3] O trabalho na base da nuca desencadeia a soltura de uma série de músculos relacionados com o peso dos compromissos e das cargas pesadas da vida. Também ajuda a diluir o fluxo dos pensamentos repetitivos e das preocupações do momento, auxiliando para que possa ocorrer um recondicionamento por meio da tomada de consciência dos conteúdos que pesam.

4 - O dr. Sándor ressaltou o fato de que especialmente com crianças é útil o condicionamento da cabeça, com trabalho sutil na área da nuca.[4]

---

1 - *Observação feita em trabalhos freqüentes com o toque.*
3 - *Lowen,* Bioenergética, *cit.*
2 - *Observação feita em trabalhos freqüentes com o toque.*
4 - *Sándor, Técnicas..., cit., p. 98.*

TOQUES SUTIS

ESTÍMULO DE "GRANDES ASAS ENERGÉTICAS" SOBRE A CABEÇA E AS COSTAS

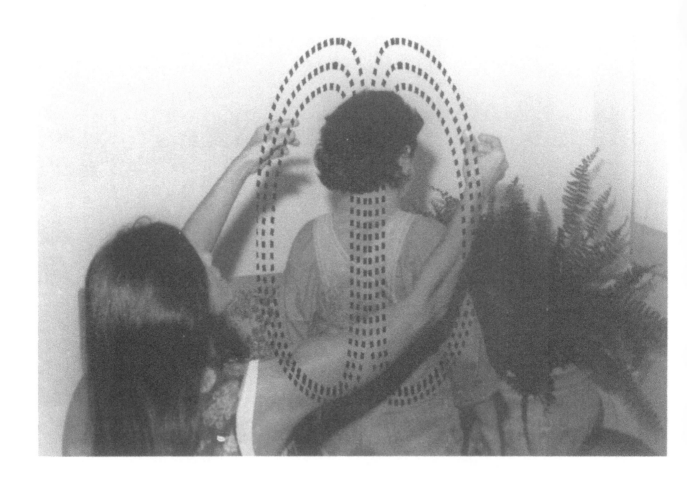

APLICAÇÃO

Com ambas as mãos, produzir o som *de farfalhar* com a fricção da ponta dos 5 dedos de forma bem audível. Com os dedos farfalhando, começar a girar as mãos, sendo a direita no sentido horário e a esquerda no sentido anti-horário, *como se os dedos fossem espalhando um pó de faíscas de luz em toda a área imaginada*, por 30" em média.

Imaginar *duas grandes asas que vão desde bem acima da linha da cabeça, sendo mais largas que os ombros e curvando embaixo na altura dos rins.*

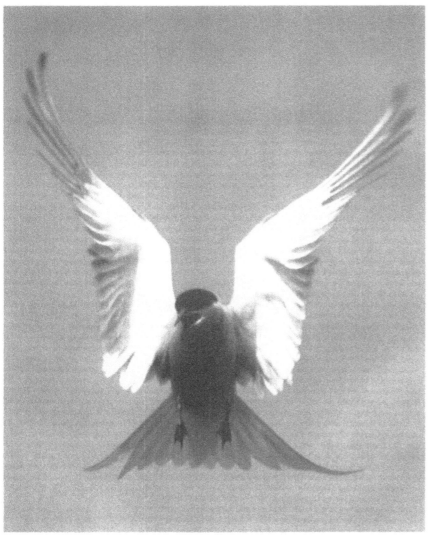

"...aumentando a sensação de força, coragem e segurança"

COMENTÁRIOS

1 - Com o toque[1] *das grandes asas energéticas* costumam ficar aumentada a sensação e a consciência das costas, mobilizando sentimentos de maior autoconfiança, proteção e segurança. Este trabalho pode mobilizar a soltura de tensões musculares acumuladas na área do pescoço, dos ombros e das costas, favorecendo ainda uma ampliação respiratória, sensação de alívio e ao mesmo tempo de força e de poder.

2 - Lowen, em seu livro *Prazer*, faz a seguinte citação:[2]

A luminosidade do corpo não é apenas uma metáfora. Encontra-se ele envolto por um campo de força chamado de aura ou atmosfera. Este fenômeno foi observado e comentado por vários escritores, entre eles Paracelso, Mesmer, Kilnes e Reich.

3 - Sobre as correntes de forças que animam a vida, Richard Gordon escreveu:[3]

...a força vital pode ser imaginada como um campo de energia circulando e penetrando no corpo.

4 - Conforme a imagem que nos é dada por Bárbara Brennan,[4] o campo da energia humana pode ser descrito como um corpo luminoso que cerca o corpo físico e o penetra, emite sua radiação própria e é denominado *aura*.

---

1 - Observação feita em trabalhos freqüentes com o toque.
2 - Lowen, Prazer, cit., p. 58.
3 - Gordon, A cura..., cit., p. 21.
4 - Brennan, Mãos..., cit., p. 67.

TOQUES SUTIS

TOQUE NA PARTE POSTERIOR DA LINHA MEDIANA DO CRÂNIO

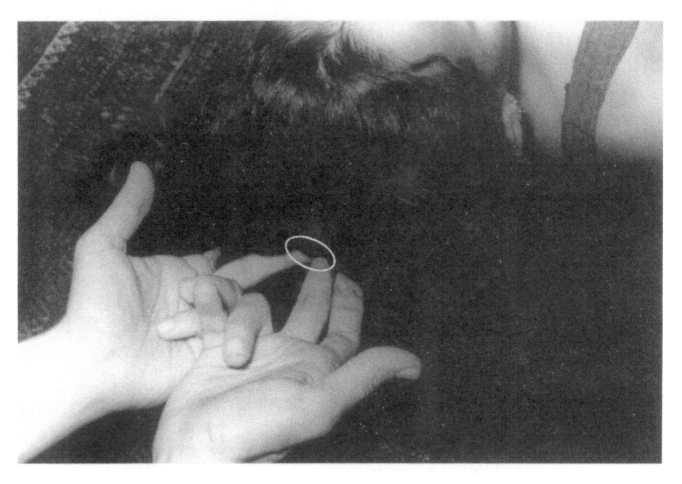

POSIÇÃO

PACIENTE: Deitado; decúbito dorsal; braços ao longo do corpo; olhos fechados.

TERAPEUTA: Sentado em banqueta (ou em almofada, se o paciente estiver deitado sobre um colchonete no chão) atrás da cabeça do paciente.

APLICAÇÃO

TOQUE: Unir os dois dedos indicadores deixando que fiquem com a região da polpa voltada para cima e introduzi-los entre a cabeça e o colchão, bem no centro, na região posterior que fica sobre a linha mediana do crânio (próximo ou sobre a fontanela occipital).

O colchão vai ser ligeiramente pressionado para baixo. Os pulsos não devem ficar em posição *quebrada* e os cotovelos mantidos em curva suave com os ombros descontraídos. Os toques são beneficiados quando o fluxo energético que parte do centro do corpo do terapeuta pode ter continuidade.

TEMPO DE APLICAÇÃO: 30" a 45" em média; retirar o toque com suavidade.

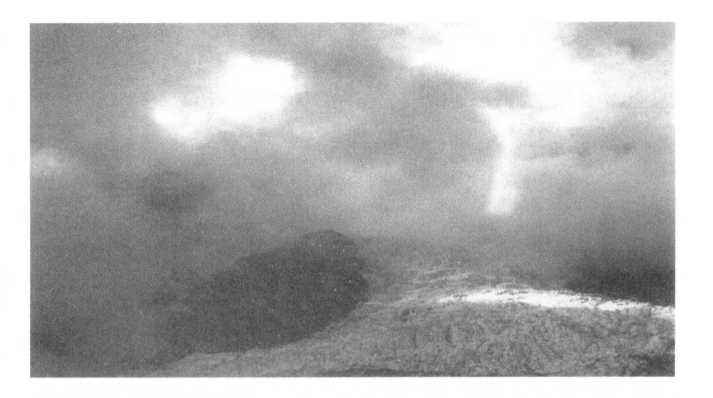

COMENTÁRIOS

1 - Este toque auxilia na centralização do eixo corporal, podendo ser usado como complementar de toques na parte inferior do corpo. Como o ponto é sobre uma sutura, a penetração do estímulo se propaga com mais amplitude.

2 - O dr. Sándor[1] sempre lembrava a importância de o terapeuta não direcionar o trabalho durante a aplicação. Falava com freqüência:

> ...o terapeuta não precisa querer nada. Basta manter a mente livre de pensamentos. Mas se quiser pode pensar na luz branca.

Nos trabalhos corporais a mentalização de luz branca pode ser feita na medida em que contém todas as faixas vibratórias e o paciente pode então absorver a faixa vibratória da cor que necessita sem uma interferência externa. O terapeuta pode *achar* que seria bom uma cor específica, mas está interferindo. Pode acontecer de o paciente precisar de uma faixa vibratória que ele não saiba.[2]

3 - [3] A ossificação do crânio não está completa por ocasião do nascimento. A fontanela frontal ou "moleira" se fecha completamente por volta dos 18 meses e a posterior ou "fontanela occipital" se fecha de 6 a 8 semanas após o nascimento. As fontanelas, assim como as linhas de junção ou suturas, são pontos altamente receptivos a estímulos externos.

---

[1] - Observação feita em trabalhos freqüentes com o toque.
[2] - Idem.
[3] - Jacob e Francone, Anatomia..., cit., p. 90.

TOQUES SUTIS

TRABALHO DE FRICÇÃO COM VIGOR NO COURO CABELUDO: *"CAFUNÉ CIENTÍFICO"*

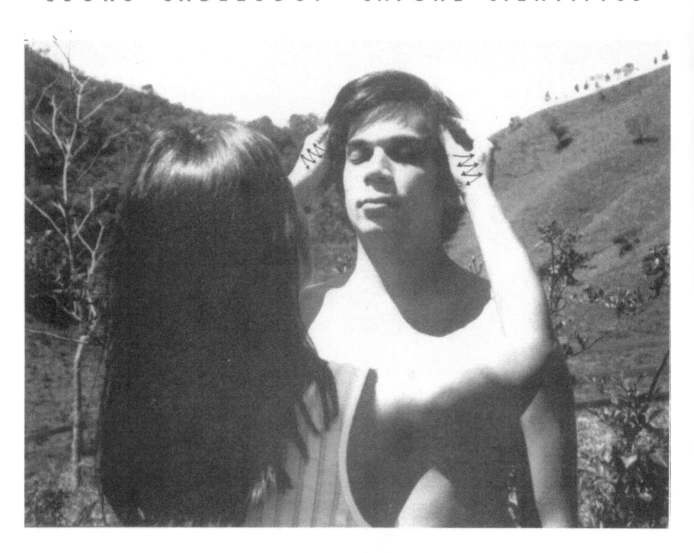

POSIÇÃO
Em pé ou sentado em posição ereta e descontraída; olhos fechados.

APLICAÇÃO
LOCAL: Iniciar na região que fica sobre as orelhas (na área temporal) e depois espalhar o estímulo por toda a cabeça, procurando não deixar nenhum espaço sem toque. Voltar a insistir mais com a fricção na região temporal.

FORMA DE APLICAÇÃO: Com a polpa de todos os dedos de ambas as mãos, fazer movimentos de fricção com "ânimo e vigor", variando as regiões. Manter estímulos similares e simétricos nos dois lados da cabeça.

TEMPO DE APLICAÇÃO: Em média 3'.

COMPLEMENTAÇÃO: Pode ser aplicada, logo em seguida por mais 1', uma série de suaves trações da raiz dos cabelos, puxando os fios por entre os dedos que se posicionam como dois grandes pentes.

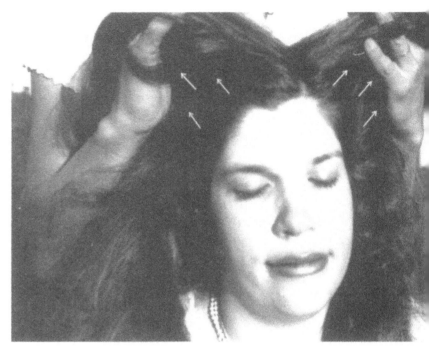

"Os cabelos são associados ao elemento fogo e à força primitiva. A cabeleira opulenta é uma representação de força vital e alegria de viver, ligada à vontade de triunfo."

Cirlot, Dicionário, *cit.*; p. 130

COMENTÁRIOS

1 - É comum a queixa de *dentes que rangem ou bruxismo durante o sono* em pessoas que estão muito tensas. Este trabalho é recomendado à medida que solta as tensões do maxilar atuando diretamente no relaxar do músculo masseter. Acompanha quase de imediato uma soltura respiratória e das tensões dos ombros e das costas. O dr. Sándor costumava brincar chamando este trabalho de "CAFUNÉ CIENTÍFICO".

2 - A região da cabeça que fica acima da aba das orelhas é uma zona reflexológica do corpo onde se encontram pontos relacionados com a vesícula biliar e fígado,[1] cujos fluxos são beneficiados com este trabalho. O dr. Sándor[2], referindo-se ao fígado e à vesícula biliar, certa vez comentou que é de conhecimento popular dizer:

Esta pessoa está de "maus bofes" quando o estado de ânimo é o de mau humor e o "estar colérico" ou mesmo "com sua bílis preta" quando melancólico. Assim, os trabalhos que aliviam o acúmulo de tensões nessa região vão auxiliar numa mudança do humor.

3 - Numa visão antroposófica, as alterações nos fluxos do fígado se relacionam com estados alterados de humor.[3]

---

1 - Langre, DO-IN, cit., pp. 59, 65.
2 - Observação feita em trabalhos freqüentes com o toque.
3 - Bott, Medicina..., cit., p. 117.

TOQUES SUTIS

TOQUE NO CANTO EXTERNO DOS OLHOS COM LEVE VIBRAÇÃO

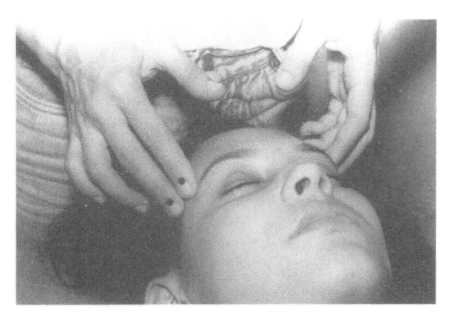

POSIÇÃO

PACIENTE: Deitado ou sentado em banqueta; posiçao ereta sem rigidez; braços apoiados nas coxas; olhos fechados.

TERAPEUTA: Em pé, atrás do paciente.

APLICAÇÃO

LOCAL DA APLICAÇÃO: Entre o canto externo dos olhos e a raiz dos cabelos. O ponto se situa 1 dedo antes do início da raiz dos cabelos.

TOQUE: Encostar nos dois lados ao mesmo tempo com leve pressão a polpa dos dedos *indicador e médio* unidos. Acompanha delicada vibração.

TEMPO DE APLICAÇÃO: Em média 30".

COMENTÁRIOS

1 - O toque costuma atuar suavizando dores de cabeça, tonturas e atordoamento das idéias, aliviando o cansaço e melhorando o potencial de acuidade visual.[1,2]

2 - Ajuda também criando condições para uma diminuição dos depósitos de "nervosismo e raivas controladas".[3]

---

[1] - *Observação feita em trabalhos freqüentes com o toque.*
[2] - *Jacob e Francone,* Anatomia..., *cit., p. 88.*
[3] - *Langre,* DO-IN, *cit., p. 30.*

TRABALHO COM 4 PEQUENAS MECHAS DE CABELO

POSIÇÃO

PACIENTE: Sentado no chão sobre almofadas; braços soltos; pernas dobradas com comodidade.

TERAPEUTA: Sentado em banqueta atrás do paciente.

APLICAÇÃO

Pegar 2 pequenas mechas de cabelo bem no topo da cabeça, e uns 3 dedos após o início da raiz dos cabelos. Puxar muito de leve, de forma alternada, os 2 "tufinhos" de cabelo por 15" em média. Depois soltar, pedir para a pessoa abaixar a cabeça e repetir o procedimento na altura da nuca. Trabalhar o estímulo da mesma forma.

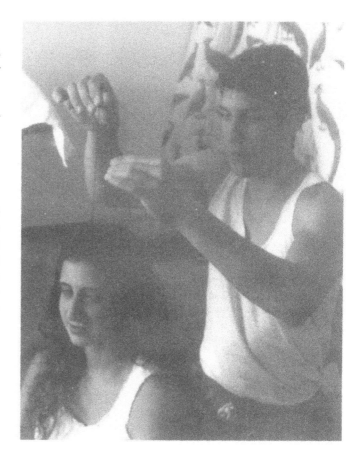

COMENTÁRIOS

1 - Este trabalho estimula as ramificações nervosas cujos terminais estão no couro cabeludo.[1]

2 - São freqüentes os relatos de que o toque atua na tomada de consciência do eixo corporal.[2]

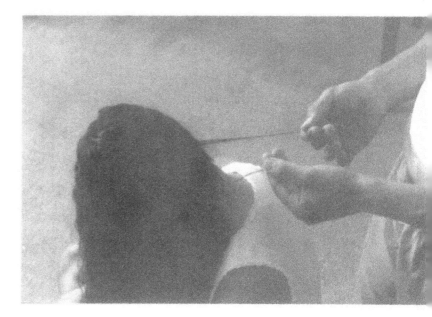

---

1 - Jacob e Francone, Anatomia..., *cit.*, p. 66, 67, 89.
2 - Observação feita em trabalhos freqüentes com o toque.

TOQUES SUTIS

TRABALHO NO CORPO TODO

DESCRIÇÃO DO MÉTODO DESCOMPRESSÃO FRACIONADA

POSIÇÃO DAS MÃOS

Pode-se trabalhar usando as mãos de diferentes formas, sendo as mais freqüentes as que estão ilustradas. As duas mãos vão trabalhar simultaneamente, procurando sempre manter a mesma qualidade de estímulo de ambos os lados.

Pode-se também trabalhar só com uma das mãos, num toque unilateral.

ETAPAS DE GRADUAÇÃO DA PRESSÃO.

O toque é feito em três etapas:

1ª As mãos ou a polpa dos dedos são colocadas sobre a pele do paciente, exercendo pressão *decidida mas respeitando a reação do tônus muscular da região pressionada*. De certa forma o paciente é que vai dar o limite da pressão maior ou menor. É importante que ele sinta que a sua *resistência* é respeitada.

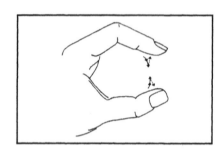

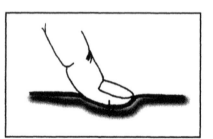

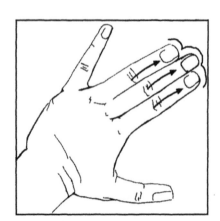

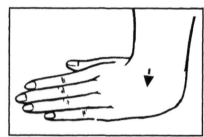

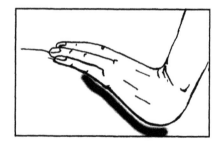

Essa pressão deve ser mantida por 3 ciclos respiratórios do paciente. Na última expiração, começa a lenta descompressão.

2ª Durante 3 ciclos respiratórios o toque vai sendo suavizado, sempre nas expirações.

3ª Com as mãos ou os dedos mantendo apenas um leve contato, permanecer ainda por mais 3 ciclos respiratórios.

OBSERVAÇÃO: Sempre após o término das aplicações numa região completa do corpo, esta deve ser coberta. Pode ser necessário ajeitar o corpo antes de cobri-lo, como no caso dos braços, quando estão levantados, que devem ser colocados ao lado do corpo após o término.

Essa providência é necessária devido ao frio que costuma ocorrer durante e após os trabalhos de relaxamento. No caso da descompressão fracionada, essa reação costuma ser muito marcante.

Diferentes formas de aplicação

- apenas em 1 ou 2 pontos;
- em algumas regiões escolhidas, dependendo da necessidade;
- aplicando seqüência maiores;
- no corpo todo.

Em todos os trabalhos que envolverem uma seqüência, convém deslizar o toque sobre a pele, evitando a quebra do contato.

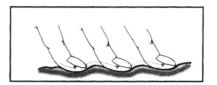

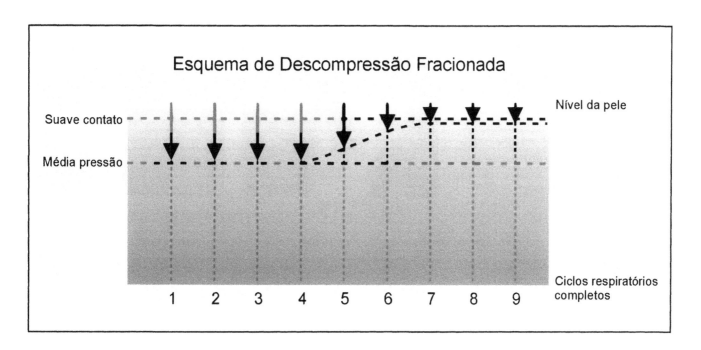

DESCOMPRESSÃO FRACIONADA NA PARTE POSTERIOR DO CORPO TODO

POSIÇÃO

PACIENTE: Deitado em decúbito ventral; cabeça virada para o lado; braços para cima; olhos fechados.

TERAPEUTA: Ao lado do paciente, na altura da região a ser trabalhada. Durante o trabalho procurar adequar a posição, favorecendo que a pressão venha do centro do corpo e não só dos braços.

SEQÜÊNCIA DAS APLICAÇÕES

1ª PARTE:

Trabalhar as pernas inteiras, sendo uma de cada vez, começando na ponta dos pés e terminando na dobra das nádegas. As mãos vão encostar por inteiro na aplicação da descompressão fracionada, iniciando uma subida por degraus, de modo a ir cobrindo toda a superfície da perna. Conforme a necessidade, acrescentar um ou outro toque, visando sempre tocar toda a superfície da perna que não está apoiada no colchão.

A seqüência segue até a cabeça do fêmur e na coxa interna vai tocar até onde for possível, cuidando para não se aproximar dos genitais. Cobrir a perna e iniciar todo o trabalho na outra.

1º toque: com ambas as mãos envolver o pé.

2º toque: envolver o calcanhar.

3º toque: começar a subir pelas pernas, primeiro posicionando as mãos em paralelo na linha central com os dedos apontando para cima e em seguida abrangendo as regiões laterais com os dedos dirigidos para baixo, ficando as pontas quase encostadas no colchão.

4 toque / 5º toque etc.: ir subindo até completar a perna inteira, cobri-la e logo em seguida repetir igual trabalho na outra perna.

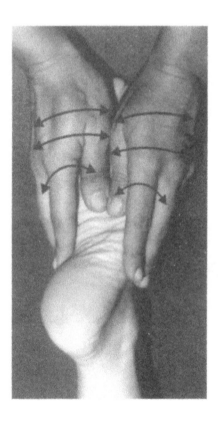
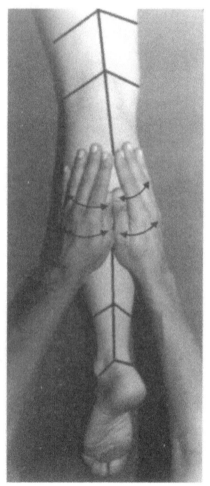

2ª PARTE:

O trabalho vai ser feito de igual forma, subindo pela parte lateral das nádegas (não fazer toque no corte central) até a base da coluna (sacro).

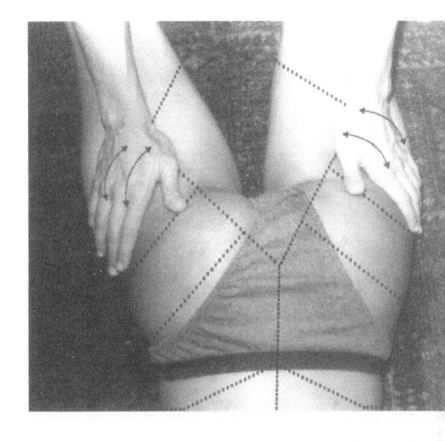

3ª PARTE:

A PARTIR DO OSSO SACRO ATÉ A 7ª VÉRTEBRA CERVICAL

As mãos devem ser colocadas lado a lado da coluna vertebral, com os dedos apontados para os ombros e os polegares se unindo sobre a coluna.

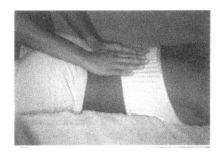

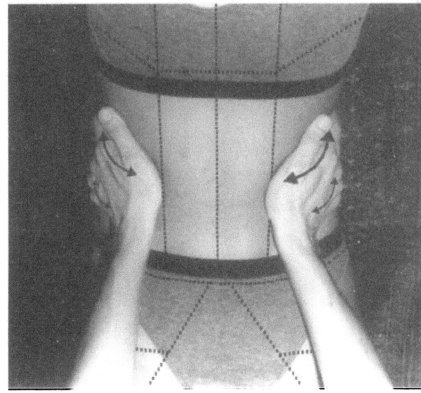

4ª PARTE:

MARCANDO A REGIÃO LATERAL DAS COSTAS, DA REGIÃO LOMBAR ATÉ AS AXILAS E UM ÚLTIMO TOQUE SOBRE OS OMBROS (OS ACRÔMIOS)

As mãos devem ser colocadas de modo que os dedos apontem para o colchão, marcando quase o ponto em que o corpo do paciente fica em contato com a cama. As palmas das mãos vão pressionar a lateralidade que está voltada para a coluna vertebral.

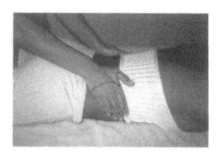

5ª PARTE:

O TRABALHO VAI DOS OMBROS ATÉ OS PULSOS

Ficar na cabeceira para aplicar esta parte. As palmas das mãos vão envolver cada segmento dos braços, de modo que o polegar fique dirigido para a parte externa e os outros dedos marcando a lateralidade interna.

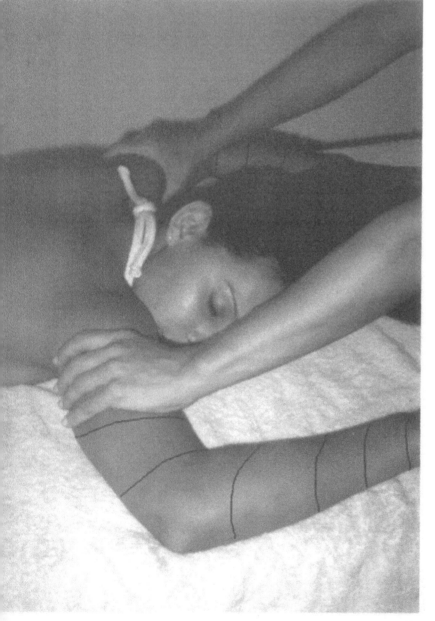

FINALIZAÇÃO
PARA TERMINAR É FEITO UM TOQUE NOS DEDOS DAS MÃOS

Cada dedo, começando pelo indicador e deixando o polegar por último, vai ser levemente estirado sempre nas inspirações e solto delicadamente durante a expiração.

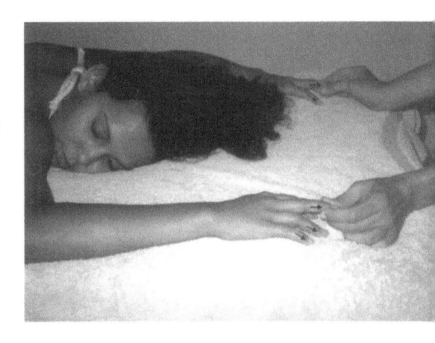

COMENTÁRIOS

1 - Com esta seqüência de toques suaves abrangendo cuidadosamente com as mãos mornas todos os espaços do corpo e acompanhando o ritmo respiratório, concretiza-se uma situação vivencial que mobiliza memórias e sensações da primeira infância, dos contatos com a mãe, podendo despertar um campo de vivências ainda mais regressivas, de nível intra-uterino.[1]

2 - Os bloqueios emocionais, as raivas e os medos configurados na história corporal vão ser mobilizados pela delicadeza e profundidade dos toques, podendo aflorar recordações e imagens arquivadas no inconsciente. Ao mesmo tempo que a liberação dos entraves começa a ser trabalhada tanto no campo físico quanto psíquico, desbloqueando afetos e emoções, o contato bipessoal através do *"tocar"* transmite calor humano que é básico para a sobrevivência,[2] mobilizando a vontade *"de viver"* e trazendo ânimo para vencer as dificuldades.

3 - Numa abordagem oriental,[3] Mantak Chia em seu livro *A energia curativa* comenta sobre a importância de trabalhar a energia no corpo, tanto como uma técnica autocurativa como um caminho de vitalização, não só para a pessoa como para os que estão ao lado.

4 - Sobre o potencial de cura que pode ser encontrado nas mãos, já foi lembrado que:[4]

A imposição das mãos é uma prática milenar que vem desde a mais remota Antiguidade...

O toque das mãos sempre foi associado a ritos de cura.

---

1 - Observação feita em trabalhos freqüentes com o toque.
2 - Montagu, Tocar, cit., p. 260.
3 - Mantak Chia, A energia..., cit., cap. 111.
4 - Idem, ibidem.

TOQUES SUTIS

DESCOMPRESSÃO FRACIONADA NA PARTE ANTERIOR DO CORPO TODO

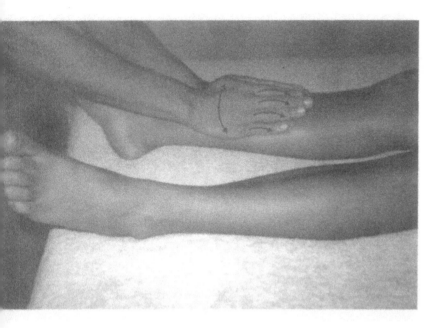

POSIÇÃO

DE CRIANÇA DORMINDO: Decúbito dorsal; braços levantados ao lado da cabeça.

1ª ÁREA DE TRABALHO:

DESCOMPRESSÃO FRACIONADA COMPLETA DAS PERNAS

Trabalhar primeiro uma perna completa e depois a outra, cuidando para não deixar nenhum espaço sem toque. Sempre cobrir a perna trabalhada antes de iniciar a outra.

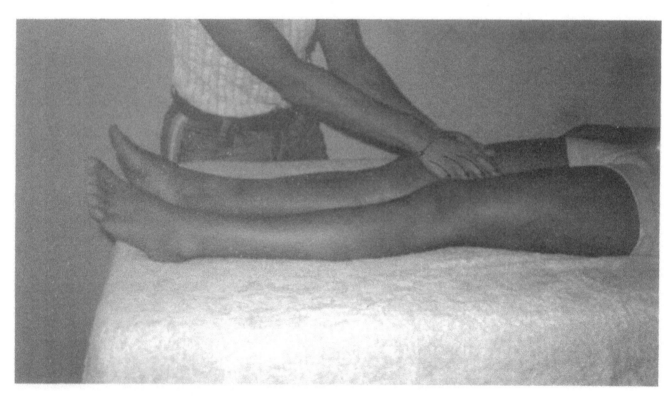

2ª ÁREA DE TRABALHO:

NA REGIÃO DO VENTRE: Cobrindo toda a área, cuidando para não deixar nenhum pequeno espaço sem toque.

Ponto 1: as palmas das mãos unidas em paralelo sobre a borda superior do osso púbico, na região da bexiga, com os dedos apontando na direção do umbigo.

Ponto 2: as palmas das mãos sobre os quadris (crista ilíaca), com os dedos apontando na direção da cama.

Ponto 3: as palmas das mãos unidas em paralelo sobre o plexo solar com as pontas dos dedos na direção das costelas.

Ponto 4: as palmas das mãos marcando a região lateral da cintura com os dedos apontando para a cama.

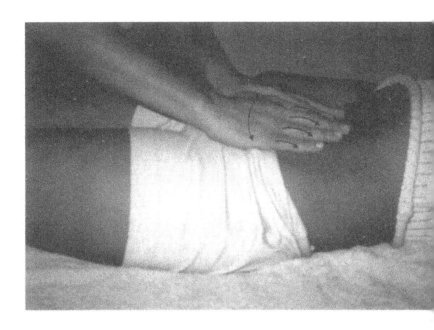

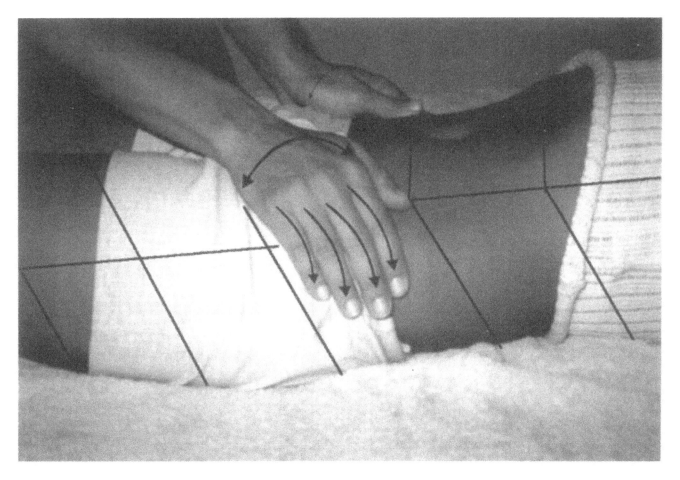

3ª ÁREA DE TRABALHO:
NA REGIÃO DO TÓRAX

Ponto 5: as palmas das mãos unidas em paralelo no centro do peito e os dedos dirigidos para o pescoço.

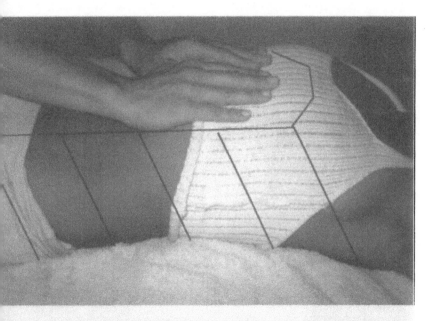

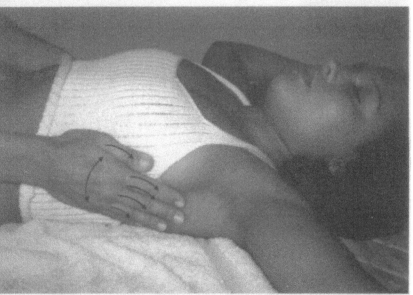

Ponto 6: marcando a região lateral do corpo na altura dos seios, com os dedos apontando para a cama.
Obs.: Não fazer toque sobre os seios.

4ª ÁREA DE TRABALHO:
NOS BRAÇOS

Trabalhar ambos os braços ao mesmo tempo, começando um pouco abaixo das axilas e se dirigindo para os pulsos.

Cada região vai ser pressionada, com as palmas das mãos sempre tocando a parte superior exposta. O polegar se dirige naturalmente para fora e os outros dedos envolvem unidos a parte interna, também exercendo pressão.

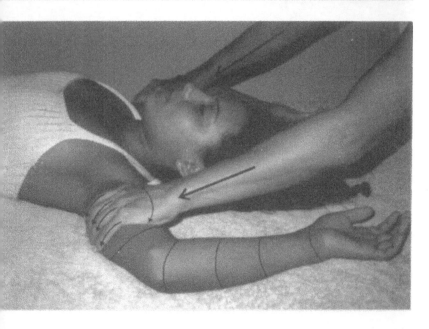

FINALIZAÇÃO

1 - *NA PONTA DOS DEDOS:* Segurar com os dedos posicionados em *pinça suave* as bordas laterais do segmento mais distal de cada dedo. Começando pelo indicador e deixando por último os polegares, cada dedo é levemente girado na inspiração e solto suavemente na expiração.

OBSERVAÇÃO: após o término do trabalho nos braços, abaixá-los com delicadeza, evitando qualquer movimento que possa causar impacto.

2 - Suave toque sobre os ombros, posicionando todos os dedos ao redor das cápsulas articulares, formando uma espécie de cesta por 10" a 15" em média.

3 - Colocar suavemente as palmas das mãos na região lateral da cabeça, deixando os dedos levemente unidos e direcionados para as têmporas, ficando os polegares encostados lado a lado no topo da cabeça. Permanecer por uns 10".

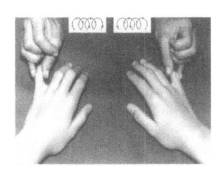
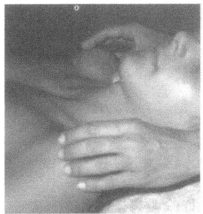
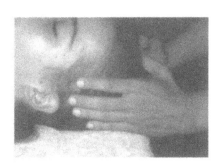

COMENTÁRIOS

1 - O dr. Gaiarsa, comentando sobre Montagu em suas ponderações sobre a importância de sermos tocados, escreve:[1]

O contato corporal é mais vitalizante do que a nutrição!

Vocês entendem bem a força deste argumento? Ele está dizendo que a fome é menos importante do que o contato corporal, ou que o contato corporal é mais vitalizante do que a própria nutrição.

Ninguém vai dizer que carícias alimentam concretamente o corpo, mas nutrir-se é apenas um pequeno episódio – curto – de um contato e de um convívio imensamente maiores entre dois seres...

2 - McNeely faz uma citação de Albert Pesso dizendo:[2]

Nossos corpos estão em imediata e incessante reação a tudo o que sentimos. Nosso corpo é fonte de verdade. Nossa alma fala-nos através do nosso corpo. E todos esses sintomas interiores são a energia do que podemos vir-a-ser.

3 - Durante o relaxamento o corpo esfria porque os músculos exercem um efeito sobre a termorregulação. Isso porque o enrijecimento dos músculos evita que o calor saia do corpo. No frio as pessoas se mexem menos e se o corpo esfriar, o tremor é desencadeado; por se tratar de um forte exercício muscular involuntário, fabrica calor.[3]

É conveniente, portanto, descobrir cada área do corpo só na hora do trabalho e recobri-la logo após.

---

1 - Gaiarsa, Amores..., cit., p. 94.
2 - McNeely, D.A., Tocar, São Paulo, Cultrix, 1992, p. 75.
3 - Gaiarsa, J.A., Couraça muscular do caráter, 5ª ed., São Paulo, Ágora, p. 152.

TOQUES SUTIS

SEQÜÊNCIA COMPLETA DE DESCOMPRESSÃO FRACIONADA DO PESCOÇO E DO ROSTO

POSIÇÃO: Decúbito dorsal; braços para baixo; olhos fechados.

TERAPEUTA: Na cabeceira da cama.

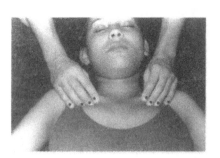

1ª PARTE:

INÍCIO NA CLAVÍCULA

FORMA DE APLICAÇÃO: Com os dedos polegar e mediano ou indicador posicionados em forma de pinça, pressionar simultaneamente as bordas superior e inferior da clavícula, a partir do centro. Atuar de forma idêntica nos dois lados, até a região dos ombros.

Nos ombros mudar a posição do toque para pressão com as pontas de todos os dedos envolvendo em círculo o topo dos ombros (cápsula articular).

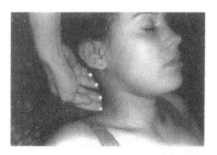

2ª PARTE:

Posicionar os 4 dedos (menos o polegar) de ambas as mãos por baixo do pescoço, ladeando as vértebras cervicais de ambos os lados. Executar a seqüência da descompressão fracionada.

3ª PARTE:

Com os dedos "indicador e polegar" de ambas as mãos, formando pinças suaves, aplicar 4 pontos de descompressão de cada lado, envolvendo as bordas do maxilar inferior (mandíbula). Iniciar próximo da articulação temporo-mandibular e terminar com duas "pinças" lado a lado no queixo.

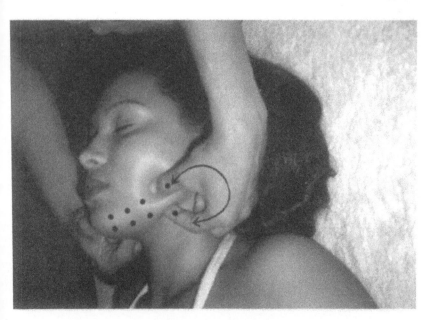

4ª PARTE:
Com a polpa dos dedos medianos aplicar o toque ao lado das asas das narinas.

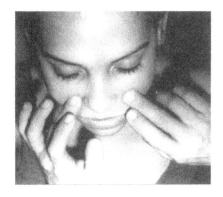

5ª PARTE:
Ladear as maçãs do rosto com a polpa dos dedos que vão formar um círculo (ao redor do osso zigomático).

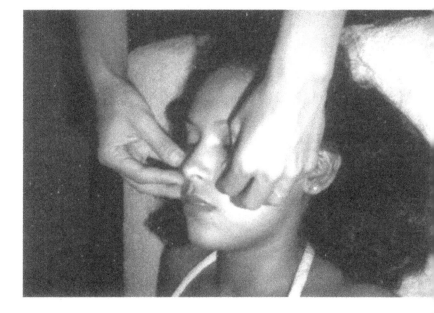

6ª PARTE:
Toque na altura do início da região temporal com os dedos indicador e mediano unidos.

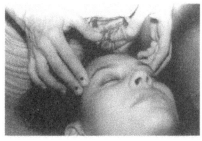

7ª PARTE:
No topo da cabeça, bem no ponto de encontro com o colchão. O toque é feito com os dois dedos médios lado a lado e o colchão deve ser pressionado um pouco com o dorso das mãos para facilitar a aplicação.

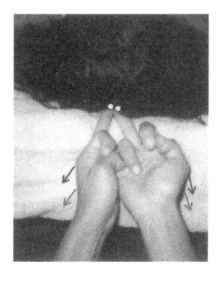

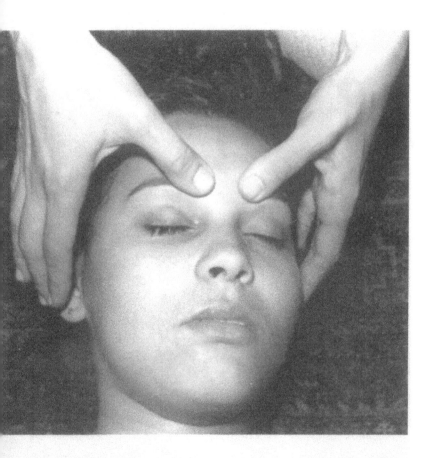

8ª PARTE:

Ponto entre as sobrancelhas. O trabalho é feito com os dois polegares, lado a lado.

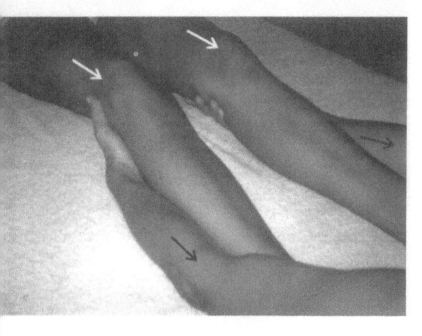

FINALIZAÇÃO:

Fazer leve tração em 2 pontos, sempre na inspiração e soltando na expiração.

1º ponto: segurando por baixo dos joelhos.

TRABALHO NO CORPO TODO

2º ponto: por baixo dos tornozelos.

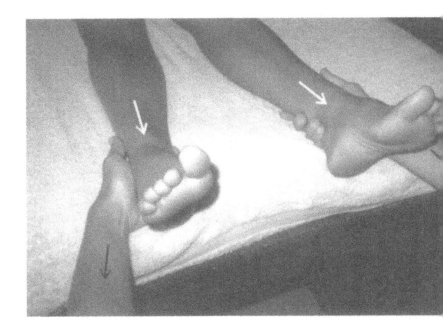

Terminar encostando a palma da mão na região mediana dos pés.

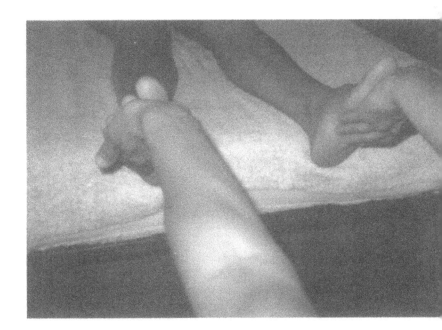

COMENTÁRIOS

1 - A expressão do rosto, segundo Mantak Chia,[1] está associada com o estado de saúde e harmonia ou de tensões e desequilíbrios. Ele faz associação de um rosto sorridente com um transmissor de energia que tem efeito de gerar bem-estar. Conforme se expressa:

A pessoa que não sorri não desenvolve sua habilidade de dar e receber amor. Suas feições sombrias e a abordagem séria da vida são freqüentemente acompanhadas de distúrbios orgânicos...

2 - Os músculos da face com suas múltiplas e infinitas possibilidades de combinações, na verdade, *seguem* a história do corpo. Quando trabalhados com sutileza, ao serem percebidos e desmanchados os anéis de tensão, não só vêm à tona os sentimentos que estão interligados, mas também o trabalho vai repercutir de imediato nas zonas correspondentes do corpo e nos fluxos energéticos dos órgãos vitais.[2]

---

1 - Mantak Chia, A energia..., cit., cap. III.
2 - Observação feita em trabalhos freqüentes com o toque.

TOQUES SUTIS

COBERTURA DE TODA A PARTE ANTERIOR E POSTERIOR DO CORPO MOBILIZANDO RECORDAÇÕES DOS CUIDADOS MATERNOS

A SEQUENCIA É A MESMA DA DESCOMPRESSÃO FRACIONADA, VARIANDO APENAS A QUALIDADE DO TOQUE E A IMAGEM QUE ACOMPANHA OS TRABALHOS.

POSIÇÃO PARA TRABALHAR A PARTE ANTERIOR DO CORPO:

POSIÇÃO DE CRIANÇA DORMINDO: Decúbito dorsal, braços levantados ao lado da cabeça.

POSIÇÃO PARA TRABALHAR A PARTE POSTERIOR DO CORPO:

Em decúbito ventral; cabeça virada de lado; braços ao lado e olhos fechados.

PREPARO E CUIDADOS A SEREM TOMADOS:

1 - Duas toalhas vão cobri-lo, uma da cintura até os pés e a outra dos ombros até a cintura. O contato direto com a pele do paciente vai favorecer a amplitude dos efeitos do trabalho. A região a ser trabalhada é descoberta e depois coberta, evitando que esfrie. O trabalho também pode ser feito sobre roupas soltas, de preferência de algodão mole.

2 - Antes de iniciar o trabalho, as mãos devem ser preparadas e aquecidas por fricção.

DESCRIÇÃO DOS TOQUES:

Toques suaves em toda a superfície do corpo, com as palmas das mãos e os dedos unidos. Procurar ir cobrindo todas as áreas, sendo necessário, às vezes, aplicar toques extras para garantir a cobertura completa de todos os mínimos recantos.

Cuidar sempre para não tocar nos genitais, no corte das nádegas e no bico dos seios das mulheres.

As mãos vão trabalhando sempre em conjunto, e cada ponto vai receber uma suave pressão que é mantida constante por um tempo médio de 3 ciclos respiratórios. Em geral, após um pouco de tempo, as duas pessoas acabam respirando no mesmo ritmo, o que faz com que ambos criem um só *pulmão* ou formem um *ovo energético*. Ir mudando a posição das mãos sempre para uma região imediatamente vizinha, deslizando para evitar perder o contato, dando assim uma continuidade na conscientização da superfície do corpo.

IMAGEM

O dr. Sándor costumava aconselhar que durante os trabalhos fosse usada uma imagem mental. Ele dizia: Vocês podem imaginar que estão cobrindo o corpo da mesma forma que é feito a telhadura de uma casa. As telhas devem ser colocadas lado a lado sem deixar espaços entre elas, evitando que possa entrar chuva.

COMENTÁRIO

Marie Louise von Franz, estabelecendo relação entre o inconsciente e o corpo escreveu:[1]

...não sabemos como o inconsciente está ligado à matéria mas apenas que está...

---

1 - Franz, Alquimia, cit., p. 63.

ADAPTAÇÃO DA POSIÇÃO PARA TOQUE COM CRIANÇAS:

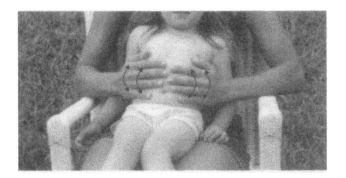

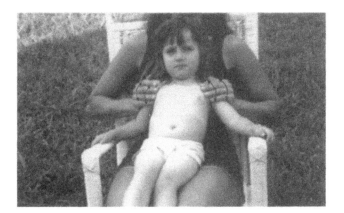

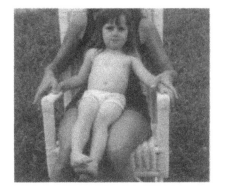

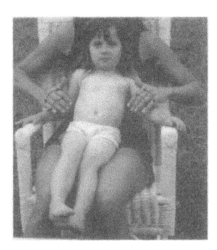

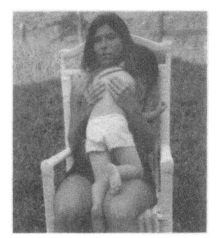

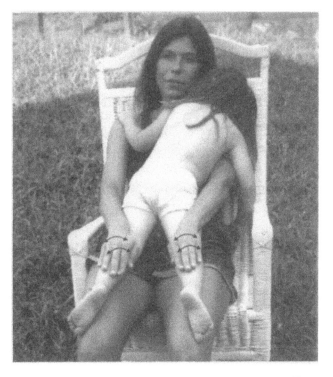

NOTA

O trabalho com crianças, adaptado na posição de colo, é uma variação da apresentação original do dr. Sándor e foi idealizada para casos em que a criança não aceita ficar parada de outra forma.

TOQUES SUTIS

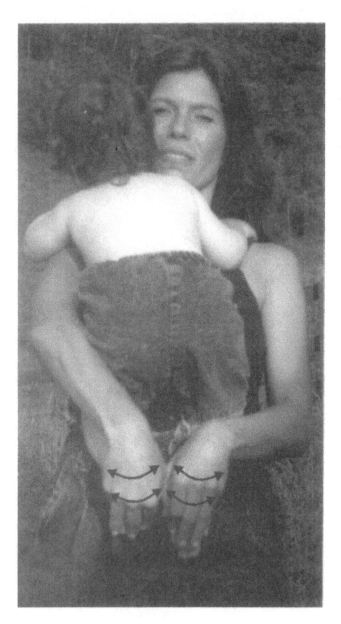
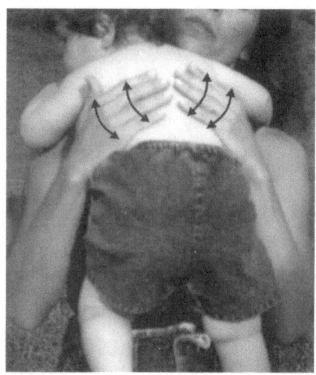

COMENTÁRIOS

1 - Ashley Montagu,[1] comentando sobre a importância do contato no seu livro *Tocar*, nos lembra que na vida intra-uterina o feto está envolvido e protegido, na realidade pressionado por todos os lados recebendo o calor do corpo materno e o estímulo ritmado do coração da mãe. Ele apresenta extensos estudos, relatos de experiências e observações do quanto o movimento de contato com cadência ritmada faz uma ponte com as memórias das vivências intra-uterinas, recriando estímulos rítmicos, térmicos e de pressão que foram significativos antes do nascimento, trazendo memórias de um ambiente conhecido que gera calma, segurança e bem-estar.

Montagu acentua *a alimentação pelo contato e pelo cuidado materno* como ainda mais necessária para o desenvolvimento do bebê do que o alimentar. Ele nos mostra que a criança que não é tocada acaba deixando de comer e de reagir aos estímulos que a cercam, caindo em profunda apatia.

2 - Lembrando que sempre podemos resgatar a *criança interna* que existe dentro de cada pessoa, esta vivência é preciosa em todos os estágios da vida.

---

[1] - Montagu, Tocar, cit., pp. 146-160, 194-199.

TRABALHO NO CORPO TODO

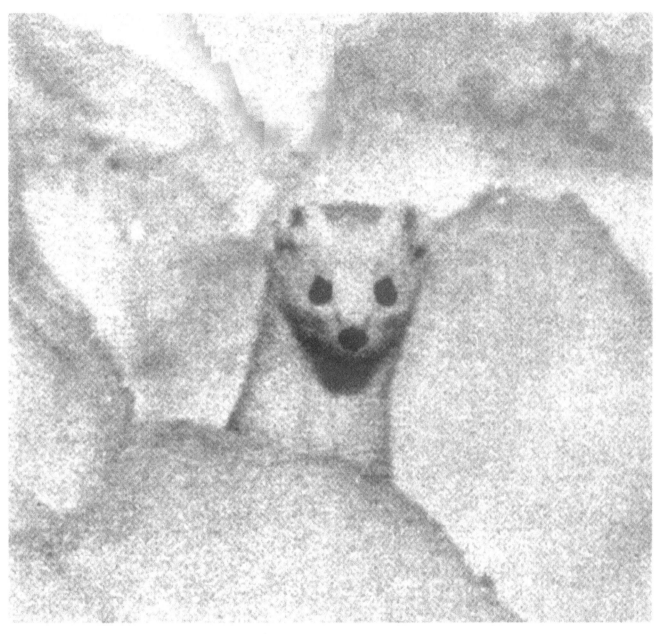

"...sempre podemos resgatar a nossa criança interior"

COMENTÁRIO

Marie Louise von Franz[1] ressaltou como é terrivelmente delicado salvar o núcleo da fantasia eliminando o que é infantilidade, desejos primitivos... Ela diz:

A grande dificuldade, consiste em salvar a fantasia propiciadora de vida. Preservar a fantasia religiosa de perfeição, a fantasia romântica, os sonhos românticos de verdade de vida e de amor autêntico.

---

1 - Franz, Alquimia, cit., pp. 89, 90.

TOQUES SUTIS

VIVÊNCIAS GRUPAIS

DUAS PESSOAS FORMANDO O TRONCO DE UMA ÁRVORE

(Apresentado no Curso de Cinesiologia: 1988)

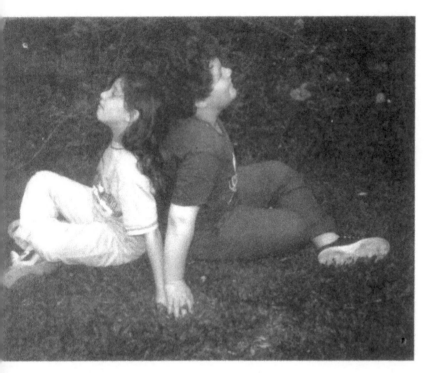

"fortalecimento através do contato com a natureza"

São formados pares que vão se sentar no chão sobre um cobertor, de costas um para o outro em posição ereta sem rigidez, com as pernas dobradas e os braços soltos, ficando as mãos de um dos parceiros apoiadas sobre as do outro, fechando um círculo entre eles. O trabalho implica primeiro em se estabelecer um balanço entre as costas dos dois, que, ficando unidas, devem permitir uma soltura completa sem perder a posição vertical (evitar exageros, ou tensões desnecessárias — é para usar o outro como apoio). Depois desse ajuste, as cabeças também podem se apoiar uma na outra sem deixar que fiquem tortas. Fechar então os olhos e começar a deixar que as sensações de aquecimento e de fluxo se pronunciem nas costas unidas. A movimentação energética ao longo das 2 colunas unidas começa a gerar uma dinamização que pode ser perfeitamente sentida pelo aumento do calor, das sensações de alargamento e de força nas costas.

O tempo de duração pode ser em média de 5' e depois os pares são orientados para se afastarem bem lentamente, deitarem no chão soltando o corpo e permanecendo por um tempo de 5' ou mais, para observar as sensações.

Depois, os que participaram da vivência relatam o que sentiram, para que ocorra uma troca de experiências e maior conscientização.

COMENTÁRIO

Nise da Silveira escreveu sobre Jung dizendo:[1]

> Tinha um vivo sentimento da natureza. Amava todos os animais de sangue quente e sentia-se com eles "estreitamente afim".
> Amava as escaladas das montanhas, porém preferia velejar sobre o lago de Zurique.

---

1 - Silveira, *Jung...*, cit., p. 16.

VIVÊNCIAS GRUPAIS

DEITANDO DE COSTAS SOBRE UM TAPETE MÓVEL QUE SERPENTEIA

(Apresentado na PUC no curso de Psicoprofilaxia: 1976-77)

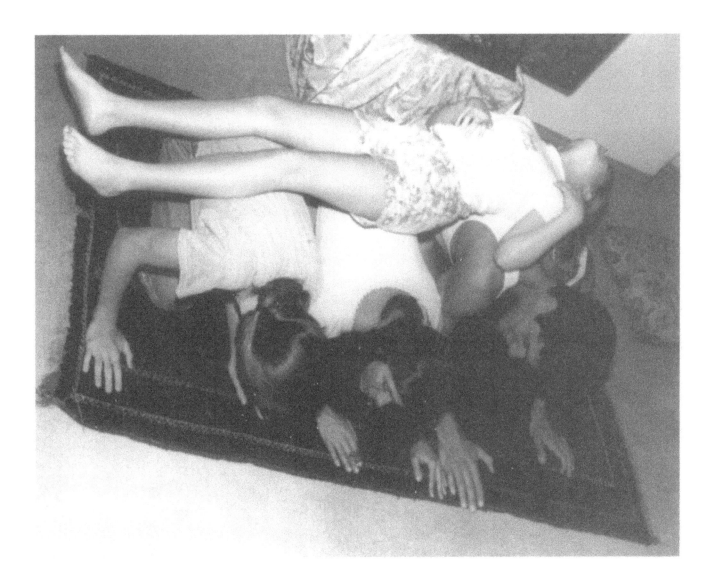

Um colega se deita de costas sobre as costas de cinco ou seis colegas que ficam lado a lado em posição de engatinhar. Para um melhor ajuste "da base" convém que sejam mais ou menos de mesma altura. Após se deitar sobre *esse tapete*, deve se acomodar fechando os olhos e se preparar para a vivência que vai ter início. O *tapete* começa então a serpentear, com um movimento de ondas, descendo de um lado, subindo e descendo pelo outro, sem interrupção. Em média uns cinco serpenteados são suficientes para soltar as tensões de quem está em cima, que costuma desmontar com risadas que lembram a soltura de criança. Para descer, os colegas que formam a base se abaixam e quem está em cima é ajudado a sair e se deitar sobre cobertor no chão.

TOQUES SUTIS

CÍRCULO UNIDO PELA MESMA PULSAÇÃO CARDÍACA

(Apresentado na PUC no curso de Psicoprofilaxia: 1976-77)

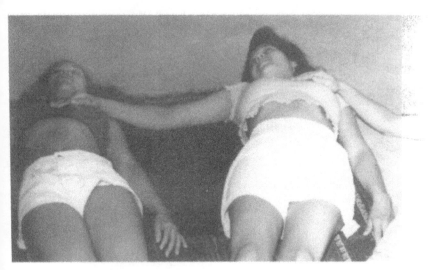

Oito ou mais colegas deitam de costas no chão com os pés unidos no centro de modo a formarem um círculo. Estendem o braço direito para colocarem a palma da mão sobre a região cardíaca do colega ao lado. Assim vai se fechar um círculo, e, todos de olhos fechados para favorecer a concentração, vão procurando respirar no mesmo ritmo que é captado pela palma da mão. Aos poucos todo o grupo acaba respirando e pulsando na mesma cadência. Após uns 5', orientar o grupo para retirar devagar as mãos e ficar recolhido observando suas sensações.

"O amor e a alegria são sentimentos que pertencem ao coração."
Lowen

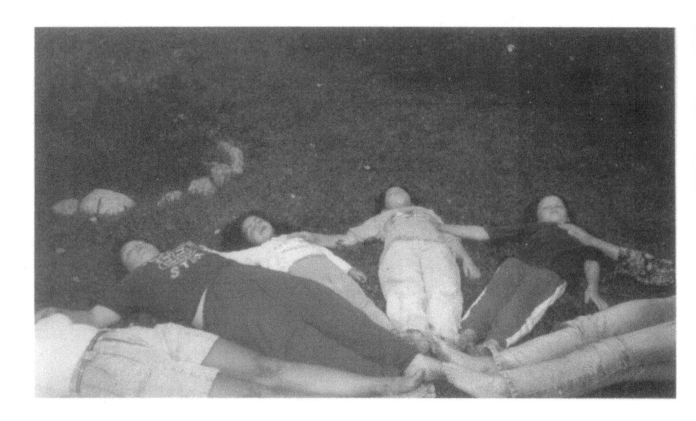

ESTÍMULO VIBRATÓRIO PASSADO POR UM CORDÃO EM UM CÍRCULO DE PESSOAS

(Apresentado no curso de Cinesiologia: 1990)

Cinco ou mais colegas formam um círculo e um cordão de algodão é passado entre as mãos de todos, de modo que fique fechado em círculo. As pessoas do grupo vão segurá-lo com a polpa dos dedos de ambas as mãos de modo que possam esfregá-lo, friccionando e se conseguindo até a "sensação" de um leve ruído, ficando todos de olhos fechados para aumentar a concentração.

Por um tempo médio de 5', todos friccionam prestando atenção no movimento, nas sensações que vão correndo e no ruído sutil. O grupo é então orientado para ir parando, a pessoa que tem as pontas do cordão vai recolhendo por um lado. Conforme o cordão vai sendo tirado das mãos das pessoas, elas vão abrindo os olhos e se deitando no chão, ficando como desejar por uns 3' a 5' observando as sensações.

Depois, os que participaram da vivência relatam o que sentiram, para que ocorra uma troca de experiências e maior conscientização.

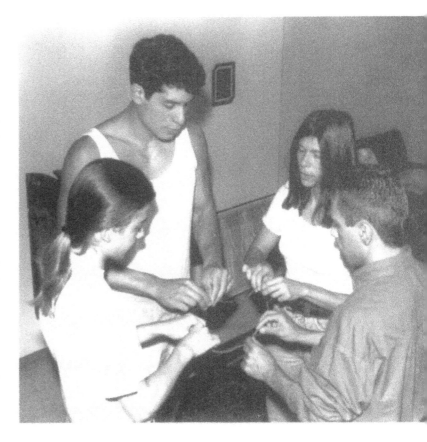

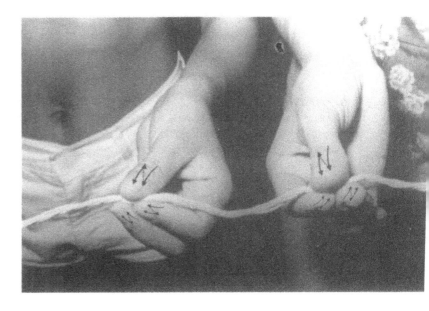

TOQUES SUTIS

VARRENDO AS COSTAS COM OS CABELOS LONGOS DE UMA MOÇA

(Apresentado no Curso de Cinesiologia: 1991)

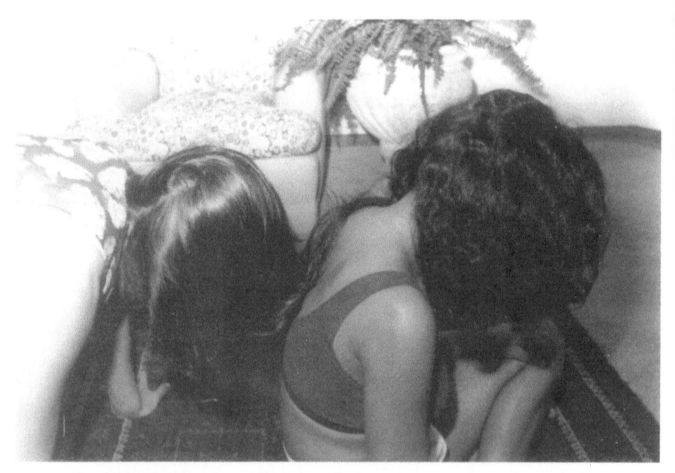

"Experienciar novas sensações mobilizadas por estímulos quase nunca ou mesmo nunca conhecidos amplia o campo de contato do corpo com a vida ao seu redor, repercutindo nos sentimentos, nos pensamentos e no comportamento."

O colega que vai ser *varrido* em suas costas tira a camisa e se senta numa banqueta, na posição ereta sem rigidez, com os braços soltos apoiando as mãos nos joelhos e fechando os olhos.

Pode-se adaptar o trabalho para ser feito no chão.

A colega que faz a dupla com ele solta os cabelos, dobra um pouco as pernas e, fletindo o corpo para a frente, abaixa e levanta a cabeça e a coluna com decisão, de modo que seus cabelos batam de cima para baixo e de baixo para cima, em toda a extensão das costas, por em média 1'. Este trabalho provoca risos e, como é uma experiência muito engraçada, ajuda a quebrar uma postura crítica, ao mesmo tempo que desmancha tensões acumuladas nas costas.

Depois, os que participaram da vivência relatam o que sentiram, para que ocorra uma troca de experiências e maior conscientização.

VIVÊNCIAS GRUPAIS

TOQUE DE LEVE IMPACTO NA COXA

(Apresentado no curso de Cinesiologia: 1991)

Este toque é adequado para aproximar os colegas, estabelecer parcerias e criar união mais afetiva.

Os participantes vão andando de forma descontraída e, quando alguém escolhe um parceiro com quem deseja estabelecer contato, bate de leve, como que sem querer, na coxa do outro ao passar por ele.

O toque "sem querer" é aplicado com a parte das costas dos três dedos (anular, médio e indicador) juntos, que batem ao cruzar com o outro bem na frente da sua coxa, mais ou menos no ponto médio.

Vai surgindo "vontade de rir... de ficar amigo... de abraçar...".

Depois, os que participaram da vivência relatam o que sentiram, para que ocorra uma troca de experiências e maior conscientização.

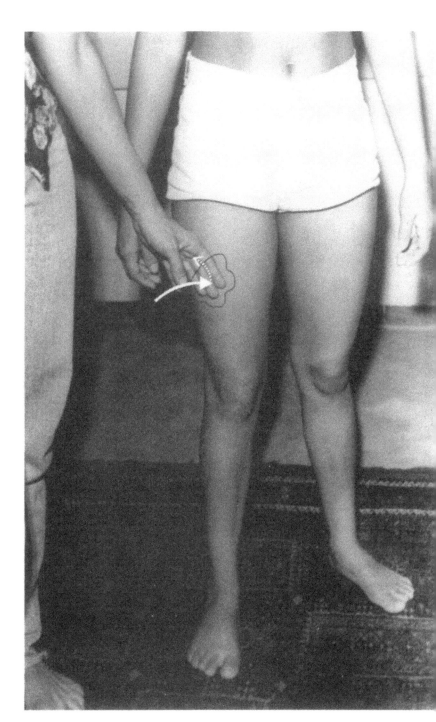

TOQUES SUTIS

UM RAPAZ PASSA *PÓ-DE-ARROZ* EM UMA MOÇA

(Apresentado no curso de Cinesiologia: 1991)

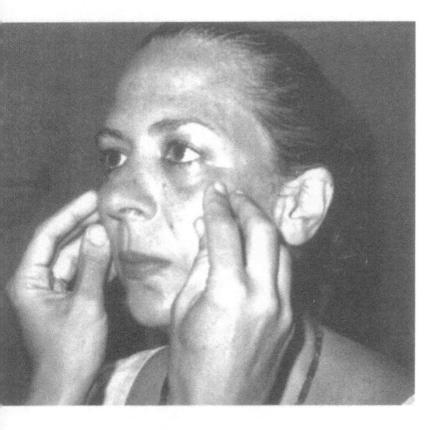

A colega se senta numa banqueta e um rapaz do grupo se senta na frente dela. A moça fecha os olhos, solta os braços deixando as mãos apoiadas sobre as coxas e permanece em posição ereta sem tensionar. O colega, *com muito capricho e delicadeza,* imaginando que os seus dedos são uma pequena esponja, vai com as duas mãos dando levíssimas batidinhas, como pondo "pó-de-arroz", sem deixar escapar nenhum pedacinho do rosto. Descer também pelo início do pescoço.

DURAÇÃO: Em média de uns 2'.
Este trabalho mobiliza rubor e sonhos muitas vezes já esquecidos de receber tanto bom trato. Segundo Lowen,[1] quando existe um conflito em nossa verdadeira natureza e nossa natureza de faz de conta, esse conflito freqüentemente se registra nos músculos da face como tensão. Com este trabalho delicado, um alívio das expressões e das tensões pode ser logo percebido.

São freqüentes os suspiros durante este toque e comentários como: "nossa!... eu nunca fui tratada assim... cuidada com tanta delicadeza!".

A luminosidade que o rosto adquire também pode ser percebida, conforme ressalta Lowen:[2]

> *Brilhamos de prazer, resplandecemos de alegria e ficamos radiantes no êxtase.*
>
> *A luminosidade no corpo humano não é apenas uma metáfora.*
>
> *Encontra-se ele envolto por um campo de força.*

---

1 - Lowen, Prazer, cit., p. 57.
2 - Idem, Ibidem.

VIVÊNCIAS GRUPAIS

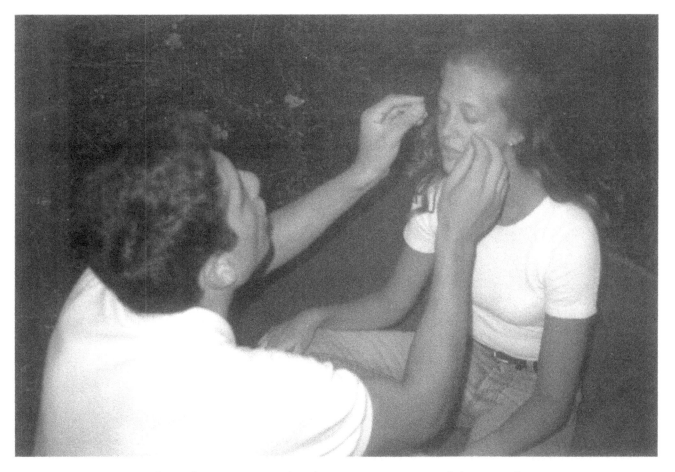

"...são freqüentes os suspiros durante estes momentos de bom trato."

Frase do dr. Gaiarsa:

O amor sem suspiros doces não é inteiro.[1]

---
1 - Gaiarsa, Respiração..., cit., p. 174.

TOQUES SUTIS

VIVENCIANDO O CENTRO DE UMA CÚPULA SONORA

(Apresentado no Curso de Cinesiologia: 1989)

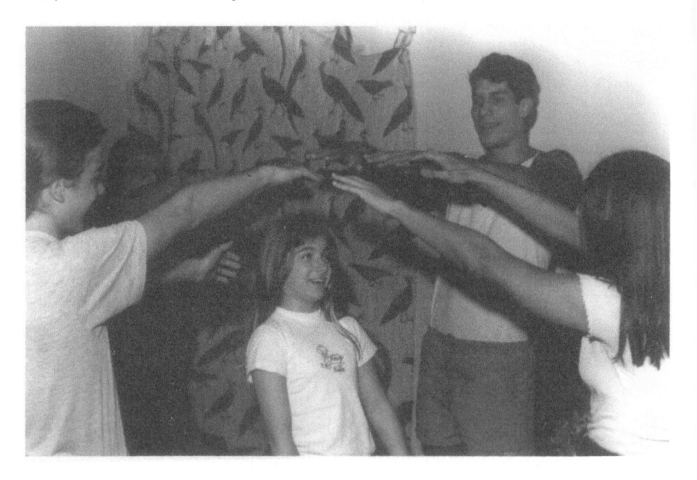

Um colega é escolhido para ficar no centro em pé, em posição cômoda e, se quiser, com os olhos fechados. Um grupo de seis a oito colegas faz um círculo ao seu redor, sem ficar muito próximo. Vão levantar os braços direcionando as palmas das mãos para o centro, formando uma espécie de cúpula sobre a pessoa. Todos começam então a emitir sons a princípio baixinho e depois vão compondo graduações diferentes, juntando todos os sons numa *cúpula sonora*. Depois de 1', em média, todos começam a ir abaixando o som até terminarem e retiram as mãos.

O colega do centro é orientado por uma pessoa do grupo para se deitar no chão sobre um cobertor e permanecer um pouco de tempo, 2' a 3', na posição que quiser, observando as sensações. Contam depois uns aos outros o que sentiram.

CÚPULA DE SOM

Este trabalho sonoro harmoniza o campo vibratório, além de transmitir uma mensagem de cuidado, proteção e carinho na formação do círculo que envolve com sons, como um *ovo protetor*. Os sons podem ser: *"Ahm..m; Éehm; Ohm..m; Ihm.."* entre tons graves e agudos. Emitidos em todos os níveis sonoros, ondulando para mais baixo e mais alto, os sons se propagam no ar em diferentes cadeias de ondulações vibratórias.

Este campo de força colabora no fortalecimento da aura ou atmosfera de quem está no centro. Segundo Lowen,[1] quanto maior a aura, maiores as sensações de satisfação, de expansão e de desenvolvimento. Com o aumento da força vital aumenta o apetite de viver, aprender e assimilar novas experiências.

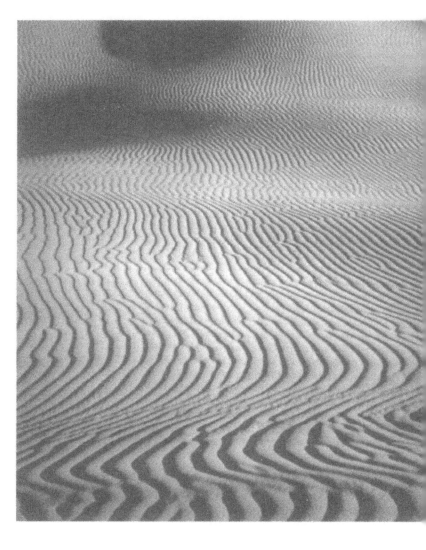

"O som se propagando por ondulações vibratórias."

COMENTÁRIO

Experimentos científicos comprovaram que:[2]

vibrações sonoras têm um efeito significativo sobre o limiar tátil.
(Madsen e Mears)

a pele é capaz de localizar ondas de som de intensidades diferentes com uma extraordinária precisão.
(Gescheider)

---

1 - Lowen, Prazer, *cit.*, pp. 56, 58.
2 - Montagu, Tocar, *cit.*, p. 293.

TOQUES SUTIS

TOQUE EM COLEGAS QUE TENHAM CABELO COMPRIDO

(Apresentado no Curso de Cinesiologia: 1990)

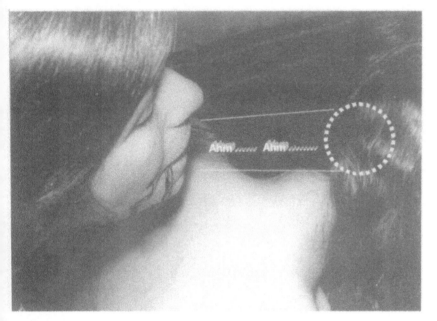

A pessoa de cabelo comprido que vai receber o toque fica em pé, com os braços soltos e numa posição cômoda. Atrás dela o colega que vai fazer o toque separa um chumaço do cabelo da região da nuca e passa essa mecha entre seus dentes, como disse o dr. Sándor rindo, *como as rédeas de um cavalo*. Por cerca de sete vezes, vai inspirar pelo nariz e ao soltar o ar pela boca, com os dentes prendendo as rédeas, emite o som *Ahm...Ahm* de forma bem audível por entre os dentes fechados, numa emissão prolongada e num tom marcante e forte de som anasalado.

Depois, os que participaram da vivência relatam o que sentiram, para que ocorra uma troca de experiências e maior conscientização.

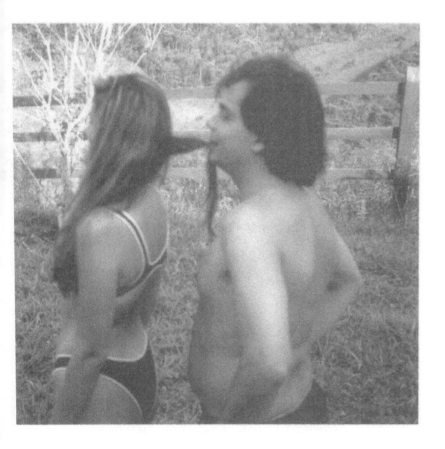

COMENTÁRIOS

1 - Este trabalho[1] mobiliza em geral calor, transpiração e sensações de balão inflado, alterando as noções de vivência do espaço (atuação em nível cerebelar).

2 - A estimulação tátil, sendo o som uma de suas variações,[2] tem efeitos profundos sobre o organismo, tanto fisiológicos quanto comportamentais, e isto só se tornou conhecido recentemente. Desconhecia-se como os efeitos eram produzidos em nível fisiológico e bioquímico.

---

1 - Observação feita em trabalhos freqüentes com o toque.
2 - Montagu, Tocar, cit., pp. 194-199, 293.

VIVÊNCIAS GRUPAIS

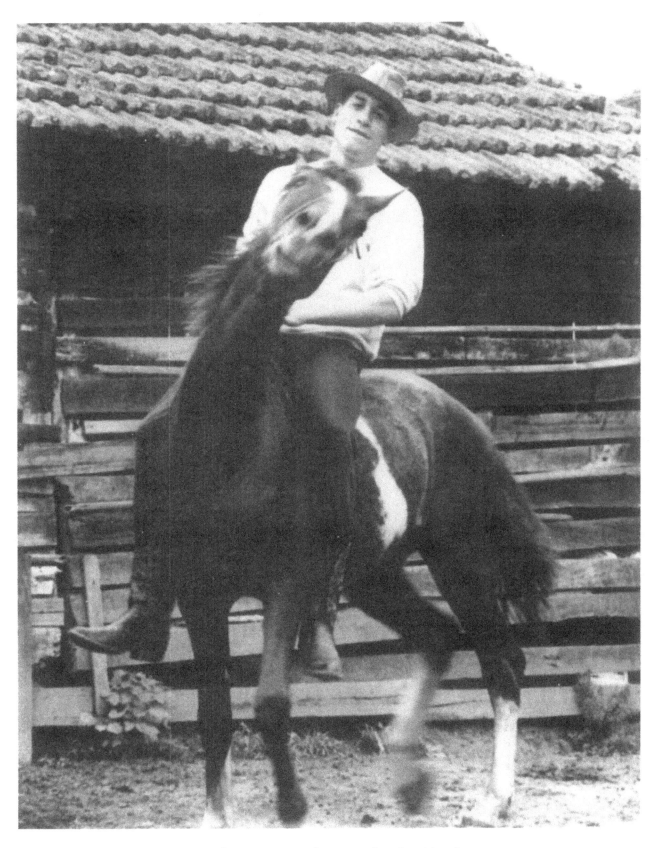

"...como segurando um cavalo pelas rédeas."

TOQUES SUTIS

CÍRCULO DE FOGO

(Apresentado no Curso de Cinesiologia: 1988)

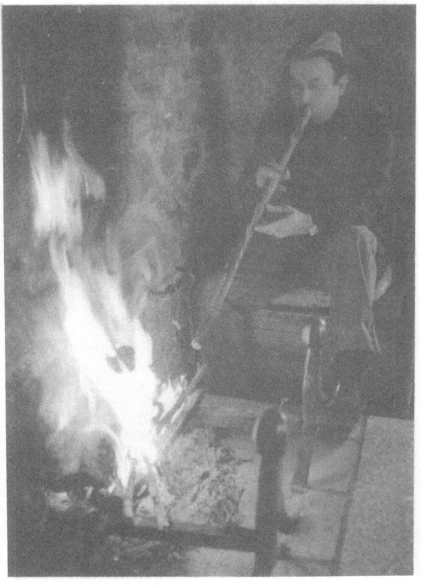

*"O império do fogo é imenso; base de tudo que vive,
se mantém invisível no interior da matéria.
O fogo é fecundo e purificador. Bem conduzido ele traz
novas forças, transformação e integração."*[1]

Um círculo com colegas se fecha e no centro é colocada a pessoa que vai receber o trabalho. Ela fica de pé em posição ereta sem rigidez, braços soltos e olhos fechados. Recebe orientação de que durante o trabalho o corpo muitas vezes sente vontade de fazer movimentos e, isso ocorrendo, não deve ser bloqueado. Qualquer movimento é válido.

O grupo começa, então, todos ao mesmo tempo, a emitir um jato de ar quente durante a expiração, imitando uma grande língua de fogo que vai lamber de cima a baixo a pessoa do centro. O grupo se entreolha para todos se abaixarem ao mesmo tempo. Ao subir inspiram rápido, virando a cabeça para o lado, e descem de novo lentamente, emitindo a língua de fogo. O trabalho pode ser acompanhado por braços esticados na direção da pessoa do centro, com a imagem de que também da ponta dos dedos saem "línguas de fogo".

---

1 - *Bayard*, La symbolique..., *cit., p. 10.*

VIVÊNCIAS GRUPAIS

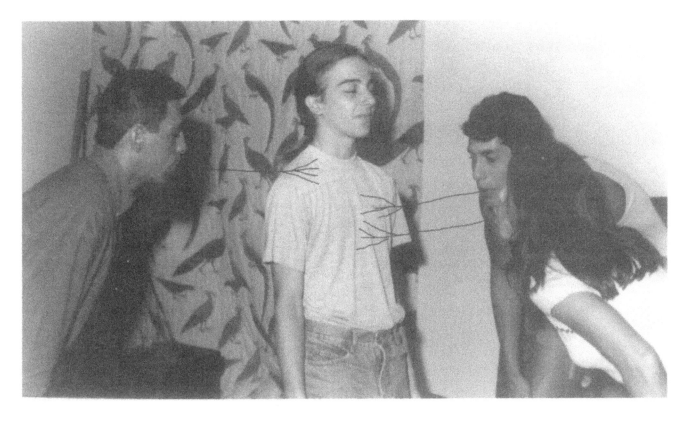

O estímulo grupal é repetido em média cinco vezes. Este trabalho, por ser altamente estimulante, é indicado para quem está enfraquecido.

Após a aplicação, todos se soltam no chão ou andam para observar as sensações. Contam depois uns aos outros o que sentiram.

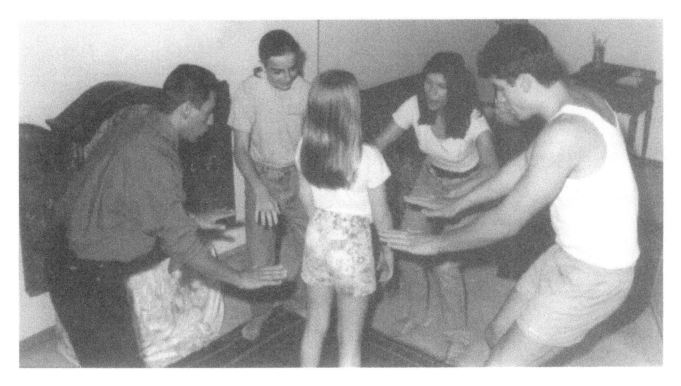

TOQUES SUTIS

ESTÍMULO SONORO DO SACRO EM CÍRCULO

(Apresentado no Curso de Cinesiologia: 1990)

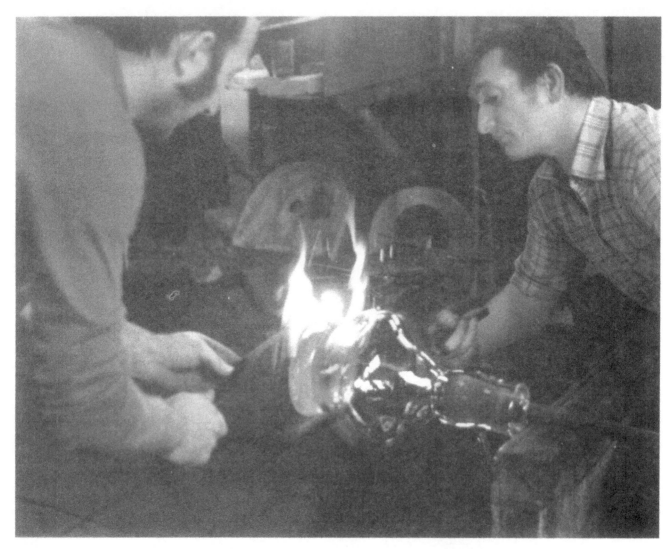

"...mobilizando sensações de fogo na base da coluna."

Um grupo de colegas forma um círculo bem aberto, de modo que possam curvar o corpo deixando a boca na direção do osso sacro do colega, afastada em média 1 palmo. As pernas podem se flexionar um pouco para favorecer uma posição cômoda.

Todos vão começar a emitir o som *Ahm...Ahm* em tom forte e prolongado, durante uma expiração completa, dirigindo o som e o olhar para o ponto central do sacro do colega da frente.

VIVÊNCIAS GRUPAIS

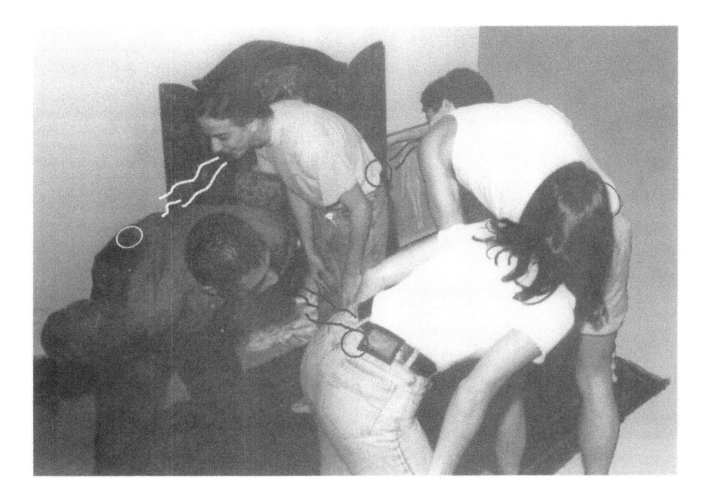

Para inspirar todos viram a cabeça para o lado. Aos poucos vão conseguindo emitir o som em conjunto. Repetir em média seis vezes.

As pessoas então se deitam no chão, se soltando na posição que mais desejam para observar as sensações. O trabalho é altamente energético, mobilizando calor com imagens de fogo, sensações de alargamento da área pélvica e uma presença mais firme no "aqui e agora", manifestando-se nos desejos de viver com mais intensidade. Contam depois uns aos outros o que sentiram.

COMENTÁRIO

O trabalho com ativação energética na base da coluna mobiliza aquecimento e a subida de uma corrente morna, estimulando o sistema nervoso central, trazendo novas forças e mais ânimo.[1]

1 - Mantak Chia, A energia..., cit., p. 78.

TOQUES SUTIS

TRABALHO PARA DESCANSAR OS OLHOS

(Apresentado no Curso de Cinesiologia: 1991)

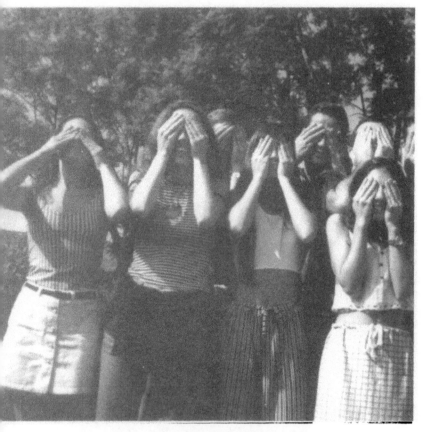

*"...escutando e vibrando em harmonia com os sons da natureza
...em harmonia com a própria música interna
...quem assim se desenvolve não se destrói."* [1]

OBSERVAÇÃO: O dr. Sándor, ao apresentar este trabalho, apontou para o fato de que o melhor é fazê-lo ao ar livre e de preferência no alto das montanhas.

DESCRIÇÃO DO AUTOTOQUE: Levantar os braços mantendo as mãos abertas com os dedos dirigidos para cima, em posição descontraída até sentir na ponta dos dedos uma vibração leve ou formigamento, sensação de que estão maiores.

---

1 - Baseado em Souzenelle, De l'Arbre..., *cit., p. 225.*

Posicionar então o côncavo das mãos sobre os olhos abertos, envolvendo-os como uma cápsula, procurando fechar bem pelos lados para não entrar luz. Os olhos, ficando abertos no escuro, vão se recarregar da energia captada pelas mãos.

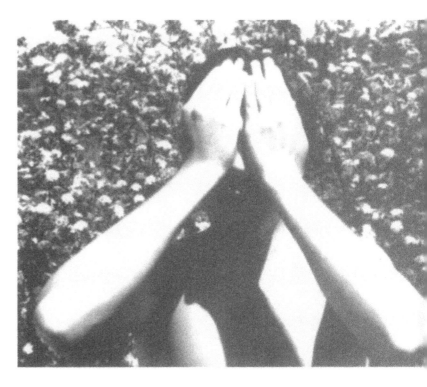

COMENTÁRIOS

1 - As sensações de formigamento ou de pressão marcam as bordas do corpo de energia... a aura que se expande da ponta dos dedos pode ser sentida.[1]

2 - Na palma das mãos se encontram dois importantes centros energéticos que são usados nos trabalhos de restabelecimento ou cura.[2]

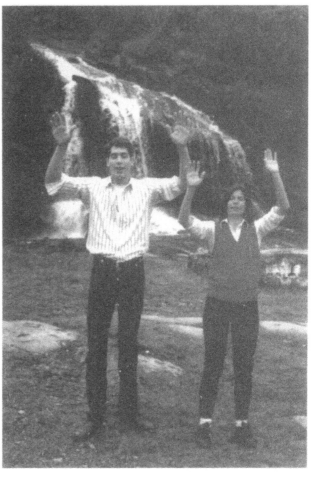

---

1 - Baseado em Brennan, Mãos..., cit., pp. 72, 101, 102.
2 - Idem, ibidem.

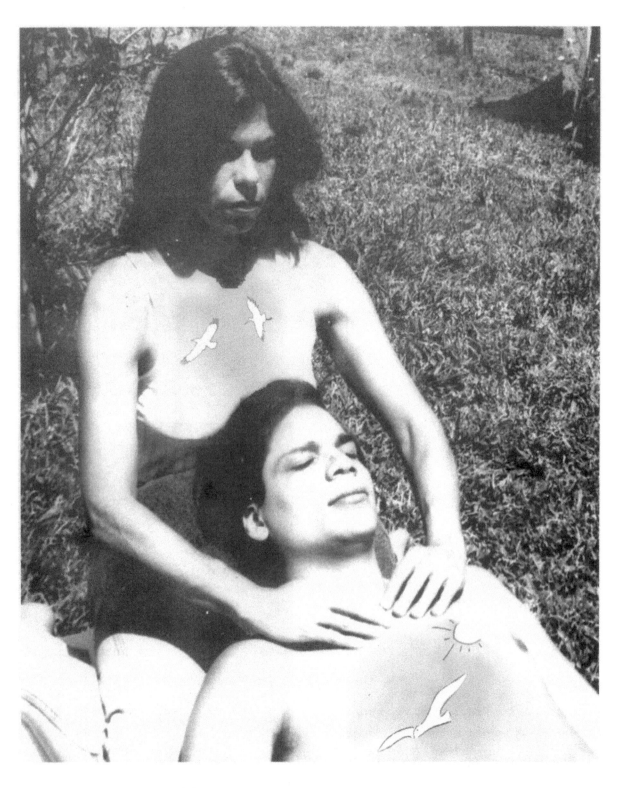

OS TOQUES SUTIS ABREM "JANELAS"
PARA O CONTATO DAS ALMAS

SUZANA DELMANTO

BIBLIOGRAFIA

Alexander, Gerda. *Eutonia*. São Paulo: Martins Fontes, 1983.

Austregésilo, Armando S. B.. *Massagem e sensibilidade*. Rio de Janeiro: Edições de Ouro, 1979.

Bailey, Alice. *El Camino del Discípulo*. 3ª ed., Buenos Aires, Editorial Kier.

Barthes, Roland. *Fragmentos de um discurso amoroso*. 3ª ed., Rio de Janeiro: Francisco Alves.

Bayard, Jean Pierre. *La symbolique du feu*. Paris: Payot, 1973.

—— *Le symbolisme du caducée*. Paris: Guy Trédaniel, 1978.

Benttenmüller, Maria da Gloria. *Expressão vocal e expressão corporal*. Rio de Janeiro: Forense-Universitária, 1974.

Bertherat, Thérèse. *O corpo tem suas razões*. São Paulo: Martins Fontes, 1977.

Bott, Victor. *Medicina antroposófica*. 3ª ed., Associação Beneficente Tobias, 1991.

Brandão, Junito de Souza. *Mitologia grega*. 8ª ed., Rio de Janeiro: Vozes.

Brennan, Barbara Ann. *Mãos de luz*. São Paulo: Pensamento, 1991.

Bühler, Walther. *O corpo como instrumento da alma*. Associação Beneficente Tobias, 1990.

Calvino, Italo. *Seis propostas para o próximo milênio*. São Paulo: Companhia das Letras, 1990.

Campbell, Joseph. *O poder do mito*. São Paulo: Palas Athena, 1990.

Cançado, Juracy C. L. *DO-IN*. Primeiros Socorros, vols. 1 e 2. 3ª ed., São Paulo: Ground.

Capra, Fritjof. *O tao da física*. São Paulo: Cultrix, 1984.

Cascudo, Luiz Câmara. *Dicionário do folclore brasileiro*. Belo Horizonte, 1984.

Chan, Pedro. *Guide D'acupressing Manuel*. Guy Le Prat, éditeur, 1974.

Chevalier, J. G. A.. *Dictionnaire des Symboles*. Robert Laffont, 1982.

Cirlot, Juan Eduardo. *Dicionário de símbolos*. 2ª ed., São Paulo: Moraes.

Czechorowski, Henri. *Massagens, relaxamento, equilíbrio, vitalidade*. Lisboa, Presença, 1981.

Davis, Flora. *A comunicação não-verbal*. São Paulo: Summus, 1979.

—— *DO - IN. Mapa dos meridianos chineses*. 5ª ed..

Dychtwald, Ken. *Corpomente*. São Paulo: Summus, 1984.

Ebbard, Richard J.. *Énergie Vitale*. Libraire Richonnier.

Edde, Gerard. *Pratique des Massages Chinois*. Paris: Le courrier du Livre, 1979.

Farah, Rosa Maria. *Integração psicofísica*. São Paulo: Robe Editorial, 1995.

Fast, Julius. *Linguagem corporal*. 2ª ed., Rio de Janeiro: José Olympio.

Feldenkrais, Moshe. *Consciência pelo movimento*. São Paulo: Summus, 1977.

Franz, Marie Louise von. *Alquimia*. São Paulo: Cultrix, 1987.

Gaiarsa, J. A. *Amores perfeitos*. 4ª ed., São Paulo: Gente.

—— *A estátua e a bailarina*. São Paulo: Brasiliense, 1976.

—— *Couraça muscular do caráter*. 5ª ed., São Paulo: Ágora.

—— *Respiração e imaginação*. Taika, 1971.

—— *O espelho mágico*. São Paulo, Summus,

Gaiarsa, J. A. *Sexo, Reich e Eu*. São Paulo: Ágora, 1985.

—— *Respiração e circulação*. 1ª ed., São Paulo: Brasiliense, 1987.

—— *Psicologia do movimento*. Pequena tiragem para distribuição interna, 1979.

—— *Exercícios comentados de Nickolaus*. Pequena tiragem para distribuição interna, 1979.

Glas, Norbert. *As mãos revelam o homem*. São Paulo: Antroposófica, 1990.

—— *Os temperamentos*. São Paulo: Antroposófica, 1990.

Gordon, Richard. *A cura pelas mãos*. São Paulo: Pensamento, 1980.

Heyer, G. R. *Da minha oficina,* texto original traduzido e adaptado para estudos críticos por Dr. Pethö Sándor.

Hoppenfeld. *Propedêutica ortopédica*. Rio de Janeiro: Atheneu, 1980.

Hunt, Roland. *As sete chaves da cura pela cor*. São Paulo: Pensamento, 1985.

Ingham, Eunice. *Histórias que os pés contam*. Editora Brasileira, 1978.

Jacob e Francone. *Anatomia e fisiologia humana*. 3ª ed., Interamericana.

Jung, C. G.. *The Vision Seminars* (2º vol.). Zurique: Spring Publications, 1976, tradução não publicada de Pethö Sándor.

—— *Energética Psíquica y Essencia del Sueno*. Buenos Aires: Paidós, 1976.

—— *El Secreto de la Flor de Oro*. Buenos Aires: Paidós, 1977.

—— *Mysterium Coniunctionis*. Rio de Janeiro: Vozes, 1990, vols. I e II.

Kalmar, Deborah e Gubbay, Marina. *La Expression Corporal,* una manera de danzar, danzar, una manera de vivir, material de circulação interna do Estúdio de Patricia Stokoe, Buenos Aires, 1984.

Kendall. *Músculos* — provas e funções. Manole, 1980.

Langre, Jacques de. *DO - IN*. Técnica oriental de automassagem. 5ª ed., São Paulo: Ground.

Leprince, Albert. *Les ondes de la pensée*. Editions Dangles, 1973.

Lowen, Alexander. *Bioenergética*. São Paulo: Summus, 1982.

—— *Prazer*. 5ª ed., São Paulo: Summus.

—— *O corpo traído*. 2ª ed., São Paulo: Summus.

Machado Filho, Paulo. *Gestos de cura e seu simbolismo*. Tese de mestrado para a Faculdade de Filosofia, Letras e Ciências Humanas da USP, 1994.

Mandela, Nelson. *Longo caminho para a liberdade*. São Paulo: Siciliano, 1995.

Mantak, Chia. *A energia curativa através do TAO*. São Paulo: Pensamento, 1990.

Marino, Raul. *Fisiologia das emoções*. Sarrier, 1975.

McNeely, Deldon Anne. *Tocar*. São Paulo: Cultrix, 1992.

Montagu, Ashley. *Tocar*. São Paulo: Summus, 1988.

Namikoshi, Tokujiro. *Shiatsu*. Paris: Guy Le Prat éditeur, 1980.

Namikoshi, Toru. *Theorie et Pratique du Shiatsu*. Paris: Guy Le Prat éditeur, 1980.

Papus — Encausse, Gerard. *ABC Illustré d'Occultisme*. 8ª ed., Editions Dangles.

—— *I Comment on lit dans la main*. Editions Dangles, 1968.

Penna, Lucy. *Corpo sofrido e mal-amado,* São Paulo: Summus, 1989.

Penna, Lucy. *Dance e recrie o mundo*. São Paulo: Summus, 1993.

—— "O método calatônico em psicoterapia." *Revista Ciência e Cultura*, 1985.

Platão. *Diálogos*. São Paulo: Abril Cultural, 3º v. da série *Os Pensadores*, 1972.

Rajneesh. *A divina melodia*. São Paulo: Cultrix, 1992.

Sándor, Pethö. *Técnicas de relaxamento*. Vetor, 1974.

Sannino, Annamaria. *Métodos do trabalho corporal na psicoterapia junguiana*. São Paulo: Moraes, 1992.

Schilder, Paul. *A imagem do corpo*. São Paulo: Martins Fontes, 1981.

Schutz, William. *Here Comes Everybody*. Nova York: Harper & Row, 1971.

Silveira, Nise da. *Jung — vida e obra*. 13ª ed., Rio de Janeiro: Paz e Terra, 1992.

Souzenelle, Annick. *De l'Arbre de Vie au schéma corporel*. 3ª ed., Editions Dangles.

Stokoe, Patricia. *Sensopercepcion y Barra a Tierra, material de circulação interna do Estúdio de Patricia Stokoe*. Buenos Aires, 1984.

Trimegisto, Hermes. *Corpus hermeticum*. São Paulo: Hemus, 1978.

SOBRE A AUTORA

Suzana Delmanto é psicoterapeuta de orientação junguiana, especializada em Cinesiologia Psicológica, com formação complementar no campo neo-reichiano, da gestalt e de reorganização postural.

No curso de Especialização em Fisioterapia da Área Neurológica da USP, lecionou como professora convidada na cadeira de Psicologia Aplicada à Fisioterapia.

Conferencista da Associação Brasileira de Fissuras Palatinas com os temas "Técnicas de Relaxamento" e "Problemas com a articulação têmporo-mandibular", foi debatedora no XXVII Congresso Mundial de Cirurgia com o tema "Psicologia como auxílio para paciente cirúrgico".

Participou também de mesas-redondas em vários congressos com temas como "Psicoterapia na reabilitação de deficientes físicos", "Trabalhos corporais em psicoterapia" e "Saúde global". Foi palestrista na Associação dos Advogados de São Paulo no painel "Pena, Periculosidade e Medidas de Segurança", expondo as observações colhidas no convívio com os internos do manicômio judiciário.

Na televisão, integrou grupos de debate sobre temas ligados à sexualidade, infância e adolescência, stress, ansiedade e solidão. Foi também coordenadora de programas envolvendo problemas da mulher e de apresentações de trabalhos corporais e seus efeitos psicológicos.

Escreveu artigos em revistas e jornais, participando como consultora de gravidez e pós-parto na série "Uma criança vai nascer" publicada pela Editora Três. No artigo "O coração vai matar menos?" do dr. Zerbini, foi responsável por observações relacionadas com os prejuízos causados pelo excesso de tensão.

LEIA TAMBÉM

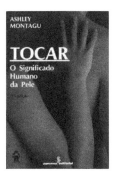

Tocar – O significado humano da pele
Ashley Montagu

Um livro que trata da importância do "tocar" em todos os aspectos do desenvolvimento humano. O autor dedica especial atenção à pele e ao tocar para a saúde física e mental, mencionado a descoberta das funções imunológicas da pele e acentuando a importância do tocar, especialmente para os idosos.
ISBN: 978-85-323-0308-0

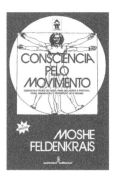

Consciência pelo movimento
Moshe Feldenkrais

Agimos de acordo com nossa autoimagem. Essa autoimagem é condicionada por três fatores: constituição, socialização e autoeducação. Nesta obra, Feldenkrais oferece exercícios fáceis de fazer que melhoram a postura, a visão, a percepção de si mesmo e, consequentemente, nossa relação com o mundo.
ISBN: 978-85-323-0101-7

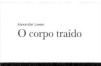

O corpo traído
Alexander Lowen

Nesta obra pioneira, Alexander Lowen explica como os indivíduos negam a realidade, as necessidades e os sentimentos do corpo. Essa negação acaba por desenvolver a cisão entre mente e corpo, gerando um ego sobrecarregado e obcecado com o pensar – sempre em detrimento do sentir e do existir.
ISBN: 978-85-323-1117-7   [Disponível também em e-book]

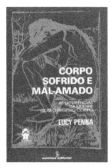

Corpo sofrido e mal-amado – As experiências da mulher com o próprio corpo
Lucy Penna

Um estudo dos aspectos sociais, educacionais, psicológicos e corporais da condição feminina à luz da teoria junguiana. Partindo de sua experiência clínica e de entrevistas, a autora explica o simbolismo básico das dores e insatisfações comuns entre as mulheres. Inclui roteiro para a autoavaliação da imagem corporal.
ISBN: 978-85-323-0366-0

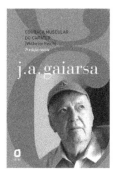

Couraça muscular do caráter (Wilhelm Reich) – Edição revista
José Angelo Gaiarsa

Mostrando que movimentos corporais influenciam nossas atitudes diante do mundo, Gaiarsa apresenta ao leitor um profundo estudo a respeito da relação entre corpo e comportamento. O autor explica ainda que a forma como agimos ao longo da existência deixa marcas psicológicas, geralmente negativas, em nossa postura.
ISBN: 978-85-7183-217-6

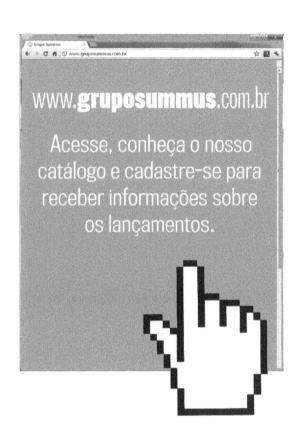